JN321028

医療安全に活かす

KYT

危険　　　予知　　　トレーニング

著　兵藤好美・細川京子

メヂカルフレンド社

序文

　看護師が臨床で経験するヒヤリ・ハットの要因としては、観察確認不足、予測判断ミス、知識不足があげられます。特に予測判断ミスは対象の特性に由来するため予測不可能なことが多く、臨床での経験が重要となってきます。

　臨床では様々な病気を抱える患者、多種多様なスタッフ、時間とともに変化する病状や治療に伴う指示、予測のつきにくい人の動きなど、多様な軸が交錯しながら動いています。スイスチーズモデルにたとえられるように、これら多くの潜在する危険要因が重なったときに、ヒューマンエラーが発生することになります。それゆえ、一見平穏そうに見える患者の状態や臨床の光景にも、常に危険要因が潜んでいることに気づくことが大切です。それを助ける有効な手段が、KYT（危険予知トレーニング）であるといえます。

　しかし一方で、従来のKYT教材では経験の乏しい新人看護師にとって危険性がイメージしづらく、有効性が実感できないという声が聞かれていました。そこで本書では、新人看護師が使いやすく、KYTの有効性が実感できる内容を目指しました。新人看護師の目線に立った内容（シナリオの会話形式で新人看護師を登場させながら、指導看護師が足りない部分を補うという手法）にすることで、危険性がイメージしやすい工夫を行いました。

　KYTについては、中央労働災害防止協会が中心となって教育を推し進められていますが、医療安全に特化したKYTの教育機会は少なく、周知徹底がされにくいようです。そこで、看護技術の「危険予知」をキーワードにして、場面軸と時間軸に沿った分類や解説を行うことで、看護技術のヒヤリ・ハットと医療安全対策を包括的にとらえることを目指しました。特に幅広いニーズに応えられるよう、臨床でよく遭遇する41の場面を選定しました。具体的には、生活援助や診療の補助別の事象を取り上げ、対象（妊産褥婦・小児は除き、認知力の低下した高齢者などのバリエーションをもたせた）を設定しました。

　なお各場面の構成は、①イラスト、②手順からみるリスクの簡略表、③新人看護師と指導看護師との会話、④KYT基礎4ラウンド法によるKYTシートの記入例の4部構成となっています。特に③新人看護師と指導看護師との会話では、どこに危険が潜んでいるか、危険のポイントおよび具体的な医療安全対策までを会話文で解き明かしていくストーリーが準備されており、読み進めていくなかで自然に学習できるようになっています。

　看護基礎教育においても、看護学生向けに理解しやすく、使いやすいKYT関連教材が少ないようです。本書の活用は、初めての病棟実習に向け、危険への感性を高めるトレーニング教材として有効であると思われます。本書による学習が、学生時代からの医療安全に対する意識と感性を磨く一助となることを願ってやみません。

　最後に、本書の刊行にあたり筆者らを支えてくださった方々に、深謝いたします。特に時間を割いて、KYTに関し親切にご指導くださいました中央労働災害防止協会の取違正人氏、KYTやゲーミングシミュレーションに関する研究の心強いパートナーでもあり、ご協力をいただいた岡山大学大学院社会文化科学研究科の田中共子教授に、心よりお礼を申し上げます。また、メヂカルフレンド社の佐々木満氏には終始、激励していただきました。佐々木氏の根気強い支援がなければ、今日を迎えることはできませんでした。重ねて感謝いたします。

2012年5月
兵藤好美・細川京子

目 次

序 文 ... i
カラーイラストのダウンロード方法 ... iv

I 医療安全を学ぶ　兵藤好美 ... 1

医療事故の実際と原因 ... 2
1. 医療事故に関連する用語　2
2. 医療事故の実際と発生要因　2
3. ヒューマンエラーとその発生　4
4. ヒューマンエラーと医療現場の特性　6
5. 経験年数と医療事故　8

医療事故防止のために求められていること ... 10
1. ヒューマンエラーをいかに防ぐか　10
2. 新人看護師のヒヤリ・ハット　11
3. 勤務経験年数とヒヤリ・ハット　12
4. 勤務経験年数と事故防止方法　13
5. 新たなエラー対策に向けて　14

II KYT（危険予知トレーニング）とは　兵藤好美 ... 15

KYTの発展と医療現場での導入 ... 16
1. KYTの背景と歴史（他分野）　16
2. 医療におけるKYTの意義　18
3. 新人看護師・看護学生がKYTを学ぶ意義　19

KYTの進め方 ... 21
1. KYT基礎4ラウンド法の流れ　21
2. KYT基礎4ラウンド法のポイント　21
3. KYT基礎4ラウンド法実施への準備　21
4. KYT基礎4ラウンド法の実際　22

- **5** リーダーの役割　30
- **6** KYTの継続に向けて　31
- **7** インシデント活用KYT　31

III　さあ、始めよう！KYT　細川京子（事例）　33

本書KYTの進め方　（兵藤好美）34

- **1** シーツ交換　36
- **2** 寝衣交換　40
- **3** 食事介助　44
- **4** 経管栄養　48
- **5** トイレでの排泄介助　52
- **6** ベッド上排泄（便器使用）の援助　56
- **7** 浣腸　60
- **8** 導尿　64
- **9** 歩行介助　68
- **10** 車いすでの移送　72
- **11** ストレッチャーでの移送　76
- **12** 体位変換　80
- **13** 温罨法（湯たんぽ）　84
- **14** 入浴・シャワー介助　88
- **15** 全身清拭　92
- **16** 洗髪　96
- **17** 陰部洗浄　100
- **18** 口腔ケア　104
- **19** 滅菌ガウン着用の介助　108
- **20** 酸素療法　112
- **21** 気管吸引　116
- **22** 体位ドレナージ　120
- **23** 人工呼吸器の作動前点検　124
- **24** 褥瘡の予防ケア　128
- **25** 創傷処置　132
- **26** 医療廃棄物の片づけと処理　136
- **27** 配薬準備　140
- **28** 筋肉注射　144
- **29** 点滴静脈内注射の輸液準備　148
- **30** 点滴静脈内注射の管理　152
- **31** 輸液ポンプの準備　156
- **32** 輸液ポンプ・シリンジポンプの管理　160
- **33** 中心静脈カテーテル挿入の介助　164
- **34** 胸腔ドレーン管理　168
- **35** バイタルサインの測定　172
- **36** 気管挿管の介助　176
- **37** 静脈血採血と検体の取り扱い　180
- **38** 心電図モニター管理　184
- **39** MRI検査の準備　188
- **40** 検査出棟　192
- **41** 除細動器の取り扱い　196

KYTシート　201

イラスト／スタートライン

カラーイラストのダウンロード方法

本書の第Ⅲ章に掲載されているKYTイラストのカラー版とKYTシートの記入用紙は、以下の方法でPDFデータをダウンロードできます。
　以下のURLにアクセスしてください。

http://www.medical-friend.co.jp/kyt/kyt.html

医療安全を学ぶ I

医療事故の実際と原因

1 医療事故に関連する用語

医療事故とは、「医療にかかわる場所で医療の全過程において派生する人身事故一切を包含したもの」と定義[1]されています。さらに「医療事故」は、①医療内容に問題があって起こった事故（過失による）と、②医療内容に問題がないにもかかわらず起こった事故（不可抗力による）に分類[2]されています。

また、医療事故に類似した用語で、「アクシデント」「インシデント」という言葉をご存知のことと思います。「アクシデント」は、上述の「医療事故」に相当しますが、「インシデント」は、「潜在的医療事故」や「ニアミス」とよばれ、医療事故になる可能性があったが、そうならなかったものです。具体的には、①医療に誤りがあったが、患者に実施される前に発見された事例、②誤った医療が実施されたが、患者への影響が認められなかった事例、または軽微な処置・治療を要した事例[3]が相当します。一般的には、「ヒヤリ・ハット」というよび方をしています。

発生してしまった重大事故が1件あれば、その背後には29件の「軽傷」を伴う中程度の事故が起こり、事故に至らなかったが危うく大惨事になる可能性のあった微小事故の「ヒヤリ・ハット」が300件も発生しているとされています。これらは、法則を導いた彼の名前から「ハインリッヒの法則」[4]（図1）とよばれています。

このヒヤリ・ハットは、将来どのような事故が起こりうるか、また未然に事故を防止するための

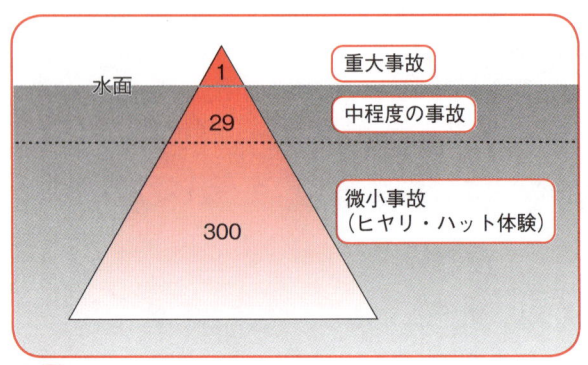

図1 ハインリッヒの法則

方策を検討する手がかりとなります。それゆえ、最近、ヒヤリ・ハットの統計学的分析や事例検討が注目されるようになっています。

2 医療事故の実際と発生要因

1）医療事故の実際

日本医療機能評価機構の医療事故防止事業部では、2004（平成16）年度から医療事故防止と医療安全の推進を目的とした、医療事故情報やヒヤリ・ハット事例収集等収集事業を行っています。

この事業部から出されている年報[3]に「医療事故」や「潜在的医療事故」（ヒヤリ・ハット）の件数が報告されています。「医療事故」については、報告義務対象医療機関の国立系の病院など272施設から報告されており、2010年度は2,182件と、2009年度[5]よりも287件増え、年々増加傾向にあります。また「潜在的医療事故」（ヒヤリ・ハット）も20万8,609病床から56万24件報告されています。

医療事故の程度に注目すると、死亡事故が182件あり全体の8.3%を占めていました。また障害が残る事故（可能性の高い・低いもの）についても809件あり、全体の37.1%でした。

以上の報告から、医療事故は減るどころか毎年増加傾向にあること、場合によっては障害を残したり、死亡にさえ至る重大な事象となることがわかります。

2）医療事故の発生要因

医療事故の発生要因5,452件（複数回答含む）の内訳に注目してみると、最も多い発生要因は「当事者の行動にかかわる要因」（44.7%）で、次いで「ヒューマンファクター」（19.2%）、「環境・設備機器」（17.2%）と続き、「その他」は18.9%[3]でした。さらにそれぞれの内訳（細目）に関し、その割合に注目するとともにその要因をP-mSHELLモデル[*1]（図2）を用いて分類[6]しました。

図3でわかるように、「当事者の行動にかかわる要因」の内訳では、〈観察を怠った〉627件（11.5%）が最も多く、次いで〈確認を怠った〉が621件（11.4%）、〈判断を誤った〉が543件（9.8%）[3]と続いていました。要因に関してほとんどが本人によるものですが、〈連携が不十分〉280件（5.1%）や、〈記録などに不備〉40件（0.7%）のように、本人以外の人（L：周り）やソフトウェア（S）も、医療事故発生の要因になっていることがわかります。

次の「ヒューマンファクター」の内訳において

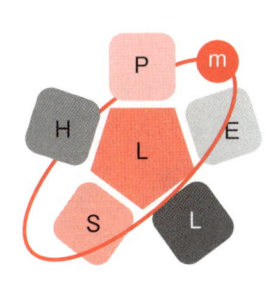

[*1] P-mSHELLモデル：ヒューマンファクター工学の説明モデルである「SHEL」「m-SHEL」モデルにPatient（患者）を加えた、医療現場における事例分析モデル。Hawkinsモデルから河野が改変したものである。

要　素	例
P：Patient（患者）	・病状の急変 ・予測できない行動 ・加齢に伴う機能低下など
m：Management（管理）	・組織・管理・体制 ・安全文化の醸成 ・安全教育の不足など
S：Software（ソフトウェア）	・手順書、マニュアルなど ・カルテ・指示票の記述方法、薬の識別
H：Hardware（ハードウェア）	・操作スイッチや計器 ・機器の設計 ・コンピュータのインターフェイス
E：Environment（環境）	・作業環境（温湿度・照明・騒音） ・病棟・ナースステーションの環境 ・作業特性（緊急作業など）
L：Liveware（真ん中のL：本人）	・身体的状況（睡眠・体調） ・心理的（注意が奪われた） ・精神的状況（あせり・イライラ） ・能力（技能・知識）の問題
L：Liveware（下のL：周りの人）	・メンバーとのコミュニケーション ・リーダーシップ ・チームワーク

図2 P-mSHELLモデル

I 医療安全を学ぶ

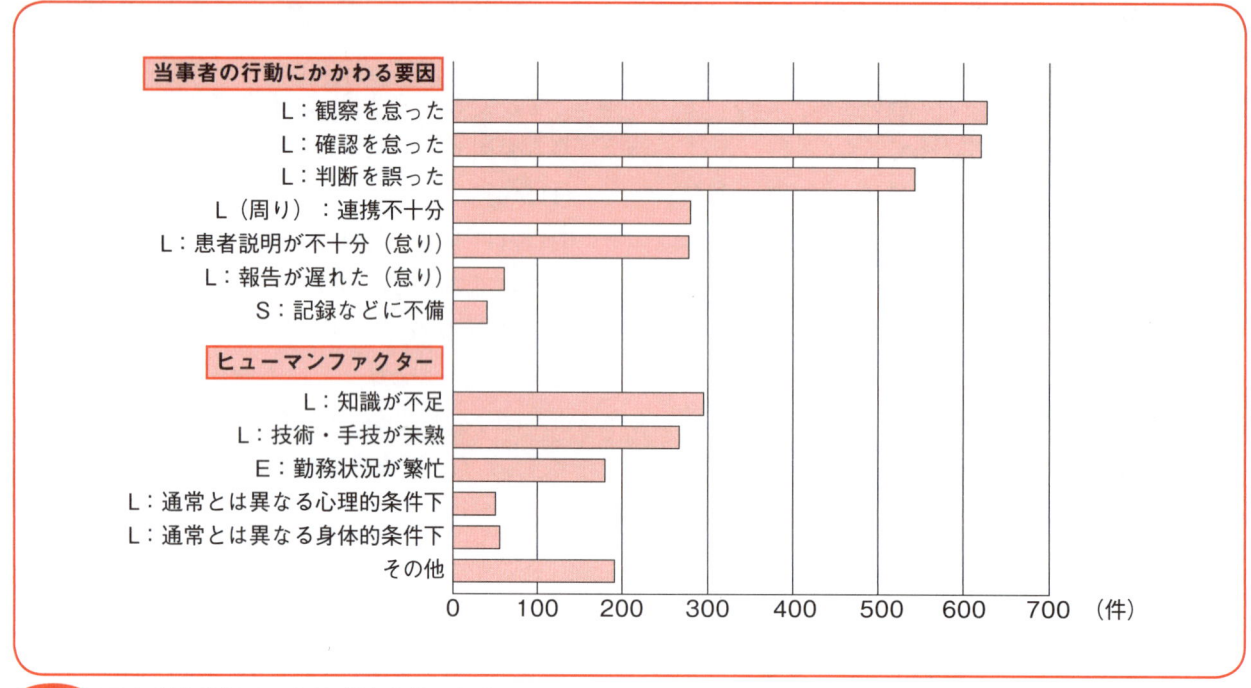

図3 医療事故発生要因内訳（「当事者の行動にかかわる要因」と「ヒューマンファクター」に関するPmSHELL分類）
（日本医療機能評価機構：医療事故情報収集等事業　平成22年年報, p.56. をもとに作成）

は、〈知識が不足〉が295件（5.4％）で最も多く、次いで〈技術・手技が未熟〉の267件（4.9％）、〈勤務状況が繁忙だった〉の180件（3.3％）[3]と続いていました。注目すべきことは、〈勤務状況が繁忙だった〉という環境要因（E）も多く、忙しさがエラーを起こす要因となっていることです。

また図4でわかるように、「環境・設備機器」の内訳においては、〈患者側〉478件（8.8％）が最も多く、次いで〈施設・設備〉123件（2.3％）、〈医療機器〉88件（1.6％）[3]と続いていました。環境要因以上に、患者側要因（P）が多かったことは注目すべきことです。

「その他」の内訳においては、〈教育・訓練〉420件（7.7％）が最も多く、次いで〈ルールの不備〉174件（3.2％）、〈仕組み〉63件（1.2％）と続いていました。ソフトウェア要因（S）である教育・訓練も要因としてあげられており、エラー防止に向けた課題として、管理者を含め組織全体の改善が望まれます。

3 ヒューマンエラーとその発生

1）ヒューマンエラーとは

それでは、なぜこのような医療事故が起こるのかについて考えてみましょう。その原因として「ヒューマンエラー」があげられます。リーズン（Reason J）は、ヒューマンエラーを「計画された行動であるにもかかわらず、計画どおりの行動に失敗すること」と定義[7]しています。

ヒューマンエラーの実例[3]を紹介すると、①左右を取り違えて手術（眼・肺・頭部など）を行った、②部位確認間違いで治療や手術をしてしまった、③薬剤名が類似していることによる取り違え[8]を起こした（表1）、④確認不足や連携不足により、欠食・延食中の食事を配膳してしまったなどが報告されています。これ以外にも、思いこみや聞き間違いによって起こった事例が、数え切れないほど報告されています。

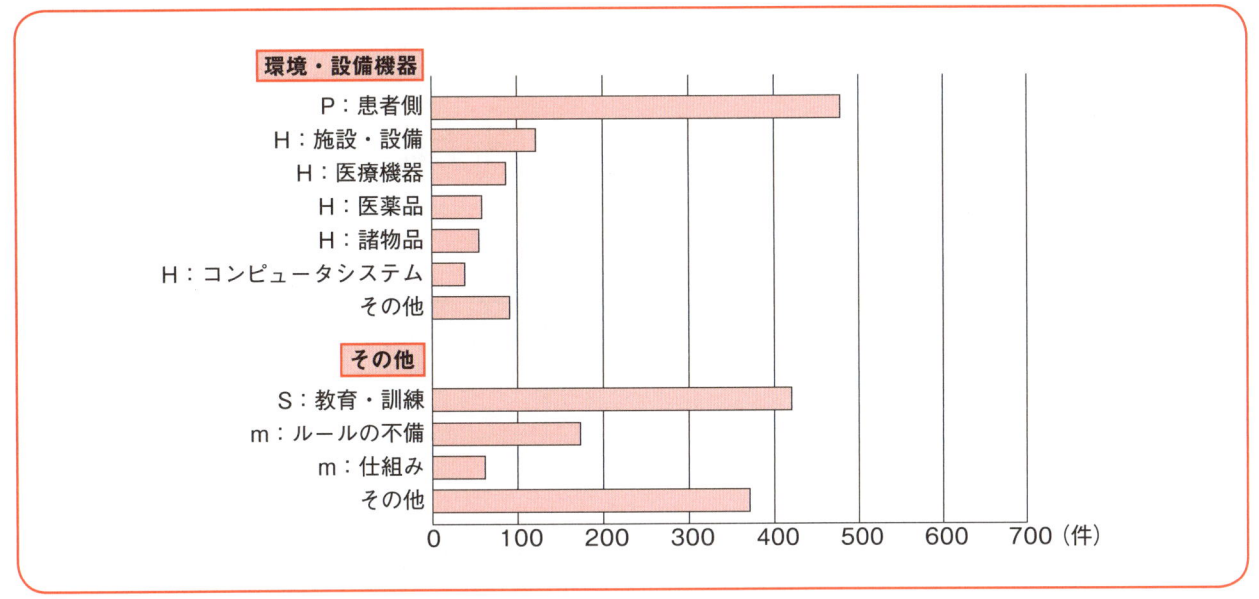

図4 医療事故発生要因内訳（「環境・設備機器要因」と「その他」に関するPmSHELL分類）
（日本医療機能評価機構：医療事故情報収集等事業　平成22年年報，p.56.をもとに作成）

表1　名称の類似した薬剤例※と名称変更

例	薬剤の名称	薬効	類似性	医療事故（内容）
1	サクシン →名称変更 サクシゾン	骨格筋弛緩剤 副腎皮質ホルモン剤	・「サクシ」の1～3番目の字が同じで、「サクシゾン」の5番目の「ン」が同じ	・「サクシゾン注」を投与するところを誤って「サクシン注」を注射され、患者が死亡 サクシンの販売元アステラス製薬が販売名の変更申請。2009年より「スキサメトニウム注」として発売が開始
2	ウテメリン →名称変更 メテナリン	切迫流・早産治療薬 子宮収縮止血剤	・2番目の「テ」と4・5番目の「リン」の3字が同じ	・「ウテメリン」を処方するところを誤って「メテナリン」を処方され破水。自宅で出産したが、男児は翌日死亡 「メテナリン」の販売元あすか製薬は、2010年「メチルエルゴメトリン」注射液および錠剤に変更
3	アルマール錠 アマリール錠	血圧降下剤 経口血糖降下剤	・1番目の「ア」が同じで、「アマリール」の2番目の「マ」と4・5番目の「ール」が同じ	・「アルマール」を処方するところを誤って「アマリール」を処方。低血糖発作を起こし、意識障害に陥った。 「アルマール」の販売元大日本住友製薬は、2012年名称が類似する「アマリール」との取り違え事故を受け、「アルマール錠5/錠10」の販売名変更のための申請を行った。6月に収載される見通し

※　医薬食品局安全対策課安全使用推進室：第17回医薬品・医療機器等対策部会議事録，2009などを参考に作成

2) ヒューマンエラーの発生要因

ヒューマンエラーの発生要因としては、①個人の特性、②教育・訓練の問題、③職場風土の問題、④作業の特性や環境条件、⑤人間-機械系の人間工学的設計上の問題[9]が考えられます。

①「個人の特性」については、人間が本来、様々な弱点をもっていることに起因します（図5）。具体的には、体力、正確さ、速さ、記憶力、伝達情報容量に限界があること、また感情に左右されやすく、居眠り、不注意などの心理・生理学

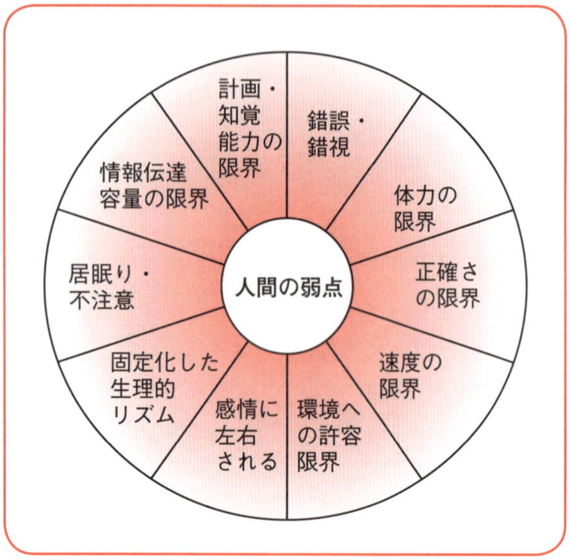

図5 人間の弱点

（林喜男：人間信頼性工学，海文堂出版，1984，p.65.より引用改変）

的弱点をもち合わせていること[9]などです。

したがって、ヒューマンエラーを防止するためには、設備・管理を改善し、弱点をできるだけ軽減できるような教育や訓練などの体制が必要になってきます。

3) ヒューマンエラーの発生過程

次に、ヒューマンエラーがどのようにして発生するのかをみていきましょう。

人間の情報処理過程には、①目で見、耳で聞くことによって情報を認知する「入力過程」、次に、②入力過程で認知した情報から状況を判断し意思決定を行う「媒介過程」、さらに、③意思決定された内容を行動に移し、連続的に遂行する「出力過程」[9]があります。これらの過程のどこでエラーが起きたかで、入力エラー、媒介エラー、出力エラーに分類されます（図6）。医療の現場では、情報が正しく伝達されないといった情報伝達エラーも多いですが、ヒューマンエラー発生要因のほとんどは、「入力エラー（認知・確認のミス）」と「媒介エラー（判断・決定のミス）」といわれ

ています。

4 ヒューマンエラーと医療現場の特性

医療現場におけるヒューマンエラーの発生要因には、先に述べた個人特性のほかに、作業の特性や環境条件があります。これは、エラー発生に大きな影響を与える要因です。その作業特性を以下にあげました。

1) 人と物および機械などへの対応を同時に求められる[10]

患者へのケアやていねいな対応を求められる一方で、電子カルテへ値や観察内容の記入を行い、加えてデータのアセスメントをしなければなりません。同時に輸液セットをポンプに設定するなど、短い時間に多くの業務をこなす素早さが求められています。

現場の看護師は、毎日これらの業務を懸命にこなしていますが、オーバーワークとなった場合には、エラー発生の可能性が高くなります。

2) 扱う物や機械が多種多様である

薬剤の機能は同じであっても、表示方法や形態が異なっていたり、統一性のなさがエラーを引き起こす原因となっています。逆に、異なった薬剤であるにもかかわらず、よく似た色調や形態（図7）であったために誤って投与し、重大な結果を招いてしまった事例[3]も報告されています。

医療機器についても、メーカーによってスイッチや操作方法などが異なっており、誤って操作した事例も少なくありません。薬剤量の表示も「mg」「mL」などがあり、換算間違いの事例があります。また「〇〇ミリ」の口頭指示に対し、「mL」と思いこんで薬剤を準備した事例[3]も報告されています。

医療事故の実際と原因

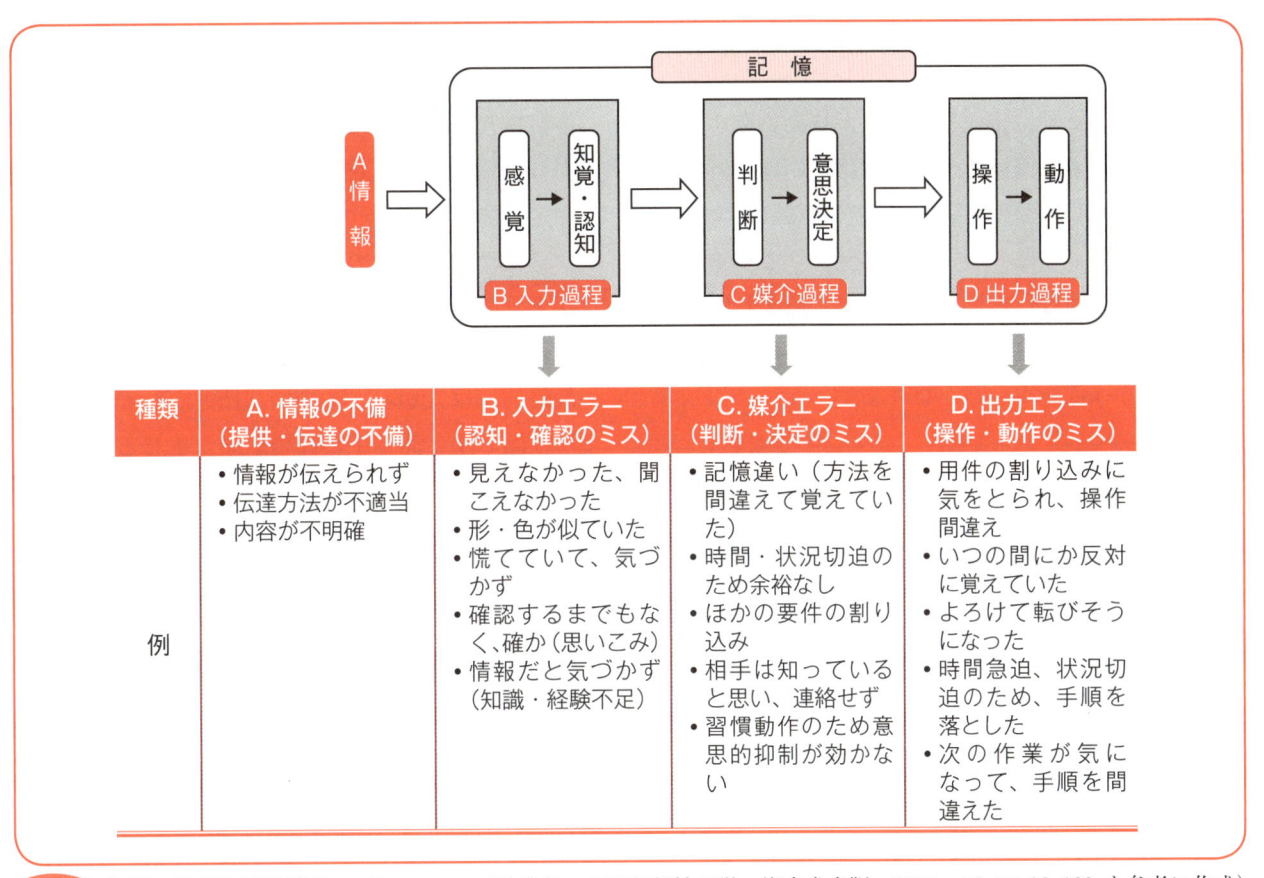

種類	A. 情報の不備 (提供・伝達の不備)	B. 入力エラー (認知・確認のミス)	C. 媒介エラー (判断・決定のミス)	D. 出力エラー (操作・動作のミス)
例	・情報が伝えられず ・伝達方法が不適当 ・内容が不明確	・見えなかった、聞こえなかった ・形・色が似ていた ・慌てていて、気づかず ・確認するまでもなく、確か(思いこみ) ・情報だと気づかず(知識・経験不足)	・記憶違い(方法を間違えて覚えていた) ・時間・状況切迫のため余裕なし ・ほかの要件の割り込み ・相手は知っていると思い、連絡せず ・習慣動作のため意思的抑制が効かない	・用件の割り込みに気をとられ、操作間違え ・いつの間にか反対に覚えていた ・よろけて転びそうになった ・時間急迫、状況切迫のため、手順を落とした ・次の作業が気になって、手順を間違えた

図6 人間の情報処理過程とエラー　　　(林喜男:人間信頼性工学, 海文堂出版, 1984, p.72-75, 98-100.を参考に作成)

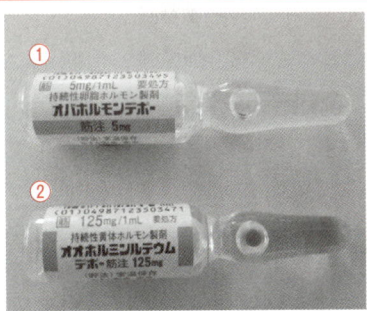

透明アンプル(白地シール)
〈色調類似〉
① オバホルモンデポー筋注 5mg
② オオホルミンルテウム　デポー筋注 125mg

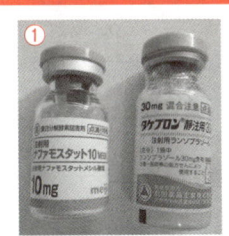

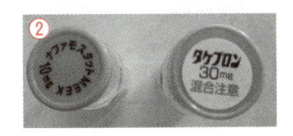

バイアル
〈ふたの色類似〉
① 注射用ナファモスタット 10 mg
② タケプロン静注用 30mg

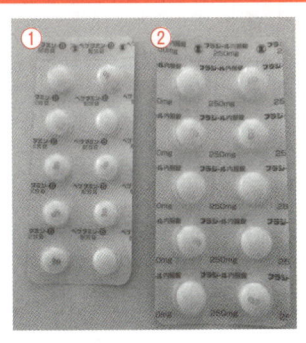

錠剤
〈デザイン類似〉
① ベゲタミンB配合錠
② フラジール内服錠 250mg

図7 外観の類似した薬剤の例　　　(資料提供:岡山大学病院薬剤部薬品情報室)

3）常に変化する患者の状態に対応しなければならない

患者の病状は常に変化していて、時に急変することもあります。緊急性が高ければ高いほど処置やケアは多く、かつ素早い対応が求められます。

特に夜勤のように、少人数のスタッフで多くの患者を看なければならない状況下で、急変した患者への対応も求められる場合、誤認や誤った判断をしてしまう可能性も高くなります。

4）看護師の人員不足によって仕事は多忙を極める

夜勤はもちろんのこと、普段でも看護の現場は人手不足の状態にあります。業務のなかで、委託できることを他職種に委譲する検討は少しずつ進んでいますが、手厚い看護をしようと思えば思うほど、時間と労力が必要とされます。

また夜勤業務は、生理的睡眠に逆行する勤務形態であり、眠気は時に重大なエラーを引き起こす[11]ことが指摘されています。

5）情報伝達に関する回路が煩雑で、情報の共有が難しい

医療現場には多様な職種のスタッフが勤務しており、当然のことながらそれぞれの専門性も分化しています。

そのため、互いの情報を共有・理解する難しさがあります。電子カルテの導入によって情報の共有化は進みつつも、その機能にも限界があります。最終的には人から人への情報伝達が行われるために、話し手と聞き手の間の齟齬が生じることもしばしばあり、エラー発生の原因となっています。

5 経験年数と医療事故

医療事故防止事業部において、2010（平成22）年度に報告された医療事故のうち、最も多い報告者は看護師で全体の50.1％、次いで医師が40.1％を占めていました。また、経験年数別に報告件数をみると、0～3年目までが特に多く[3]なっていました（図8）。

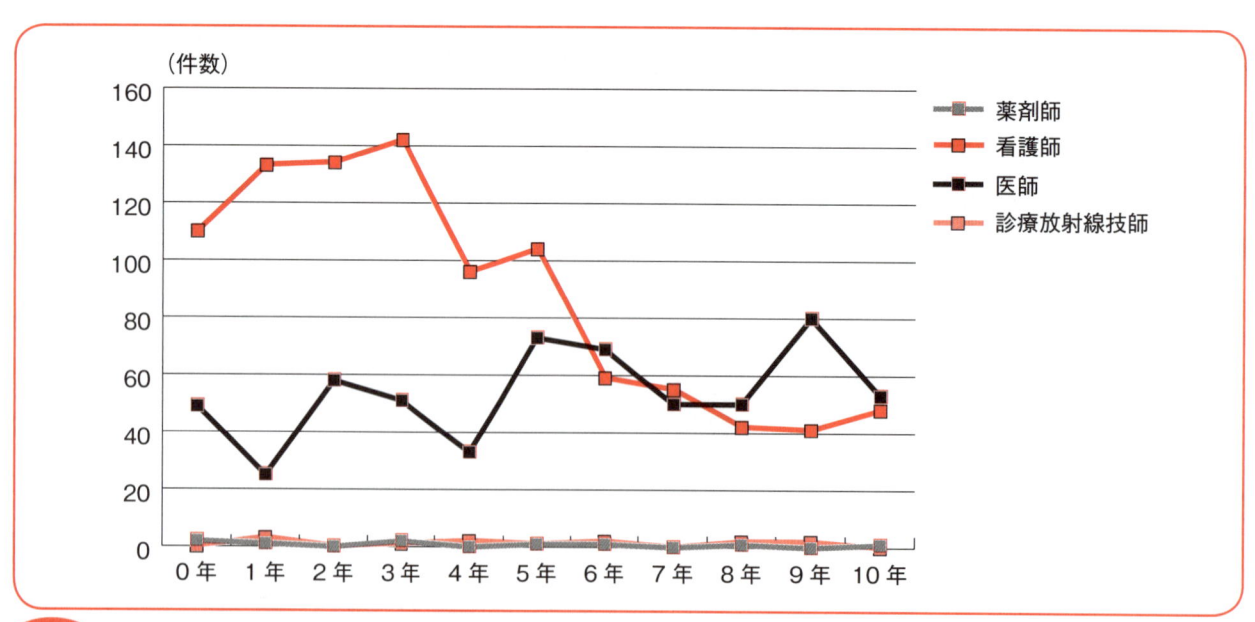

図8 医療事故（当事者）の経験年数推移

（日本医療機能評価機構：医療事故情報収集等事業・平成22年年報，2011．より作成）

日本看護協会は2009年「看護職員実態調査」を行っています。その結果、職場における悩み・不満（20項目）のなかで、「あてはまる」という回答が最も多かったのは、「医療事故を起こさないか不安」（61.6％）で、次いで「業務量が多い」（57.9％）、「看護業務以外の雑務が多い」（57.8％）、「新人指導や委員会参加など求められる役割が多い」（55.6％）など、業務の多忙さによる悩み・不満が上位にあがりました。加えて20項目中17項目の不満・悩みでは、「それが原因で過去1年以内に離職を考えたことがある」という回答が50.0％を超えていた[12]ことも、明らかにされています。

これらの問題の背景には、看護師不足によるマンパワーの余裕のなさや、在院日数の短縮化、高度な治療に伴うケアの急増などの要因があります。こうしたなかで特に影響を受けやすいのが、知識や技術も未熟な新人看護師です。そこで次項では、将来の担い手となる新人看護師のエラーを、いかに防いでいくかについて考えていきます。

【文 献】

1) 日本病院管理学会監，濃沼信夫編：医療安全用語事典，エルゼビア・ジャパン，2004, p.95.
2) 中島和江，児島安司：ヘルスケア リスクマネジメント，医学書院，2000, p.2.
3) 日本医療機能評価機構医療事故防止センター：医療事故情報収集等事業平成22年年報，2011, p.6-340.
4) 小松原明哲：ヒューマンエラー，丸善，2003, p.2.
5) 日本医療機能評価機構医療事故防止センター：医療事故情報収集等事業平成21年年報，2010, p.8.
6) 河野龍太郎：医療におけるヒューマンエラー——なぜ間違える どう防ぐ，医学書院，2004, p.61-87.
7) Reason J : Human error, Cambridge University Press, 1990, ch70.
8) 医薬食品局安全対策課安全使用推進室：第17回医薬品・医療機器等対策部会議事録，2009. http://www.mhlw.go.jp/shingi/2009/08/txt/s0827-2.txt
9) 林 喜男：人間信頼性工学；人間エラーの防止技術，海文堂出版，1984, p.65-100.
10) 山内桂子，山内隆久：医療事故，朝日新聞社，2000, p.75-77.
11) 河野龍太郎：ヒューマンエラーを防ぐ技術，日本能率協会マネジメントセンター，2007, p.39-43.
12) 日本看護協会広報部：職場における悩み・不満，2009年 看護職員実態調査，2010, p.9.

医療事故防止のために求められていること

1　ヒューマンエラーをいかに防ぐか

　ヒューマンエラーの防止対策には、「エラー自体の発生防止」と「損害に結びつく拡大の防止」の2つの考え方があります。

　具体的には、以下の4つの方針が戦略的エラー対策の4ステップとして提唱[1]されています。
1) エラー発生の可能性の高い作業数自体を少なくする
2) 作業でのエラー確率を低減させる
3) 多重のエラー検出策を講じる
4) エラー発生への備えを行う

　人と物を扱う医療現場で、これらの対策をすべてにわたり実行するのは難しいことですが、改善の余地はたくさんありそうです。その対策について考えてみましょう。

1) エラー発生の可能性の高い作業数自体を少なくする

　ヒューマンエラーを起こす人間が介在することが、エラー発生につながります。具体的には口頭での指示を受けない、書き写さないおよび、人の手を介さなくて済むような作業への変更や単純化（例：輸液のダブルバッグ使用）が、あげられます。

2) 作業でのエラー確率を低減させる

　フールプルーフ[*1]を適用した器具[2]を使用することにより、誤った操作ができないようにすること、作業手順を記したガイドやフローチャート、注意書きの表示、および色分けなどの活用によって、わかりやすい環境を整えることができるでしょう。

　また、作業でのエラー確率を低減させるための個人への働きかけとして代表的な対策は、危険予知です。すなわち提示された場面に関し、どのような危険が予測されるかについて気づくトレーニングです。KYT（危険予知トレーニングの略）の詳しい説明は次章に記しますが、その目的は、危険への感受性を鋭くすることや問題解決能力を向上させることにあります。

3) 多重のエラー検出策を講じる

　エラー予防の機会を多重にするということは、スイスチーズモデル[3]（図1）の穴をいかに多重の備えで防ぐかということです。

　一番よい方法は自分で気づくことです。効果的な方策として指さし呼称（図2）や見直しチェックがあります。特に、指さし呼称については、エラーが大幅に減ったというデータ[4]もあり、習慣化していくことが必要と思われます。ただ、自分で気づくことには限界があるので、より多くの経験や実践を元にチーム全体でエラーの検出ができることが重要です。

4) エラー発生への備えを行う

　エラー発生への備えとは、安全管理の問題でも

[*1] フールプルーフ（fool proof）：熟知していない者が操作しても、危険な状態に陥らないような設計がなされていること。〈例〉誤って他のラインに接続できないよう開発された口径の異なった注射器、経腸栄養専用ルートなど。

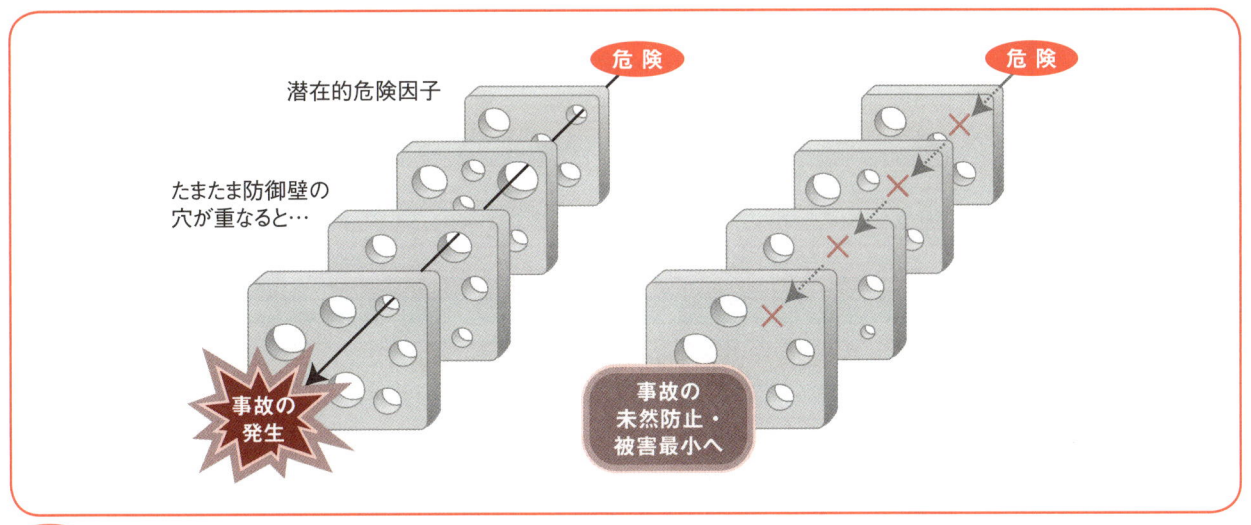

図1 スイスチーズモデルと防御システム

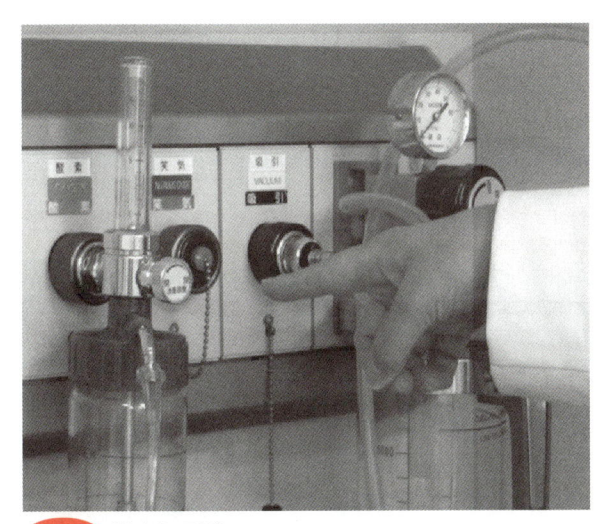

図2 指さし呼称

2 新人看護師のヒヤリ・ハット

　筆者らは、新人看護師が就職後約半年間に体験したヒヤリ・ハット状況を把握するために、構造的面接調査[5]を行いました。そのなかで「申し送りで報告されていても、その内容が示す意味や重要性までは理解できておらず、現場で慌てることが多い」ことが、たびたび語られました。

　そこで経験年数によって勤務ストレッサーに差が認められるかどうか、新人看護師の成長過程を2年ごとに区分した群（0～1年、2～3年、4～5年、6～7年）間で、差の検定を行いました。

　さらに、構成質問項目についても検定を行いました（図3）。その結果、1～3年までの看護師は4～7年目の看護師に比べて、「自分の注意不足」「知識不足」「確認が不十分」「間違えて覚えたまま行動」「危険性予測困難」「仕事に不慣れ」を、ストレッサーとして有意に感じていることが明らかになりまた。しかし4年目以降になると、ストレッサーとしての感じ方は、大きく減少することも明らかになりました。

　新人看護師は、まず仕事の内容に関する知識や

あります。忙しい現場で余裕をもって作業に臨むことは難しいことですが、環境整備や調整など、実行できることも少なくないはずです。たとえエラーが発生してもさらに重大な事故につながらないようにするため、環境整備（ベッドの高さを下げる、周囲の危険物を撤去あるいは固定するなど）や調整などが有効です。

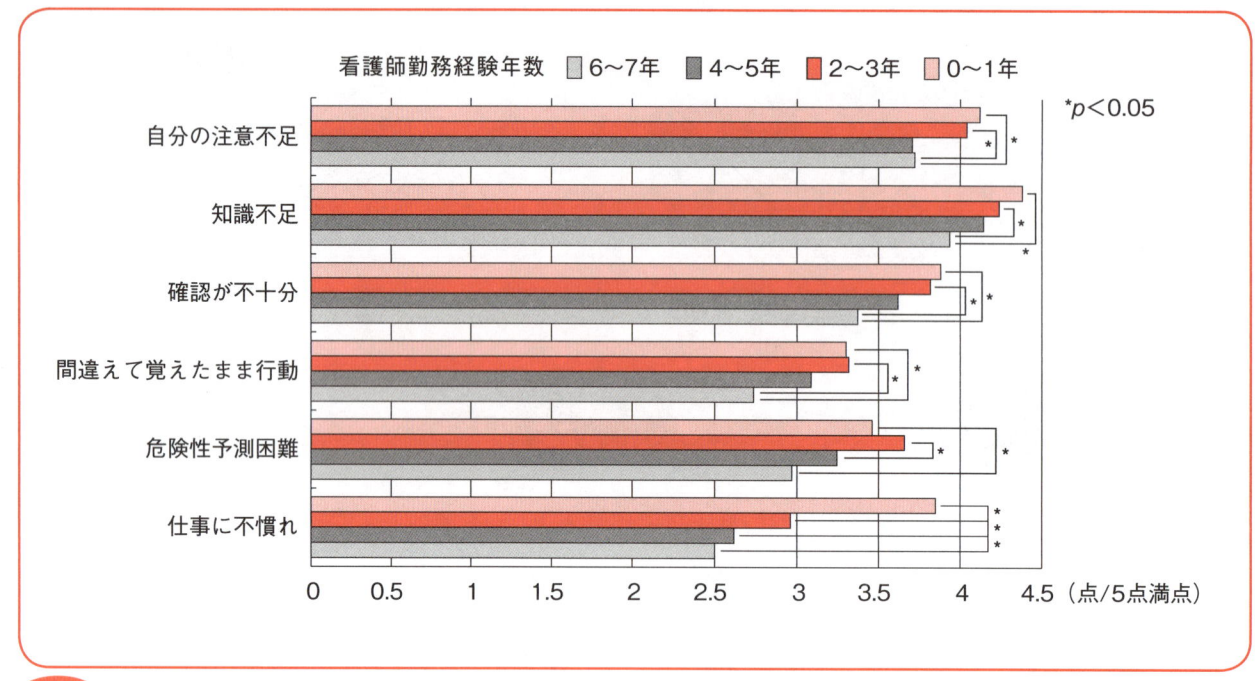

図3 ストレッサーに関する勤務経験年数の差異

技術をしっかり身につけることが重要です。その過程において先輩看護師の詳細な指導や助言が何より役立ちます。それゆえ、チームとして新人看護師を支えるための声かけや注意喚起などを、いかに支えていくかが課題となります。

3 勤務経験年数とヒヤリ・ハット

筆者らは、学生や新人看護師のヒヤリ・ハット、および今後の危険予知トレーニングに関する数量的分析を視座に入れ、日常生活におけるエラーパターン尺度[6]を作成しました。その結果、【操作エラー】【取り違えエラー】【忘却エラー】【脱落エラー】の4つの因子が抽出されました。

さらにこれらの因子を看護業務に反映させた「看護業務ヒヤリ・ハット」尺度[7]も作成しました。そして、新人看護師の経験するヒヤリ・ハットが2年目以降の看護師に比べ、どのように異なるかに関して分析を行いました（図4）。その結果、新人看護師は4年目以降の看護師に比べて、【操作ヒヤリ・ハット】【判断ミスヒヤリ・ハット】【忘却ヒヤリ・ハット】【脱落ヒヤリ・ハット】のすべてのヒヤリ・ハットを有意に経験していることが明らかになりました。なお、新人看護師のヒヤリ・ハット中で最も経験頻度の高かったのは、確認することを忘れた【忘却ヒヤリ・ハット】で、次いで中断などによる【脱落ヒヤリ・ハット】、物や順番などの【取り違えヒヤリ・ハット】、判断などを間違う【判断ミスヒヤリ・ハット】が続いていました。

特に【忘却ヒヤリ・ハット】は、経験年数に関係なく頻度が高かったことから、メモをとるなどが効果的であると考えます。またメンバー間で、「～は終わった？　～は済んだ？」といった声を互いにかけあうことも、ヒヤリ・ハット防止に有効であると思われます。

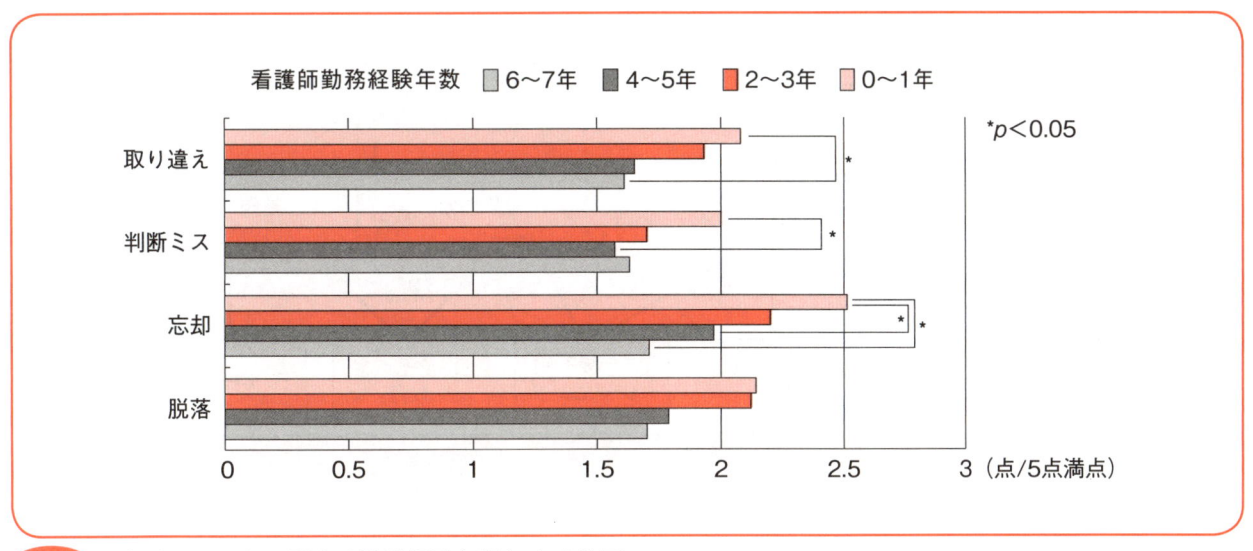

図4 ヒヤリ・ハットに関する勤務経験年数による差異

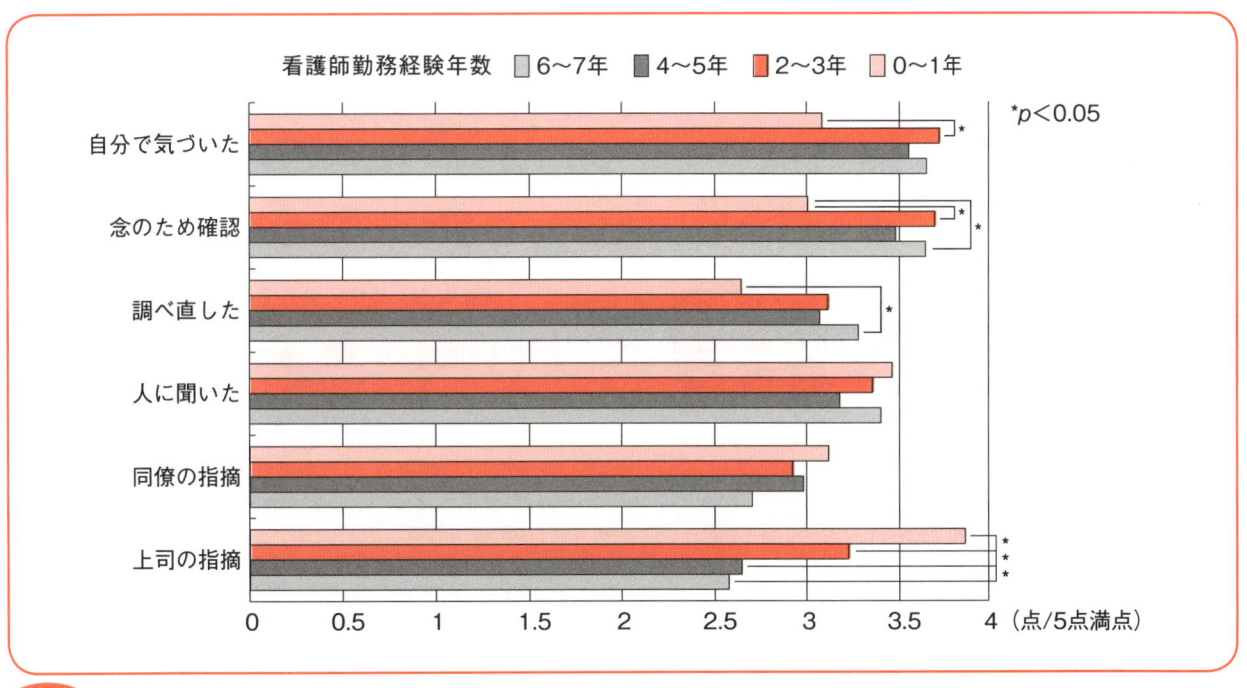

図5 事故に至らなかった理由に関する勤務経験による差異

4　勤務経験年数と事故防止方法

　ヒヤリ・ハットが事故につながらずに済んだ理由を、6項目[8]にわたって尋ねました（**図5**）。新人看護師では、「上司の指摘」が最も多く、次いで「人に聞いた」「同僚の指摘」と続いていました。2年目以上の看護師と異なるのは、「自分で気づいた」「念のため確認してわかった」「調べ直した」といった自分自身による気づきが、有意に少ないことでした。

　経験年数が少ない新人の段階では、もともと

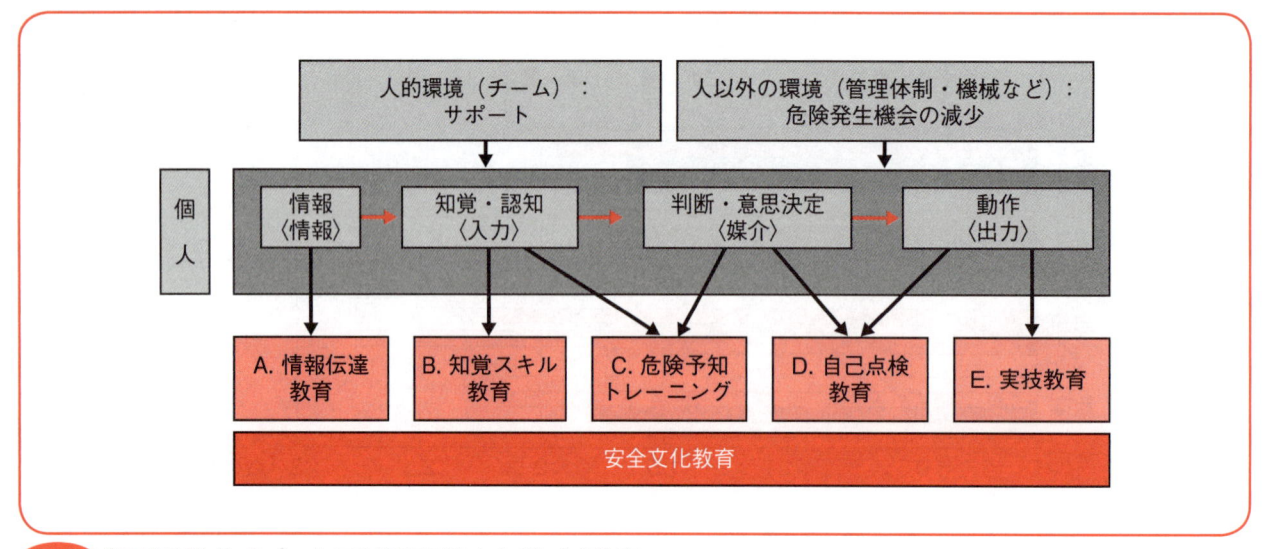

図6 「医療事故生成プロセス制御モデル」に基づく教育

もっている知識が少ないため、自分で気づくことには限界があります。そこで本人自身が疑問に思うことを、臆することなく先輩やスタッフに尋ねることや、上司や同僚による指摘が事故防止に有効であると考えられます。

5 新たなエラー対策に向けて

以上、新人看護師に関するエラーをいかに防いでいくかについて、調査データをもとに対策を述べてきました。これらを元に現在、筆者らがエラー対策として考案しているのが、「医療事故生成プロセス制御モデル」に基づく教育です（図6）。

人間の情報処理過程に沿って「情報」〈情報〉、「知覚・認知」〈入力〉、「判断・意思決定」〈媒介〉、「動作」〈出力〉の段階ごとの教育を実施することにより、連続かつ包括的な安全教育を目指そうとするものです。

具体的には、A．情報伝達教育、B．知覚スキル教育、C．危険予知トレーニング、D．自己点検教育、E．実技教育があげられます。次章では、C．危険予知トレーニングを取り上げ、その方法を述べていきたいと思います。

【文献】

1) 河野龍太郎：医療におけるヒューマンエラー；なぜ間違える どう防ぐ，医学書院，2004，p.61-87.
2) 日本病院管理学会監・濃沼信夫編：医療安全用語事典，エルゼビア・ジャパン，2004，p.95.
3) Reason J：Managing the risks of organizational accident, Ashgate Publishing Limited, 1997.（塩見弘監訳「組織事故」，日科技連，1999）
4) 芳賀繁：ミスをしない人間はいない，飛鳥新社，2001，p.198.
5) 兵藤好美，田中共子：新人Nsヒューマンエラー関連要因に関する分析(1)，第68回日本心理学会大会発表論文集，2004，p.233.
6) 兵藤好美，田中共子：日常エラーパターン尺度の開発，第69回日本心理学会大会発表論文集，2005，p.190.
7) 兵藤好美，迫田裕子，田中共子：医療現場で働く看護師のヒヤリハットに影響を与える要因(2) —共分散構造分析を用いた検討，第71回日本心理学会大会発表論文集，2007，p.250.
8) 迫田裕子，兵藤好美，田中共子：医療現場で働く看護師のヒヤリハットに影響を与える要因(3) —医療事故回避につながる要因の検討，第71回日本心理学会大会発表論文集，2007，p.251.

KYT（危険予知トレーニング）とは II

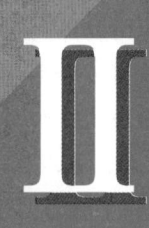

KYTの発展と医療現場での導入

1 KYTの背景と歴史（他分野）

1) 住友金属工業でのKYTの誕生

　危険予知トレーニング（以降、KYTと略す）は、安全を先取りするために創出された教育方法です。住友金属工業和歌山製鉄所において、最初に取り組まれたことが有名です。

　KYTは昭和49（1974）年に、当時の和歌山製鉄所の西原労務部長が、ベルギーの化学会社視察時に見た交通安全用イラストにヒントを得て、同年、住友金属工業が安全教育としてまとめあげたもの[1]といわれています。

　KYTは、下記のように定義[2]されています。

> 　危険予知訓練の略。危険（キケン）のK、予知（ヨチ）のY、訓練（トレーニング）のTをとって、KYTという。
> 　作業を行う前、ミーティングなどで、その作業に潜む危険を短時間で話し合い、「これは危ないなぁ」という危険に気づき、これに対する対策を決め、行動目標を立て、一人ひとりが実践する訓練。

2) KYT基礎4ラウンド法への発展と広がり

　中央労働災害防止協会（略称、中災防）によれば、KYT基礎4ラウンド法は、ゼロ災運動*独自の問題解決4ラウンド法とKYTイラストを用いた危険への感受性を磨く点に着目して、実施されました。昭和54（1979）年のKYT基礎4ラウンド法に関する研修会後、KYT基礎4ラウンド法は、製造業のみならず建設・運輸・鉱業界にも浸透し、全国へと普及しました。

3) 指さし呼称の取り入れ

　KYT基礎4ラウンド法は実践を経て、短時間KYT活動のための活動技法へと発展していきます。その結果、作業指示STK訓練、1人KYT、短時間ミーティングSS訓練など、多様なKYTが創出されました。さらに、昭和56（1981）年のゼロ災運動において、指さし呼称の重点キャンペーンが実施されています。

　「指さし呼称」は、もともと鉄道の機関士・運転士が考え出したもので、JR各社では「指差喚呼」[3]とよばれています。まず「喚呼」については明治時代から、機関士と機関助士が信号の名称を声に出して確認する「信号喚呼」が行われていたことに端を発します。次に「指さし」は昭和の初期、東京近郊の乗務員が自発的に信号喚呼に指さしを併用し始めたことから、全国に広がりました。さらに他職種の人々も自分の職場に「指さし」を取り入れるようになりました。

　このような社会的な流れのなかで、1982年中災防は、KYT基礎4ラウンド法に指さし唱和・指さし呼称を組み込んだ、「新KYT」を創出しています。

4) KYT活動の発展

　初期のKYT活動では、イラストシートを使用

---

* ①人間尊重の基本理念に基づいて、②人間一人ひとりを大事にし、③厳しく一切の労働災害を許さず、④職場の危険や問題点を全員参加で解決し、⑤安全と健康を全員で先取りしようとする運動。

し、かなり時間をかけてメンバー全員の話し合いを行っていました（**表1**）。その結果、KYT活動にも時間を要し、難しさも加わったことで、1回/月程度の実施[1]にとどまっていました。

その後、短時間で行えるようなKYT活動が考え出され、少人数で、かつ短時間で「早く正しく」できる手法が見出されていきました。こうして現場の短時間KYT活動は、チームで実践するKYTから「一人ひとりがその場に即して、ごく短時間で行う」KYTへと変わっていきます（**図1**）。

結局、ヒューマンエラー事故防止の決め手は、1人KYT、即時即場KYT、ワンポイントKYTになりました。これに1人で行う安全確認活動の指さし呼称が結びつき、「新KYT」が誕生することになります。さらに平成元年ゼロ災運動方式の「KYT」普及により、「新」を削除した「KYT」に変更されることとなり、今日に至っています。

表1 KYTの初期から応用活動への変遷

	初期	改善	その後（応用活動）
KYT活動内容	・時間をかけていた ・イラストシートを使用 ・問題のある単位作業をテーマ別に ・チームメンバー全員の話し合い ・作業のすべての洗い出し ・危険性対策を分類整理 ・作業手順の見直し・改変へ	→ → → → →	・早く行うためには、少人数で ・書かずに口頭のみ ・作業を細分化 ・自分の仕事がテーマなら「早く」「正しく」が可能 ・人数を2〜3人にすることで、「みんなで」の条件が可能に ・KYTイラストからの危険項目3〜5個程度 〈短時間KYT活動の考案・実践〉 TBM-KYT、3分間危険予知 ミニKYT
問題点	・時間がかかる ・難しい ・安全ミーティングで1回/月	→	30〜60分の月例ミーティング 「災害事例KYT」「単位作業KYT」「長時間KYT」も合わせて創出

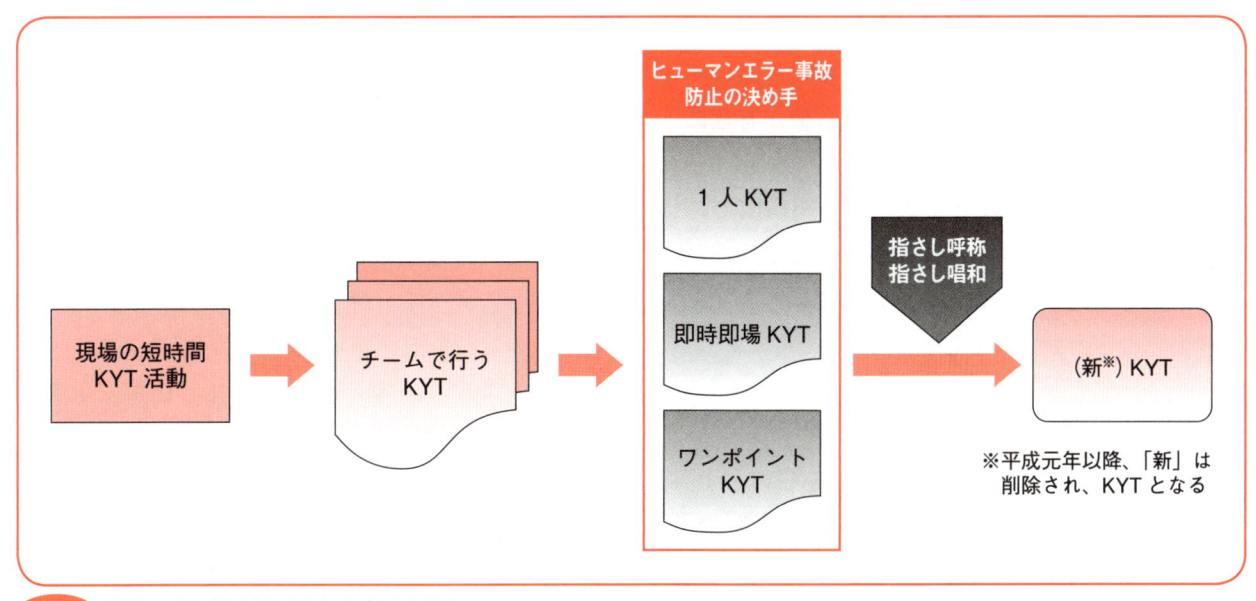

図1 現場の短時間KYTから新KYTへ

2 医療におけるKYTの意義

1）医療現場でのKYTの導入

1999年に起きた横浜市立病院の「患者取り違え事故」や都立広尾病院の「消毒液と生理食塩水の取り違え事故」が契機となり、医療事故が社会的に注目されるようになりました。

あとを絶たない医療事故の背景には、ヒューマンエラーが多く存在します。人は誰でもヒューマンエラーを起こし、それをなくすことは不可能です。しかし、業務や医療行為を実施する前に、立ち止まって危険性を考えたり、メンバーから事前に危険性を指摘されていたら、医療事故をもっと防ぐことができるのではないでしょうか。

KYTでは、業務を行う看護師が医療事故やヒヤリ・ハットを未然に防止するために、臨床の現場に潜む危険を先取りして対策を講じていきます。その結果、医療場面におけるKYTの実践は、危険性を感じ取る感性を養い、安全性を高めることにつながっていきます。

細川[4]は、KYT実施の有無によって組織の安全文化に差異が生じるかどうかに関し、看護師1,009名に調査を行いました。その結果、KYT実施群は非実施群に比べて、組織での安全意識の向上やチーム、組織の協力体制に関する値が有意に高くなっていました。

これらは、KYTの実践がチームや組織内での協力体制を高め、結果として組織での安全意識の向上や安全文化の醸成にもつながっていくことを示唆しているといえるでしょう。

2）医療場面でのKYTの概要

医療場面では、以下の手順でKYTを行います。
①臨床の場面を描いたイラストシートを使用、もしくは現物で作業をさせたり、してみせる
②①の内容を踏まえ、臨床の場面に潜む"危険要因"とそれが引き起こす"現象"を、職場小集団で話し合い、考え合い、わかり合う（あるいは1人で自問自答する）
③危険のポイントや行動目標を決定し、それを指さし唱和したり、指さし呼称で確認する

①～③の実施が、行動する前の安全を先取りする訓練となります。

3）医療現場でのKYTの目的

KYTの目的は、①危険を察知する感受性をスタッフとのミーティングで鋭くし、危険に対する情報を共有し合うことです。加えて、②危険を回避するための問題解決能力を向上させ、③指さし呼称による集中力を高め、④チームで実践への意欲を強める手法[1]であるといわれています。それは、⑤職場の安全風土向上にもつながります。知っているのに実行しない、あるいはできない理由として、感受性の鈍さ、集中力のなさ、意欲の欠如[1]があげられます。

①感受性を鋭くする

KYTでは「どのような場合に、人はどのような動きをしそうか、どのような異常が起こりそうか」など、潜在する危険性を抽出していきます。

臨床の現場では状況を見て「何となく変」「気にかかる」「危ない気がする」といった感覚、すなわち感受性が、エラー防止につながります。そのために、普段から危険に関する感受性を磨き、洞察力を身につけていく必要があります。

また臨床経験の豊かな先輩看護師とKYTを行うことによって、自分では気づかなかった危険性について、多方面から学ぶことができます。

このような訓練を通じて、「Ⅰ　医療安全を学ぶ」（p.13参照）で述べたように、自分の置かれた状況を見直し、「調べ直し」たり、「念のため確認する」ことや、「自分で気づく」ことができるようになっていくと思われます。

②問題解決能力を向上させる

　KYTでは、抽出された危険性について対策を述べ合い、重要と思われる項目を絞り込む作業も行います。この対策を述べ合う行動をとおして、問題解決能力を身につけることができます。また「感受性を鋭くする」ことと同様、臨床経験の豊かな先輩看護師と具体的な解決方法を出し合います。その結果、自分では気づかなかった知識や方策を学ぶことになり、問題解決能力が養われていきます。

③集中力を高める

　KYTでは限られた時間のなかで、図や写真などのイラストを使用して危険性を抽出し、対策を個人あるいはチームで見つけ出します。このような経験をとおして集中力が養われることが期待されます。

　併せて指さし呼称や唱和の実施は、さらに集中力を高め、意識レベルをクリアーな状態にします。これらによって、不注意やぼんやりといった、人間の心理的な欠陥に基づく誤判断、誤作動などを未然に防ぐことができます。

　臨床では周りの目があり、指さし呼称や唱和の動作が目立って恥ずかしいので、実施されにくい傾向にあります。しかしながら「指さし・呼称」条件は「指さし・呼称なし」条件に比べて、エラー率が1/6に低下したことが報告されており、その実施が推奨されています。呼称の方法（声の大きさや動作の程度など）にこだわらず、状況に合わせて変容させていけばよいと思われます。まず集中力を高め、再点検・確認を習慣化させることが重要と考えます。

④実践への意欲を高揚させる

　KYTでは、チームで危険性の抽出や対策を本音で話し合います。その過程で連帯感が生まれ、実践への意欲が高まっていくと考えられます。ごく短い時間での話し合いで危険性を把握し、解決しようとするチームの姿勢は、実践への意欲を育て、高めます。

⑤職場風土づくり

　これまで述べてきた取り組みは、ほとんどチームで共有して行われます。

　チーム全員で「不安全な行動や状態はどこにあるかを話し合い、その危険に対して対策をあげること、さらに一丸となって目標を達成していこうとするプロセス」は、スタッフの安全意識を醸成していくといえるでしょう。

　目標達成のためには、チームとしての協力が不可欠であり、互いにサポートし合う姿勢は、職場の安全風土にもよい影響を及ぼしていくものと考えられます。

3　新人看護師・看護学生がKYTを学ぶ意義

　中村は「ひとが〈経験によって学ぶ〉のは、ただ何かを体験するからではなく、むしろそこにおいて否応なしに被る〈受動〉や〈受苦〉による」[5]と述べています。新人看護師や看護学生は、患者からの要望を受け止めるという臨床での失敗体験を重ねながら、多くのことを学んでいきます。このことは、危険予知についても同様にいえることです。失敗やヒヤリ・ハット体験を重ねながら、次第に「この行為や行動が危険に結びつくかもしれない」といった類推と直感が働くようになります。

　これらは「暗黙知」ともよばれます。ベテランであれば、豊富な経験と知識から豊潤化される「暗黙知」ですが、経験も知識も少ない学生や新人看護師の段階では、まだないに等しい状態です。それを助ける手段が、KYTであると思われます。経験豊富な先輩や教員から提供されるKYT教材には、過去の貴重な経験や智恵が折り込まれています。この訓練をとおして学生や新人看護師は、危険への感受性とその防止策を学ぶことになります。

臨床には様々な病気を抱える患者、多種多様なスタッフ、時間とともに変化する病状や、予測のつきにくい人の動きなど、多様な軸とともに危険性が交錯しながら動いています。スイスチーズモデル[1]のように、これら多様な潜在する危険要因が重なったとき、ヒューマンエラーが発生することになります。それゆえ大切なのは、一見穏やかそうに見えるおのおのの状態や光景にも、常に危険要因が潜んでいることに気づくことです。それは、事故を事前にできるだけ防止していきたいという前向きな姿勢と、豊かな想像力に支えられるものと思われます。

「人は過ちを犯す動物である」ことは否めない事実ですが、一方では「人は失敗や先輩から学ぶことのできる存在でもある」と考えます。

KYTは医療事故防止の万能薬ではありませんが、KYTを通じて感受性を鋭くすること、集中力を高めること、問題解決能力を向上させること、および実践への意欲を高めることができます。KYTの実践をとおし、危険に対する予知および対処能力が高まり、エラー防止につながっていくことを願っています。

【文　献】

1) 住友金属工業：ハイライト安全・衛生への取り組み. http://www.sumitomometals.co.jp/csr/pro-gram/pdf/0113_Highlight.pdf
2) 中央労働災害防止協会編：危険予知活動トレーナー必携, 中央労働災害防止協会, 2005, p.103-129.
3) 芳賀　繁：失敗のメカニズム, 日本出版サービス, 2000, p.170-172.
4) 細川京子：危険予知訓練の実施と患者安全文化要因についての考察, 日本看護研究学会雑誌, 33：286, 2010.
5) 中村雄二郎：臨床の知とは何か, 岩波新書, 1992, p.136.

KYTの進め方

1 KYT基礎4ラウンド法の流れ

　KYT基礎4ラウンド法は、KYTの基本的な手法[1]です。第1～第4ラウンドの流れを、図1に示しました。第1ラウンドでは「どのような危険が潜んでいるか」という現状の把握、第2ラウンドでは「これが危険のポイントだ」という本質の探究、第3ラウンドでは「あなたならどうする」といった対策の樹立、第4ラウンドでは「私たちはこうする」といった目標設定を行っていきます。

①本音で話し合い、考え合い、わかり合うこと
②その現場がありありと目に浮かぶように、危険性を把握すること
③最も重大で緊急を要するものから、重点的に解決すること
④本質探究や目標設定は1～2ポイントに絞り込み、現場での実践につなげること
⑤チーム行動目標は100％達成されるように、具体的で細分化した目標に設定すること
⑥KYT基礎4ラウンド法活動の仕上がりは、現場で「みんなで、早く、正しく」行う短時間KYTであること

2 KYT基礎4ラウンド法のポイント

　KYT基礎4ラウンド法のポイント[1]は、次のとおりです。以下6つのポイントが、KYTを実施するうえで重要となります。

3 KYT基礎4ラウンド法実施への準備

　KYTを始める前に、必要な準備[1]について説明します。

図1 KYT基礎4ラウンド法の概要

第1ラウンド	第2ラウンド	第3ラウンド	第4ラウンド
現状把握	本質探究	対策樹立	目標設定
どのような危険が潜んでいるか	これが危険のポイントだ	あなたならどうする	私たちはこうする

〔準備〕

① 物品の用意をしましょう。
　イラストシート（写真・描画など）、模造紙（A4～A3サイズの白紙）、黒・赤ペン（ホワイトボード、マジックでも可）
② チームを編成しましょう。
　メンバー全員が話し合いに参加できるよう、1チーム5～6人を単位とします。
③ チームのなかで役割を決めましょう。
　A）司会（リーダー）と書記を決めます。
　・リーダー
　　a. 司会・進行などを務めます。
　　b. 全員が発言するように促すことが重要です。
　　c. 訓練の主旨と時間配分について、あらかじめメンバーに説明しておきます。
　・書記：メンバーの発言を模造紙あるいは記録用紙に記載します。
　B）必要に応じて、レポート係・発表者・コメント係を決め、全員に係を担当してもらいます。

4 KYT基礎4ラウンド法の実際

それでは、各ラウンドの内容に関して具体的に説明します。**表1**には全ラウンドに関して実施方法と記録のポイントをまとめました。

1）第1ラウンド

現状把握：どのような危険が潜んでいるか
　危険に関する現状把握について、メンバー全員で話し合います。

第1ラウンドでは、下記のことを実施します。
① みんなで潜在する危険要因を発見する
② そこから引き起こされる現象を想定する
③ 抽出された危険要因が、具体的かどうかを見直す

実施内容

役割別実施内容については**表2-1**にまとめました。

第1ラウンドは全ラウンドのなかの出発点であり、KYTの要となる部分です。ポイントは危険のとらえ方と表現の仕方です。

危険要因を表現する際は、できるだけ「不安全

表1 KYT基礎4ラウンド法：方法と記録のポイント

	第1ラウンド 視 る	第2ラウンド 考える	第3ラウンド 計画する	第4ラウンド 決断する
方法	・みんなで潜在する危険要因を発見する ・そこから引き起こされる現象を想定する ・抽出された危険要因が、具体的かどうかを見直す	・危険発生の確率や深刻さを考慮し、重要と思われる危険と危険要因に◎をつける	・第2ラウンドで重要と判断した危険要因に対し、危険を回避するためにどうすればよいかを考える ・具体的予防策を検討する	・第3ラウンドで検討された対策のなかから、現実的で実行可能な目標を設定・確認する
記載のポイント	・想定される危険をできるだけ列挙する ・危険要因と起こりうる現象をつないで表現する ・「～なので～になる」「～して～になる」	・特に重要と思われる危険と危険要因（2～3項目）には◎をつける ・危険を導くポイントにはアンダーラインを引く	・特に◎をつけた要因について検討する	・特に◎をつけた要因についての目標を、設定する

な行動」と「不安全な状態」の組み合わせで表現します。

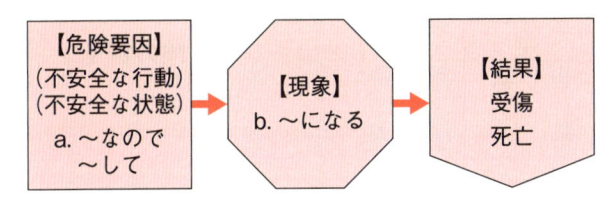

【危険要因】
(不安全な行動)
(不安全な状態)
a.〜なので
〜して
→
【現象】
b.〜になる
→
【結果】
受傷
死亡

(例)
a. 輸液架台を持って歩行中、足を前に出したときにキャスターに足が引っかかり、バランスを崩して＋b. 転倒する

では、なぜ転倒するのか？
「**足を前に出したときにキャスターに足が引っかかり、バランスを崩して**」
では、なぜキャスターに足が引っかかるのか？
「**輸液架台を持って歩いている**」ため
　上記の太字の部分が、KYTの危険要因に当たります。
　危険要因は互いにその状況をイメージでき、気づき合えるよう、例に示したようにできるだけ具体的に表現します。

表2-1 第1ラウンド：役割別実施内容

役割	リーダー	メンバー	書記
プロセス	a. イラストをメンバーに見せて、状況を読み上げる b. 全員が発言できるよう促す ↓ c. 出てきた内容について、見直し作業を促す ↓ d. 所要時間を考慮し、第1ラウンドの終了を告げる ↓ ・次のラウンドへ	気づいた危険を発言する (その場の看護師もしくは患者になりきって、発言) 危険要因はできるだけ具体的に危険の行動と状態を明らかにする 危険要因 ＋ 現象 〜なので〜して ＋ 〜になる 出てきた危険要因と現象について、下記7項目を参照して、ありありと目に浮かぶよう具体的にあげる ①イラストシートの看護師の身になっている ②危険要因と現象の組み合わせで表現されている ③現象は「事故の型」で言い切っている ④危険要因は行動と状態で表現されている ⑤危険要因が掘り下げられている ⑥危険要因が具体的に表現されている ⑦危険要因が肯定的に表現されている	発言内容を模造紙もしくは用意した用紙に記入する 必要に応じ、加筆・訂正する

2）第2ラウンド

> **本質探究：これが危険のポイントだ**
> 第1ラウンドで出された危険のうち、特に重要と思われる危険と危険要因をメンバーで合意し、「危険のポイント」とします。

第2ラウンドでは、下記のことを実施します。
① 重要だと思われる危険に○をつける
② 絞り込み◎とアンダーラインをつけて、「危険のポイント」とする

実施内容

役割別の実施内容については、**表2-2**にまとめました。

第2ラウンドでは、第1ラウンドで出された危険に関して重要と思われる項目の見直しを行い、さらに「危険のポイント」に絞り込むことが重要になります。絞り込みは、緊急性や発生頻度および生命への影響の大きさが基準となります。

3）第3ラウンド

> **対策樹立：あなたならどうする**
> 第2ラウンドで抽出された危険のポイントに対し、対策を出し合います。

実施内容

役割別の実施内容については、**表2-3**にまとめました。

4）第4ラウンド

> **目標設定：私たちはこうする**
> 第3ラウンドで出された対策のなかから、重要な項目を絞り込みます。

実施内容

役割別の実施内容については、**表2-4**にまとめました。

最後の指さし唱和は「この行動目標を実践するぞ！」という決意表明の場でもあります。その際、右手人差し指で対象をさしながら、はっきりと目標を唱えます（**図2**）。

表2-2 第2ラウンド：役割別実施内容

役割	リーダー	メンバー	書記
プロセス	a. 第1ラウンドで出された危険のなかで、チームにとって「問題のある重要な危険が何か」を問いかける →	「これは問題」「これは重要」と思う項目（No.）をドンドン発言する →	赤でNo.に○をつける（何個になってもよい）
	b. メンバーの合意で「1～2項目　危険のポイント」を絞り込む →	危険のポイントは多数決でなく、「そうだ、これだ！」といった、みんなが納得できる関心の高いものを絞り込む →	赤で◎とアンダーラインをつける
	c. ◎項目の表現に関する見直しを促す →	医療事故の可能性・頻度、医療事故結果の重大性（生命への影響）を考慮し、◎項目の表現を見直す	

KYTの進め方

表2-3 第3ラウンド：役割別実施内容

役割	リーダー	メンバー	書記
プロセス	a.「危険のポイント」に関する対策を問いかける ・予防・防止のために「どうすべきか」を考える ・全員が発言できるよう配慮する ↓ b. 目標項目数（各3項目程度）が出たら、ほかにないか問いかけ、確認する ↓ d. 予定時間を考慮し、第3ラウンドの終了を告げる ↓ ・次のラウンドへ	具体的で、実行可能な対策を「～する」と発言する ①イラストの看護師および患者の立場に立って、ドンドン発言する ②「～する」という前向き・具体的な行動内容で表現する ③「～しない」という、否定表現は用いない あらかじめ決めた目標項目数を出し合う（各3項目程度）	発言内容を模造紙、もしくは用意した用紙に記入する 必要に応じ、加筆・訂正する

表2-4 第4ラウンド：役割別実施内容

役割	リーダー	メンバー	書記
プロセス	a. 第3ラウンドで出された対策のうち、「必ず実施する・しよう」という対策は何かを問いかける ↓ b.「危険のポイント」を解決するのに必要な"当面の行動内容"を、メンバーの合意で決めるよう促す ↓ c.「重点実施項目」に対する「チーム行動目標」を設定するよう促す ↓ d.「チーム行動目標」を、リードしながら指さし唱和で確認する 「チーム行動目標！～するときは、～を～して～しよう　ヨシ！」 ↓ e. 予定時間を考慮し、第4ラウンドをしめくくる	 みんなで本音で話し合い、「重点実施項目」への絞り込みをする（各1項目） ありありと目に浮かぶよう、「重点実施項目」を具体化する（各1項目） 「チーム行動目標」を、指さし唱和で確認する 「～するときは、～を～して～しよう　ヨシ！」	 赤で※とアンダーラインを引く 発言内容を模造紙、もしくは用意した用紙に記入する

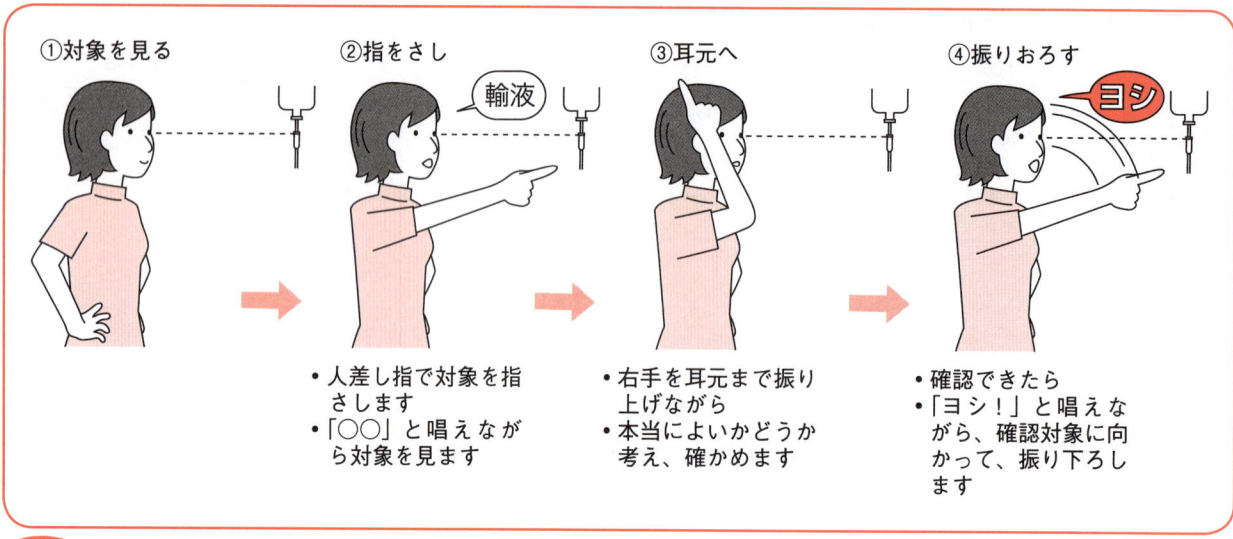

Ⅱ KYT（危険予知トレーニング）とは

①対象を見る　②指をさし　③耳元へ　④振りおろす

- 人差し指で対象を指さします
- 「○○」と唱えながら対象を見ます

- 右手を耳元まで振り上げながら
- 本当によいかどうか考え、確かめます

- 確認できたら
- 「ヨシ！」と唱えながら、確認対象に向かって、振り下ろします

図2　指さし唱和

実践の手引き
―今日からあなたの職場でKYT―

それでは事例を使って、実際のKYTの進め方や記録方法を一緒に学んで行きましょう。
（メンバー：リーダー（L）、書記（S）、レポート係、発表者（B、C、D）、コメント係）

L：これからＫＹＴを行います。今日、私がリーダーを務めることになりました。よろしくお願いいたします。
　早速ですが、書記をどなたか担当していただけるでしょうか。
S：はい。私がやります。
L：それでは、書記はSさんにお願いします。
L：続いてレポート係・発表者・コメント係も、決めていきましょう。

L：全員、役割が決まりましたね。みなさん、係の担当をそれぞれよろしくお願いいたします。
L：これからKYTイラストシートをお配りします。今回用意したイラストシートは、歩行介助のシートです。

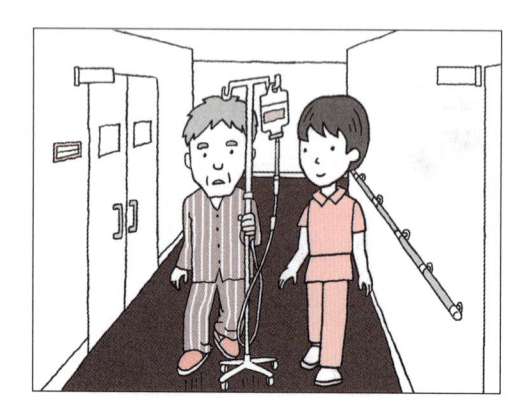

70歳代の男性Aさん。これから検査室まで輸液架台を押しながら歩行することになりました。Aさんは肺炎の罹患後で体力が低下しています。あなたが歩行介助をすることになりました。

L：これからみんなで協力し、「本音の話し合い4原則」で進めていきましょう。

> **本音の話し合い4原則**
> ①リラックスして（ワイワイ）
> ②ナマ情報で（ドンドン）
> ③短時間で（グングン）
> ④コンセンサスを得て（ソウダコレダと合意）

第1ラウンド：現状把握 （表3-1）

L：このシートを見て、どんな危険が潜んでいるかを考えてみましょう。危険と思われる要因を、できるだけたくさん自由にあげてみましょう。
D：輸液ルートが長いように思います。歩行中に引っかかって、転倒するのではないでしょうか。
B：患者さんが輸液架台を持って歩いているので、足を前に出したときにキャスターに足が引っかかって、転倒する可能性があると思います。
C：先ほどのDさんの意見ですが、確かに輸液ルートが長いように感じます。輸液ルートが長いと、歩行中にルートが垂れて逆流し、閉塞の危険があるのでは……。どうでしょうか。
他のメンバー：うーん、どうかしら……（沈黙）……
L：あまり深く考え込まないで、ドンドンあげていきましょう。可能性についてはあとで時間をとって考えていきます。まずは思いつくまま、危険と思われる要因をあげることを優先しましょう。
B：はい、ズボンの裾が長いように思います。歩行中にズボンの裾を踵で踏んでしまい、転倒するといった可能性もあります。
L：いかがでしょうか。書記さん、いくつ出ましたか？　ほかにもありますか？

表3-1 第1ラウンドKYT記録シート

	KYTシート（例：歩行介助）		
実施	年　月　日	チーム名： リーダー： メンバー：	書記：
	第1ラウンド	どのような危険が潜んでいるか（思いつくまま、危険要因をあげてみよう）	
番号	要　因（～なので）	行　動（～して）	現　象（～になる）
1	輸液ルートが長いので	歩行中にルートに引っかかって	抜去する
2	輸液架台を持って歩くので	足を前に出したときに、キャスターに足が引っかかって	転倒する
3	輸液ルートが長いので	歩行中にルートが垂れて、血液が逆流して	閉塞する
4	ズボンの裾が長いので	歩行中にズボンの裾を踵で踏んでしまい	転倒する
5	輸液吊架が顔の横にあるので	歩行中に、輸液架台との距離がうまくとれないとき	頭をぶつける
6			

C：輸液吊架が顔の横にあるので、歩行中に輸液架台との距離がうまくとれないと、患者さんが頭をぶつけるのではないでしょうか。
L：そうですね。みなさんの協力でたくさんの危険要因があがりました。この辺で、次のラウンドに移りたいと思います。よろしいですか？

第2ラウンド：本質探究 （表3-2）

L：それでは、第1ラウンドで出された危険のうち、われわれにとって「問題のある重要な危険は何か」を考えていきましょう。
C：「患者さんが足を前に出したときに、キャスターに足が引っかかって転倒する……」。輸液中の患者さんが、輸液架台ごと倒れることになるので、凄惨な状況が目に浮かんできます。想像するだけでも恐いです。
D：輸液ルートが長く、歩行中に引っかかって転倒することも、同じように大変な状況になると思います。
L：そうですね。書記さんは、出されている項目の番号を○で囲んでください。みなさんは、何個でもかまいませんので、ドンドン発言してください。
B：輸液吊架が顔の横にあったため歩行中の患者さんがけがをした報告が、確かほかの病院であったと記憶しています。
L：そうでしたね。さて、今回われわれは、どれを重要として絞り込みましょうか。
C：やはり、「患者さんが足を前に出したときに、キャスターに足が引っかかって転倒する」に決めたいと思います。キャスターに足を引っかけてしまうことは、起こりやすいことだと思いますし、実際に起これば重大な事故につながりかねません。
L：みなさん、Cさんからの提案はいかがですか？
メンバー：そう思います（うなずく）。
D：はい、具体的な表現が望ましいと聞いていたので、「輸液架台を持って歩行中、足を前に出したときにちょうどキャスターに足が引っかかり、バランスを崩して、転倒する」としては、いかがでしょうか。
メンバー：よいと思います（一同、うなずく）。
L：みなさんも同意されていますので、Dさんの提案も活かし、これを「危険のポイント」とします。

表3-2 第2ラウンドKYT記録シート

第2ラウンド これが危険のポイントだ（危険発生確率と深刻さ：重要危険要因＝○、特に危険＝◎）

番号	要　因（〜なので）	行　動（〜して）	現　象（〜になる）
1 ○	輸液ルートが長いので	歩行中にルートに引っかかって	抜去する
2 ◎	輸液架台を持って歩くので	足を前に出したときに、キャスターに足が引っかかり、バランスを崩して	転倒する
3	輸液ルートが長いので	歩行中にルートが垂れて、血液が逆流して	閉塞する
4	ズボンの裾が長いので	歩行中にズボンの裾を踵で踏んでしまい	転倒する
5 ○	輸液吊架が顔の横にあるので	歩行中に、輸液架台との距離がうまくとれないとき	頭をぶつける
6			

書記さん、みなさんが同意された項目に◎をつけ、アンダーラインを引いてください。
　次は、第3ラウンドに移ります。

第3ラウンド：対策樹立 (表3-3)

L：第2ラウンドで決定した「危険のポイント」で重要危険要因は2項目、特に危険は1項目でしたね。このうち、特に危険とした項目を解決するために、われわれは何をすべきか考えていきましょう。できれば、具体的で実行可能な対策をあげるよう、お願いします。
B：「輸液架台が患者さんの横にくるように看護師が位置を調節する」ことで、ずいぶん予防につながると思います。
D：そのほかに、「歩行前に、キャスターに足が引っかかる危険があることを説明する」ことも効果的ではないでしょうか。
C：それから、「履き物の選択」や「安定のある輸液架台を使用する」ことも提案したいと思います。
L：みなさん、積極的な意見ありがとうございました。ほかにはありませんか？
B：ほかにもあるような気もしますが、すぐにでてきません。
L：それでは対策が3個以上出ましたので、次のラウンドに移りたいと思います。

第4ラウンド：目標設定 (表3-4)

L：第3ラウンドで、みなさんから出された対策を眺めてみましょう。このなかで「必ず実施する、あるいはしよう」と思う対策はどれでしょうか。
D：最初に提案のあった「輸液架台が患者さんの横にくるように看護師が位置を調節する」が、リーダーから求められている対策だと思います。
L：ほかのみなさんはいかがですか。
C：私も同感です。まず最初に実施していくべきことだと思います。
B：効果的な対策ではないでしょうか。
他のメンバー：（うなずく）
L：みなさんからの意見を集約したところ、「輸液架台が患者の横にくるように、看護師が位置を調節する」ことを重点実施項目にすることになりました。表現の具体性についても、これでよろしいですか？
メンバー全員：（深くうなずく）
L：それでは書記さん、この項目に赤で※とアンダーラインを引いてください。

表3-3 第3ラウンドKYT記録シート

第3ラウンド	あなたならどうする（危険要因◎を解決するために、具体策を考えよう）		
◎No.	※印	具体策	
2	※	輸液架台が患者の横にくるように看護師が位置を調節する	
		歩行前に、キャスターに足が引っかかる危険があることを説明する	
		履き物を選択する	
		安定のある輸液架台を使用する	

II KYT（危険予知トレーニング）とは

表3-4 第4ラウンドKYT記録シート

第4ラウンド	私たちはこうする（最も重要な実施項目※を絞り込み、それを実践するための"チーム行動目標"を設定）
チーム行動目標	
〜するときは	歩行の介助をするときは
〜して	輸液架台の位置が患者の横にくるように
〜しよう	調節しよう
ヨシ！	ヨシ！
指さし呼称	輸液架台の位置　患者の横　ヨシ！！
実施後の評価	

L：重点実施項目の「輸液架台が患者の横にくるように、看護師が位置を調節する」に対するチーム行動目標を設定しましょう。
D：「歩行の介助をするときは、輸液架台の位置が患者の横にくるように、調節しよう」がよいと思います。
メンバー全員：（深くうなずき納得）
L：それではチーム全員で取り組む「行動目標」が設定されました。まず私が声に出して発表しますので、みなさん続いて指さし唱和をお願いします。
「チーム行動目標！　歩行の介助をするときは、輸液架台の位置が患者の横にくるように、調節しよう。ヨシ！」
メンバー全員：「歩行の介助をするときは、輸液架台の位置が患者の横にくるように、調節しよう。ヨシ！」

　以上が、KYTの第1〜第4ラウンドの実践例です。
　対策の実施後は、設定した目標が達成されたかどうかの評価を行います。達成しなかった場合には、どこに問題があったのかを検討し、さらに修正を行います。

5 リーダーの役割

　KYTがスムーズに展開していけるかどうかは、リーダーの裁量にかかっています。まずは、チーム全員で安全を守り、つくっていくのだという連帯感を育んでいきましょう。リーダーの役割について、再度確認しておきたいと思います。
①初めてKYTを行う場合は、チームメンバーに対しKYT活動の目的を、わかりやすく説明しておきます
②全体・各ラウンドの時間配分をあらかじめ説明し、時間内に終わらせるよう調整していきます（短時間で話し合う必要性を再認識させる）
③全員がKYTに参加し発言できるよう、発言していない人には、指名して発言を促します
④「批判されることなく何でも話してよいのだ」という雰囲気を率先してつくります（ドンドン

発言）
⑤実施の可能性や互いの意見をめぐって論議になりそうな場合、リーダーはここが討議の場でないことを伝え、流れを停留させないよう注意を促します
⑥抽象的・曖昧な表現については、全員が理解できるよう、わかりやすく具体的な表現になるよう促します

6 KYTの継続に向けて

現在、筆者らは依頼された病院と協働体制で、KYT活動のフォローアップや助言を行っています。そのなかで課題になったのが、KYTの実践に対する評価でした。

いくら、第1～第4ラウンドまでのプロセスを習得し、行動目標まで設定しても、結果の評価がないと、そのまま終わってしまいます。

実施した結果、目標に到達したのか、あるいは到達しなかったのか、もし到達しなかった場合、その原因はどこにあるかについて、探究していくことが重要になります。

これらのプロセスは、事業活動をはじめ看護過程にも応用されているPDCA〔Plan（計画）→ Do（実行）→ Check（評価）→ Act（改善）〕サイクル（図3）です。この4段階を繰り返すことにより、継続的な改善を目指そうとするものです。実行したことの評価は、必ず次への改善につながっていきます。このサイクルをチーム内に根づかせていきましょう。

7 インシデント活用KYT

ここまで、KYT基礎4ラウンド法に関する内容を紹介してきました。最後に応用編としてのイ

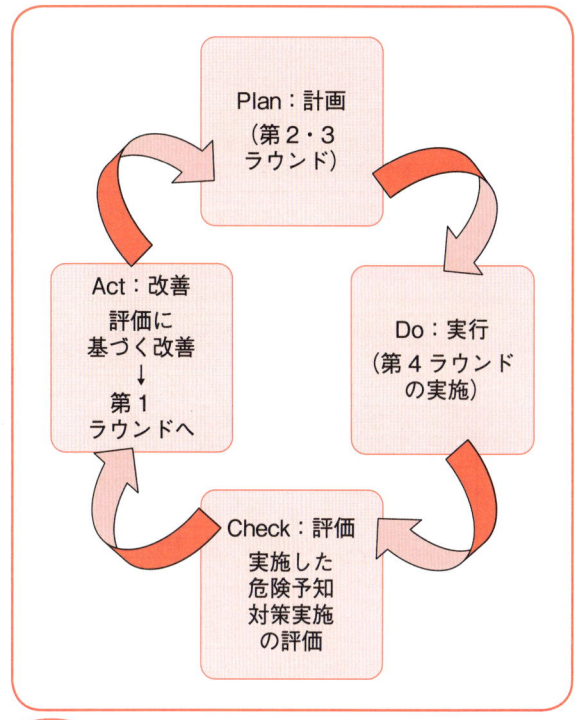

図3 KYTにおけるPDCA

ンシデント活用KYTを紹介しておきたいと思います。

現在、医療事故防止のために、ヒヤリ・ハットした出来事を報告するインシデントレポート収集が、積極的に行われるようになっています。このインシデントレポートをKYTに活用したものが、インシデント活用KYT（**表4**）です。これまでのKYT基礎4ラウンド法との違いは、特に第1・第2ラウンドにあります。

KYT基礎4ラウンド法の第1・第2ラウンドは、提示されたイラストからの危険予測と絞り込みであったのに対し、インシデント活用KYTではインシデントレポートを活用しながらどんな問題があったのかを出し合うことになります。

まず第1ラウンドでは、インシデント発生に関連があると思われる問題を出し合います。続く第2ラウンドでは、第1ラウンドであげた問題のポイントの背景を出し合っていきます。

これらのステップを踏むことによって、インシ

Ⅱ KYT（危険予知トレーニング）とは

表4 インシデント活用KYT（例）

インシデントレポート（例）

例：待合室で「山本さん」（患者）とよんだら、同姓で別の患者さんが診察室に入ってしまった。診察の途中で、違う患者であることが判明した。いつもは年齢も併せて確認していたが、混み合っていたので年齢まで確認しなかった。電子カルテのなかに＜同姓＞の警告が出るようになっているが確認を怠り、呼び出し後立った患者が、本人だと思った。

第1ラウンド	〈どんな問題があるか〉インシデント発生に関連のあると思われる問題を、その状況を思い浮かべて出し合う〈推測を含む〉
第2ラウンド	〈これが問題のポイント〉2R-1・重要項目のNoに○印→特に重要と思われる"問題のポイント"に◎印・アンダーライン

- ◎1. 待合室で、名字だけでの呼び出しをした
- 2. いつもは年齢まで確認していたが、混み合っていたので年齢まで確認しなかった
- 3. 電子カルテに同姓の警告が出るようになっているが、確認を怠った
- ○4. 呼び出し後立った患者が、本人だと思った
- ○5. そのまま、患者が診察室に入ってしまった

2R-2 "問題のポイント"の背景を出し合う	問題のポイントの背景	1. "同姓者が多くいるはずがない"という思いこみあり
		2. 待合室は混み合っており多忙な状況、焦りがあった
		3. 体調が悪かった、ぼんやりしていた（電子カルテの確認を怠る）
		4. 呼び出し後、立った人が本人だと思い込む
		5.
		6.

第3ラウンド	〈あなたならどうする〉"問題のポイント"◎印項目を解決するための"具体的・前向き・実行可能"な"対策"のアイディアを出し合う
第4ラウンド	〈私たちはこうする〉"重要実施項目"を絞り込み※印・アンダーライン。さらにそれを実践するための"チーム行動目標"を設定する

◎印 No.	※印	具体策	実施後の評価（○、△、×）	次回に向けて修正およびコメント
1	※	常に"同姓者はいる"と思って、患者をフルネームで呼ぶ	○	・KYT実施以降、同じようなインシデントはなく、フルネームの呼び出しを心がけている。 ・ただ、忙しいと電子カルテの確認を怠りそうになる。意識して確認したい。 ・よくある名字については、入室時にもフルネームで確認するようになった。 ・現在、役割交替までは必要ない。
2		多忙な状況であっても焦らず、呼び出す前に確認する	△	
3		呼び出しの前に、電子カルテの警告がないかどうか確認する	△	
4		入室前に、フルネームを確認する	△	
5		体調が悪ければ、他者と役割交替してもらう	×	
6				
チーム行動目標		患者の呼び出し時には、"同姓者はいる"と思って	目標到達	
		フルネームで呼ぼう！！	5/12	
指さし呼称		患者の呼び出しはフルネームで　確認ヨシ！！		

デント発生の状況を詳細に振り返ること、インシデントの発生要因がどこにあったのかを探究することが可能となります。これらのインシデント発生原因をチーム全体で出し合い共有することによって、誰もが陥りやすい状況の原因を知ることになります。そして同じようなインシデントやアクシデントを繰り返さないための対策を考えることが、事故予防につながります。

身近で実際に起こった事例の活用という点で利便性が高く、臨床の事故予防に優れた手法と思われます。

注）この第Ⅱ章で使用した図表などは、『危険予知訓練』（中央労働災害防止協会編）を参考にして作成したものである。

【文　献】

1) 中央労働災害防止協会編：危険知訓練, 中央労働災害防止協会, 2003, p.30-63.

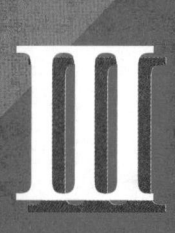

さあ、始めよう！KYT Ⅲ

本書KYTの進め方

　本章からは準備したイラストやKYTシートを使い、みなさん自身でKYTを実践してもらいたいと思います。本書の使い方を、一覧表にしました（表1）。横軸はこの章の頁順に名称と使用方法、縦軸はメンバー（特に新人）とリーダー（指導者）に分けた構成となっています。本書の使い方を、この一覧表に沿って説明していきましょう。

　各場面は横軸に沿って、①イラスト、②手順からみるリスク表、③Lesson、④KYTシートの記入例の4部構成となっています。

表1 本書KYTの進め方

対象	名称	1 イラスト（場面提示）	2 手順からみるリスク表	3 Lesson	4 KYTシート
新人看護師（卒後教育）	メンバー（特に新人）	*イラストKYTとして活用 ①まず、イラストを眺めよう ②どんな危険が潜んでいるか、患者・看護師の立場に立って考えてみよう！ ↓ 危険への感受性を高める	*各段階の危険予測シートとして ①実施に至る各段階を思い浮かべてみよう ②各段階の実施手順を想起し、どんな危険があるかを考えてみよう *セルフモニタリング訓練	・イラストから浮かぶ危険に関して、指導者の意見や指導内容を読みながら学ぶ ↓ 知識の整理	※実際にKYT用シート用いて、「KYT基礎4ラウンド法」を学んでみましょう
新人看護師（卒後教育）	リーダー指導者	※1.と2.では自由に意見交換をし、様々な危険を抽出することが大事です		*メンバー・新人看護師などへの指導参考例として、活用できます *Point ①新人看護師への指導方法 ②気づかせ方	
看護学生（卒前教育）	看護学生	①イラストを眺めよう ②どんな危険が潜んでいるか、患者・看護者の立場に立って考えてみよう！	①実施に至る各段階を思い浮かべてみよう ②各段階の実施手順を想起し、どんな危険があるかを考えてみよう *セルフモニタリング訓練	・イラストから浮かぶ危険に関して、指導者の意見や指導内容を読みながら学ぶ ↓ 知識の整理	※実際にKYT用シート用いて、「KYT基礎4ラウンド法」を学んでみましょう
看護学生（卒前教育）	教員（指導者）	①グループワークの時間を設けます ②潜む危険性について、活発な意見交換ができるよう、促します（ファシリテーター）	【活用事例】 ・看護技術に関する講義の一部として ・臨床実習中のケア実施前の準備・確認として	*学生への指導ポイントとして、活用できます	

1 卒後教育

1）メンバー（特に新人）に向けて
（1）イラスト
　看護師が臨床でよく遭遇する看護技術の場面を取り上げました。
- 危険要因とその要因から引き起こされる現象を1人もしくはメンバー全員で想定してみましょう。
- 前章でも取り上げたKYTの目的の①感受性を鋭くすることにつながる重要なトレーニングです。
- イラストを眺め、どんな危険が潜んでいるか、イラストに登場する患者や看護師の立場に立って考えてみましょう。

（2）手順からみるリスク表（危険箇所を抽出する簡略表）
- 看護技術を実施する際、準備から終了までの各段階において、多くの危険要因が潜んでいます。
- イラストシートに取り上げられた一場面だけでなく、このシートを活用することにより、事前に全場面の危険性を想定していくことを目指そうとするものです。
- 特に新人看護師にとっては、技術項目に関する知識の整理や復習の場ともなります。
- さらにこれらの事前学習は、セルフモニタリング力の向上にもつながります。

（3）Lesson（新人看護師と指導看護師との会話）
- 新人看護師と指導看護師との会話では、どこに危険が潜んでいるか、危険のポイントおよび具体的な医療安全対策まで、会話文で解き明かしていくストーリーを準備しました。
- 読み進めていくなかで、各項目に関する危険要因について、自然に学習できるようになっています。

（4）KYTシートの記入例
- KYT基礎4ラウンド法によるKYTシートの記入例です。
- （1）でのイラストをもとに、KYT基礎4ラウンド法で実施した一例として紹介しました。
- ただ、考え方や書き方の一例として提示したので、決して完璧な内容にはなっていません。

　みなさんの様々な視点で、潜む危険要因や対策についてさらに検討していただけることを、願っております。

2）リーダー（指導者）に向けて
　特に（3）Lessonの新人看護師と指導看護師との会話では、全体まで視点が行き届かない新人看護師に対して、ポイントを押さえながら指導していく指導者のあり方を具体例のなかで紹介しています。新人看護師の指導や気づかせ方の参考例にもなると思います。

2 卒前教育

1）看護学生に向けて
　KYTの進め方は、前記1-1）と同様ですが、（2）手順からみるリスク表は、技術項目に関する知識の整理や各段階の危険性確認表として活用できます。また、臨床実習におけるケア前に各実施場面を想定することによって、自分自身をモニターしたり、コントロールできるセルフモニタリング力の向上を図ることができます。

2）教員（指導者）に向けて
　（1）イラストに関しては、個人およびグループワークの時間を使って、危険因子を挙げさせます。特にグループ討議が、互いの学びを深めます。（2）手順がみられるリスク表を使用することにより、ケアに伴う留意点の確認ができます。また学生の実習前準備の確認およびセルフモニタリング力の育成にもつながっていくでしょう。

Ⅲ　さあ、始めよう！KYT

1　シーツ交換

安全にシーツ交換を行うには、どのようなことに注意すべきでしょうか？
この場面に潜む危険を巻末の KYT シートに記入してみよう！

場面　Aさん（70歳代、男性）にはベッド上安静の指示が出ていて輸液中です。Aさんのシーツ交換を行っています。

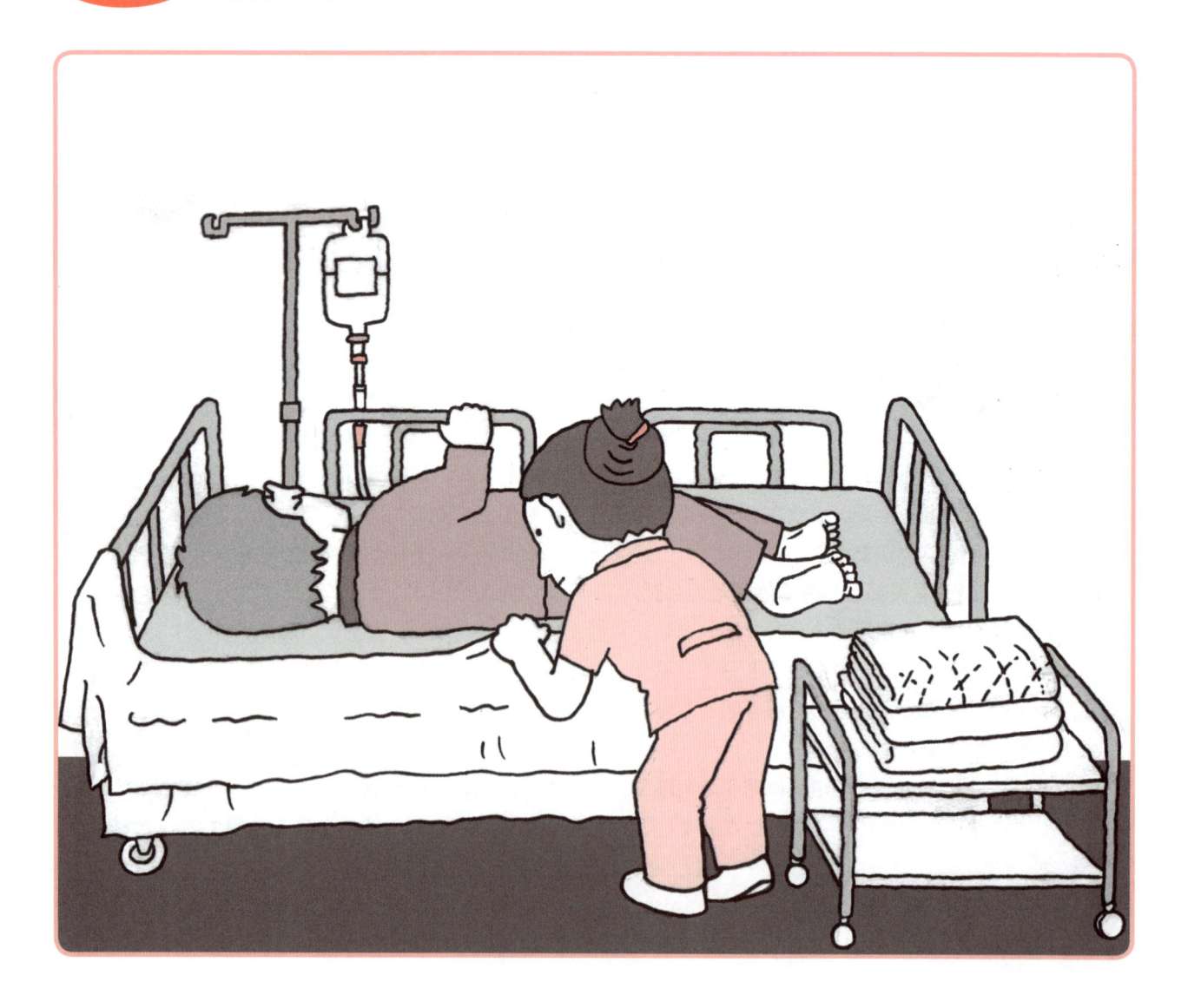

◆ 手順からみるリスク

シーツ交換のステップと手順から、考えられるリスクを具体的に書いてみよう！

ステップ	手　順	起こりうるリスク
❶ 必要物品の準備	1. リネンの準備 　（シーツ、包布、枕カバーなど）	
	2. 環境整備 　（換気、作業空間の確保、室温の調整など）	
❷ 患者の準備	1. 全身状態の確認 　（バイタルサイン）	
	2. 患者に目的と方法を説明	
❸ シーツ交換の実施	1. 敷きシーツの交換 　① 使用中のシーツをベッドの端からはずし、取り除く 　② 未使用のシーツを敷く 　③ 体位変換をしながら、未使用のシーツに交換 　④ 輸液ルートの確認 　　（接続はずれ、からだの下敷きなど）	
	2. 包布の交換	
	3. 枕カバーの交換	
❹ 片づけ	1. シーツ交換後のベッドの確認 　（しわ、たるみ、など）	
	2. 患者の全身状態の確認	
	3. 環境整備 　（ナースコール、患者の物品などの位置、シーツの片づけ）	

危険予知！スキルアップのための Lesson

🧑‍⚕️ シーツ交換の場面です。シーツ交換は環境整備の1つですね。環境整備は日々行われるものですが、患者さんのプライベートな空間での実施となります。それだけでも物品の取り扱いなどは注意が必要ですね。しかも、輸液実施中であり、シーツ交換の手順以外にも注意することがありそうです。特に危険と考えられるのはどこでしょう。

👨 シーツ交換の実施場面ではないでしょうか。シーツ交換をする際に、使用後のシーツを急いで丸めてしまったあとに、「患者さんの持ち物がなくなった」ということがないようにしないといけないと思います。

🧑‍⚕️ そうですね。患者さんの持ち物と混同しないように注意が必要です。実施時間は短時間で患者さんへの負担を少なくすること、そして、清潔で心地よいベッド環境にすることが重要ですね。それでは、どのような手順で行うとよいと思いますか？

👨 まずは使用する順に必要物品を準備すること、人員を確保すること、時間の余裕をもって実施することだと思います。

🧑‍⚕️ そのとおりです。手順どおりに行うことは煩わしいと思うこともありますが、この手順には根拠があるのです。作業のしやすい空間の確保、余裕をもって行えるような時間配分、人員配置も必要なことですね。

👨 十分な空間を確保して時間的な余裕のあるときに、ほかの看護師と一緒にシーツ交換ができたら問題ないです。

🧑‍⚕️ そうですか？　患者さんのプライベートな空間で、患者さんの私物を扱っているという認識をしながら実施することが重要ですよ。具体的には、ランドリーボックスに入れるときに、患者さんのバスタオルや大切にしている物が紛失する可能性を意識する必要がありますね。特に、枕の下は要注意ですよ。

👨 はい。大切な物（お守りや写真や手紙など）が枕の下にある場合があるので、シーツ交換をする看護師と、2人で指さし確認をするようにしています。

🧑‍⚕️ そうすれば、見落としを防げますね。患者さんへの協力依頼はどのようにしていますか？

👨 患者さんには、実施前に目的と方法などの説明を行っています。その際には、枕の下に貴重品がないかを確認しています。

🧑‍⚕️ それはいいことですね。リスクを減らすために患者さんにも一緒に協力してもらいましょう。また、このように輸液施行中の患者さんのシーツ交換をするときは、輸液ルートが絡まったり、抜けたりすることが気になるのですが、その辺はどう考えていますか？

👨 輸液ルートや酸素のチューブ、尿道留置カテーテルなどが挿入されている患者さんでは、作業に集中していると輸液ルートやチューブ・カテーテル類が見えにくく、また体位が変わることによって長さが足りなくなるなどのトラブルが発生しやすくなります。これも、2人の看護師でお互いに声をかけながら注意を促して行うとよいと思います。

🧑‍⚕️ 確かにそうですね。自分では注意したつもり、確認したつもりになりがちですからね。ほかには、実施後の環境整備が重要だと思いますが、どうですか？

👨 患者さんの手元に必要な物があること、シーツ交換前と同じように整っていることが重要です。ナースコールや吸呑み、テレビのリモコンなど、患者さんに確認して退室しないといけないですよね。

🧑‍⚕️ そのとおりですね。ほかにも看護師のボディメカニクスや患者さんへの声かけなど、まだまだ気になることが発見できると思うので、様々な場面の手順からリスクを抽出してみたらよいですね。

シーツ交換

「シーツ交換」のイラスト場面から、潜む危険について KYT 基礎 4 ラウンド法を用いて考えてみよう！

KYTシート（例）

実施	年　月　日	チーム名： リーダー：　　　　　　　書記： メンバー：		

第1ラウンド	どのような危険が潜んでいるか（思いつくまま、危険要因をあげてみよう）
第2ラウンド	これが危険のポイントだ（危険発生確率と深刻さ：重要危険要因＝○、特に危険＝◎）

番号	要　因（～なので）	行　動（～して）	現　象（～になる）
1 ○	チューブやカテーテル類が挿入されている患者でも、いつも看護師1人でシーツ交換をしていたので	安全にシーツ交換をしようとするあまり、予定した以上に時間がかかり	患者の体調が悪化する
2 ◎	次の仕事もあり、急いでシーツ交換をしていて確認を怠ったので	シーツと一緒に患者のバスタオルを丸めてしまい	患者のバスタオルが紛失する
3 ○	ベッド昇降機コントローラーが看護師の作業側になかったので	ベッドの高さを調整せずにシーツ交換をして	看護師の腰に負担がかかり腰痛が出現する
4			

第3ラウンド	あなたならどうする（危険要因◎を解決するために、具体策を考えよう）
第4ラウンド	私たちはこうする（最も重要な実施項目※を絞り込み、それを実践するための"チーム行動目標"を設定）

◎ No.	※印	具　体　策
2	※	使用後のシーツなどをランドリーボックスに入れるときは、看護師2名で1枚ずつ指さし確認を行う
		シーツ交換は1人で実施せず、ほかの看護師と一緒に行う
		時間的余裕のないときにはシーツ交換は行わない
		患者への説明時に、私物の確認を行う

チーム行動目標	
～するときは	シーツ交換時、使用後のシーツをランドリーボックスに入れるときは
～して	看護師2名でシーツを1枚ずつ指さしして、手で触れて
～しよう	入れよう
ヨシ！	ヨシ！
指さし呼称	シーツ交換時、看護師2名で指さし確認、1枚ずつ触ろう、ヨシ！
実施後の評価	

Ⅲ さあ、始めよう！KYT

2 寝衣交換

安全に寝衣交換するには、どのようなことに注意すべきでしょうか？
この場面に潜む危険を巻末の KYT シートに記入してみよう！

場面 輸液施行中であり、ベッド上安静の続いている A さん（70 歳代、男性）の寝衣交換を行っています。

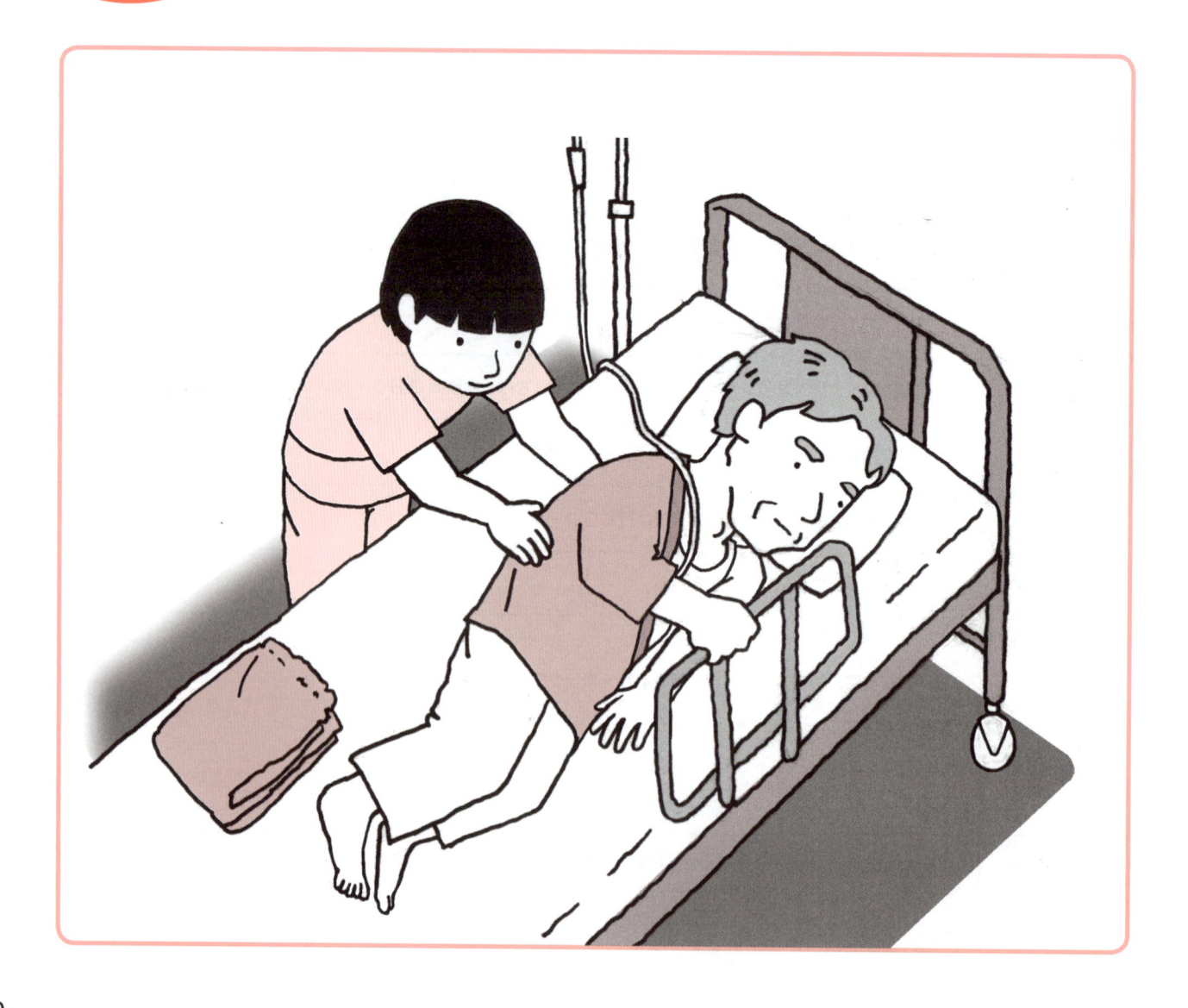

◆ 手順からみるリスク

寝衣交換のステップと手順から、考えられるリスクを具体的に書いてみよう！

ステップ	手　順	起こりうるリスク
❶ 必要物品の準備	1. 必要物品の準備 　（寝衣、綿毛布など）	
	2. 環境整備 　（室温、作業空間の確保）	
	3. 人員の確保	
❷ 患者の準備	1. 全身状態の確認 　（バイタルサイン）	
	2. 患者に目的と方法を説明	
❸ 寝衣交換の実施	1. 使用後の寝衣を脱ぐ 　（片麻痺のある場合は健側から脱ぐ）	
	2. 未使用の寝衣を着る 　（片麻痺のある場合は患側から着る）	
	3. 交換後の寝衣を整える 　① しわを伸ばす 　② 着心地の確認をする	
	4. 患者の全身状態を確認 　（バイタルサイン）	
❹ 片づけ	1. 環境整備 　（原状復帰、患者に洗濯物の依頼）	

危険予知！スキルアップのための Lesson

👩‍🦰 輸液施行中の患者さんに対して、ベッド上で寝衣交換を行う場面です。特に注意が必要だと考えられるのはどこでしょう。

👨 寝衣交換の実施場面じゃないでしょうか。

👩‍🦰 輸液施行中の患者さんについて寝衣交換が必要な場合、具体的にはどういったことに注意が必要になるでしょうか？

👨 まずは、患者さんに実施されている輸液が、寝衣交換の際にも正しく安全に管理されることが重要です。寝衣交換の際に、輸液ボトルや輸液ルートが絡まったり、輸液ボトルと輸液ルートの接続がはずれるなどのリスクがあるように思います。

👩‍🦰 そのとおりですね。なぜ、そのようなことが起こるのでしょうか？

👨 輸液ボトルを寝衣の袖に通す際に無理な力が加わって接続が緩むとか、十分なゆとりが袖口にないために、ボトルが引っかかるということが考えられます。時間のないときに急いで実施していると、このようなリスクが生じるのではないかと思います。

👩‍🦰 そのとおりです。実施の際には時間に余裕をもって行うことや、全体の状況をよく観察し、危険性を予知しておくことが重要なことがわかりますね。さらに、輸液の固定方法としては、粘着力のあるテープで固定されていることが多いと思いますが、それでも固定テープが剥がれてしまうことがありませんか？

👨 そうですね。そういうこともあるかもしれません。状況によっては、固定テープの粘着力が落ちている場合もあります。たとえば、何日も固定テープを貼り替えていない場合や、手浴や清拭などを行ったあとなどは、固定が甘くなっていると思います。その状態で引っかけてしまうと、接続が緩んだりはずれたりするだけでなく、刺入部でのルートの抜去にもつながると思います。

👩‍🦰 一般的に末梢の輸液管理についてはCDCガイドラインに従って管理することが多いと思います。何か工夫が必要ですよね。

👨 はい。当然、手浴や清拭などの実施時には固定テープの貼り替えを行うことが必要だと思います。

👩‍🦰 貼り替えを行っておくと、安心して手を動かすことができますね。また、輸液ルートの接続については、寝衣交換時に再度接続部に緩みがないか確認し、締め直すことも必要ですね。次に寝衣交換についての注意点はどうでしょうか。患者さんの体位を1人で保持しながら実施する場合と、看護師が2人で実施する場合とでは、注意することも異なるのではありませんか？

👨 はい。看護師2人で実施したほうが、安全に安楽に手早く実施することができます。特に、今回のようにベッド上安静が続いている患者さんの場合は、体力、筋力ともに低下していることが予想されます。そのため、長時間の体位の保持は困難かもしれません。そのためには、事前に人員の確保を行う必要があります。患者さんの病態や全身状態にもよりますが、看護師1人で寝衣交換を行うことは、患者さんに我慢してもらい、迷惑をかけることにもなりかねません。

👩‍🦰 そのとおりです。状況をみて、人員確保を行いましょう。次に、寝衣交換後は、しわがないか着心地はよいかを確認しますね。安静臥床中の患者さんの場合、特に寝衣のしわやからだの下に何か物品（今回の場合は、輸液ルートなど）が入っていないかなどを確認しますね。その際に環境整備を行い、患者さんの手元にナースコールや必要な物品が準備できていることを確認しましょう。また、交換した寝衣は、患者さんにわかるように説明して洗濯を依頼します。ほかにもまだまだ気になることが発見できると思うので、様々な場面の手順からリスクを抽出してみたらよいですね。

寝衣交換

「寝衣交換」のイラスト場面から、潜む危険について KYT 基礎 4 ラウンド法を用いて考えてみよう！

ＫＹＴシート（例）

実施	年　月　日	チーム名： リーダー：　　　　　　書記： メンバー：

第1ラウンド	どのような危険が潜んでいるか（思いつくまま、危険要因をあげてみよう）
第2ラウンド	これが危険のポイントだ（危険発生確率と深刻さ：重要危険要因＝○、特に危険＝◎）

番号	要　因（～なので）	行　動（～して）	現　象（～になる）
1 ◎	輸液の固定直しを行っておらず、看護師の患者に対する説明も不十分だったので	患者が、勢いよく輸液の入っている腕を袖に通して	輸液のルートが寝衣にひっかかり抜去される
2 ○	寝衣の袖口に十分にゆとりがないのに	腕を袖に無理に通そうとして	肩が亜脱臼する
3 ○	寝衣の袖口に十分にゆとりがないのに	輸液びんを袖に無理に通そうとして	患者の寝衣を破ってしまう
4			

第3ラウンド	あなたならどうする（危険要因◎を解決するために、具体策を考えよう）
第4ラウンド	私たちはこうする（最も重要な実施項目※を絞り込み、それを実践するための"チーム行動目標"を設定）

◎ No.	※印	具　体　策
1	※	寝衣交換をするときは、輸液の固定直しを済ませてから行う
		輸液患者の寝衣交換時は、輸液ルートの接続の再度締め直しを行う
		袖を通すときは輸液ルートに注意し、ゆっくり通すよう説明する

チーム行動目標	
～するときは	輸液中の患者の寝衣交換をするときは
～して	輸液の固定を確認して
～しよう	輸液ルートの接続と固定直しをしよう
ヨシ！	ヨシ！
指さし呼称	輸液患者の寝衣交換時、固定法、接続、やり直し、ヨシ！
実施後の評価	

Ⅲ さあ、始めよう！KYT

3 食事介助

**安全に食事介助を行うには、どのようなことに注意すべきでしょうか？
この場面に潜む危険を巻末のKYTシートに記入してみよう！**

場 面 Aさん（70歳代、男性）は、これから食事をするところです。朝は、検査のため食事ができなかったので、昼食を楽しみにしていました。

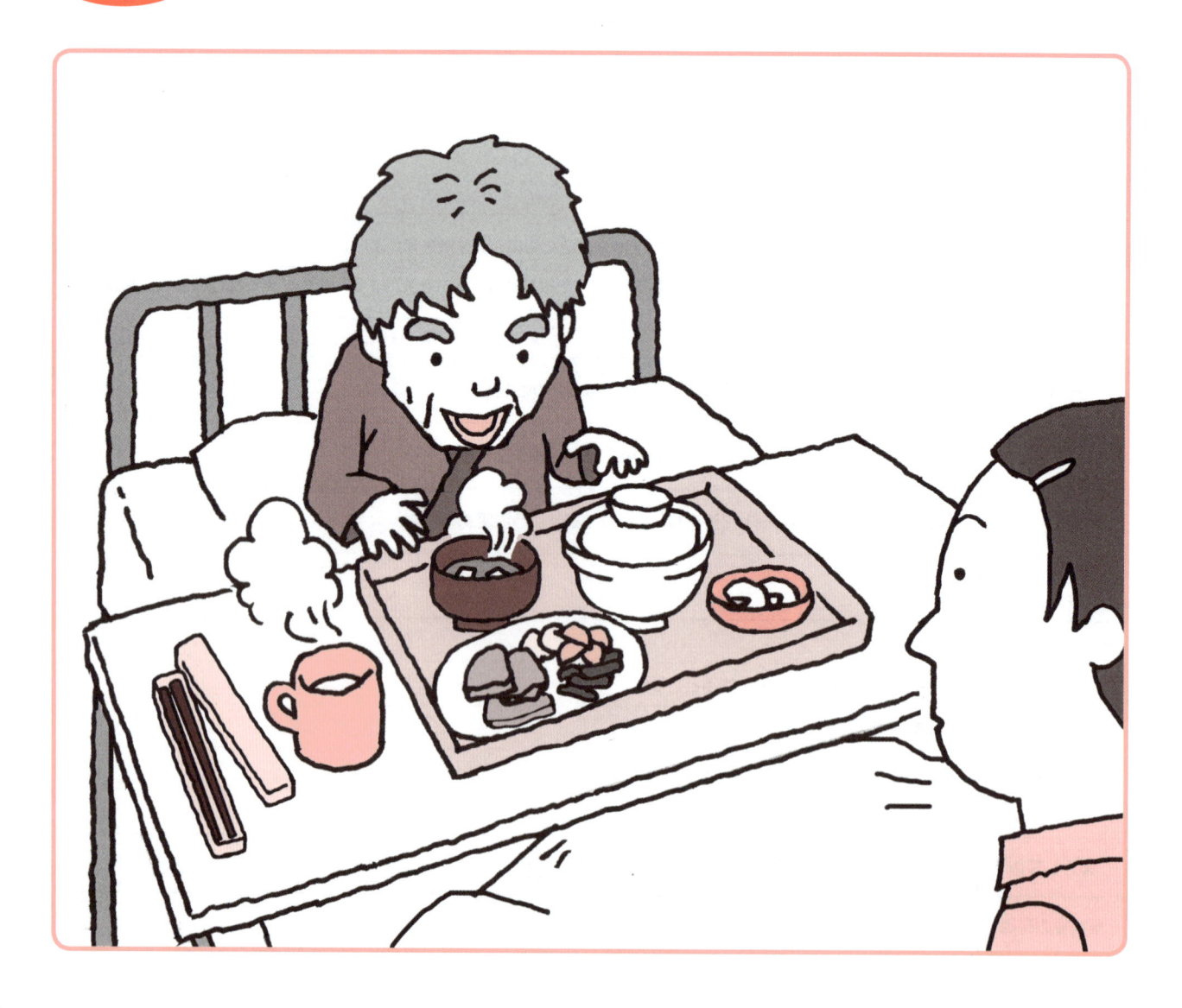

◆ 手順からみるリスク

食事介助のステップと手順から、考えられるリスクを具体的に書いてみよう！

ステップ	手　順	起こりうるリスク
❶ 食事の準備	1. 食事摂取許可の確認	
	2. 食事箋と食事内容の確認	
	3. 食事内容と患者の照合	
❷ 患者の準備	1. 体位の確認とその準備	
	2. 食事に必要な箸や義歯などの準備	
	3. 誤嚥予防のための基礎訓練（口腔周囲筋群の運動など）	
❸ 食事中	1. 患者の咀嚼や嚥下の状態確認	
	2. 食欲の確認	
	3. 腹部症状の確認	
❹ 食事の終了	1. 食事摂取状況の確認	
	2. 食事摂取に要した時間の確認	
	3. 下膳の確認	

危険予知！スキルアップのための Lesson

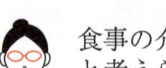

- 食事の介助を行う場面です。特に危険だと考えられるのはどこでしょう。

- 食事摂取の場面じゃないでしょうか。

- そうですね。特にどのようなことに注意が必要だと考えていますか？

- 誤嚥だと思います。

- 確かに、誤嚥は命に直結する危険なことですね。今回の場合、誤嚥を起こさないように、どのような手順で食事介助をすすめていくのがよいと考えますか？

- まずは、食事が患者さんの摂取可能な食事形態になっているのかを確認します。それには、患者さんの嚥下機能の状態を把握しておくことが必要になってきます。

- そうですね。嚥下機能に問題がある患者さんの場合、その状態や訓練の程度なども把握しておくとよいですね。誤嚥予防の基礎訓練として、口腔周囲筋群の運動訓練、口腔内のアイスマッサージ、発声訓練などを実施しましょう。基礎訓練は、嚥下運動の各期の神経障害に応じて、残存機能を維持したり、刺激を与えて嚥下機能を拡大させるために重要です。それでは、患者さんの嚥下機能に適した食事形態の物を食べていれば誤嚥はしないのかしら？

- いいえ。食事形態が整っていても、食べ方に問題があれば誤嚥すると思います。

- なるほど。食べ方というのは、具体的にはどういったことですか？

- 一気に食べる、一口の量が多い、次々と口に頬張るなどでしょうか。

- 食事形態を整えていても、急いで食事をしてしまう環境になっていることが問題ですね。看護師はどのような手順で、食事介助を行えばよいでしょう。

- 食べ方について、たびたび声をかけることや、今までの訓練の様子を確認しながら、本人に嚥下機能の低下を自覚してもらえるような働きかけが必要だと思います。

- 本人に自覚してもらうことですか。よいですね。自分の状態を適切に把握できると行動も変化してくるでしょうね。では、体位はどうでしょうか。

- ファーラー位か座位で食事摂取ができるように、準備が必要だと思います。ただ、体位だけでなく、首の位置も注意が必要です。後屈位だと誤嚥しやすくなるので、枕を使って後屈位にならないようにしなければいけません。

- そうですね。摂取の方法と体位、そのほかに何か気になることはありませんか？たとえば義歯はどうでしょうか。

- しっかり咀嚼するためには、義歯がある人は義歯を入れて食事をすることも忘れてはいけないことです。

- そうですね。それに誤嚥しやすい人には、適度にとろみをつけることも必要かもしれないですよ。

- 飲み込みやすい食事形態にすること、ゆっくりと咀嚼することを促し、完全な嚥下の過程を確認しながら食事介助をすることが必要ということですね。

- 本当ね。気になる点がたくさんありますね。私は、熱傷も気になるけれど。

- 確かに、熱傷も気になります。たとえば、蓋が開きにくかったり手が滑ったりすることで、熱傷を負う危険性もあります。食器の位置も大切ですね。

- そうですね。食器の位置も、安全を確認したうえで使いやすいように配置する必要がありますね。ほかにもまだまだ気になることが発見できそうですね。様々な場面の作業手順からリスクを抽出してみたらよいですね。

食事介助

「食事介助」のイラスト場面から、潜む危険について KYT 基礎 4 ラウンド法を用いて考えてみよう！

KYTシート（例）

実施	年　月　日	チーム名： リーダー：　　　　　書記： メンバー：

> **第1ラウンド** ▶ どのような危険が潜んでいるか（思いつくまま、危険要因をあげてみよう）
> **第2ラウンド** ▶ これが危険のポイントだ（危険発生確率と深刻さ：重要危険要因＝○、特に危険＝◎）

番号	要　因（～なので）	行　動（～して）	現　象（～になる）
1 ◎	看護師は患者にゆっくり食事をするように説明していなかったので	患者は楽しみにしていた昼食を急いで食べて	誤嚥する
2 ○	看護師は熱いお茶を準備していたが、いつものことだったので特に注意をしなかったら	患者が勢いよくお茶を飲んで	口の中に熱傷を負う
3 ○	看護師はこの患者に対して、いつも箸の準備までしなかったので	患者が遠くにある箸を取ろうとして	手前の椀物がこぼれ、熱傷を負う

> **第3ラウンド** ▶ あなたならどうする（危険要因◎を解決するために、具体策を考えよう）
> **第4ラウンド** ▶ 私たちはこうする（最も重要な実施項目※を絞り込み、それを実践するための"チーム行動目標"を設定）

◎ No.	※印	具　体　策
1	※	一口ずつ嚥下してから次の物に箸をつけるように声をかける
		食事開始時は、看護師が付き添いをする
		急いで食べると誤嚥する危険性があることを伝えておく
		食事に集中できるような環境を整える（テレビを消す、食事中に話しかけないなど）

チーム行動目標	
～するときは	食事介助をするときは
～して	一口ずつ嚥下するように説明して
～しよう	食事開始時には看護師が付き添う
ヨシ！	ヨシ！
指さし呼称	嚥下の説明、看護師付き添い、ヨシ！
実施後の評価	

4 経管栄養

**安全に経管栄養を行うには、どのようなことに注意すべきでしょうか？
この場面に潜む危険を巻末のKYTシートに記入してみよう！**

場面 Aさん（70歳代、男性）は、輸液にて治療中です。これから経鼻経管カテーテルで経腸栄養を行うところです。

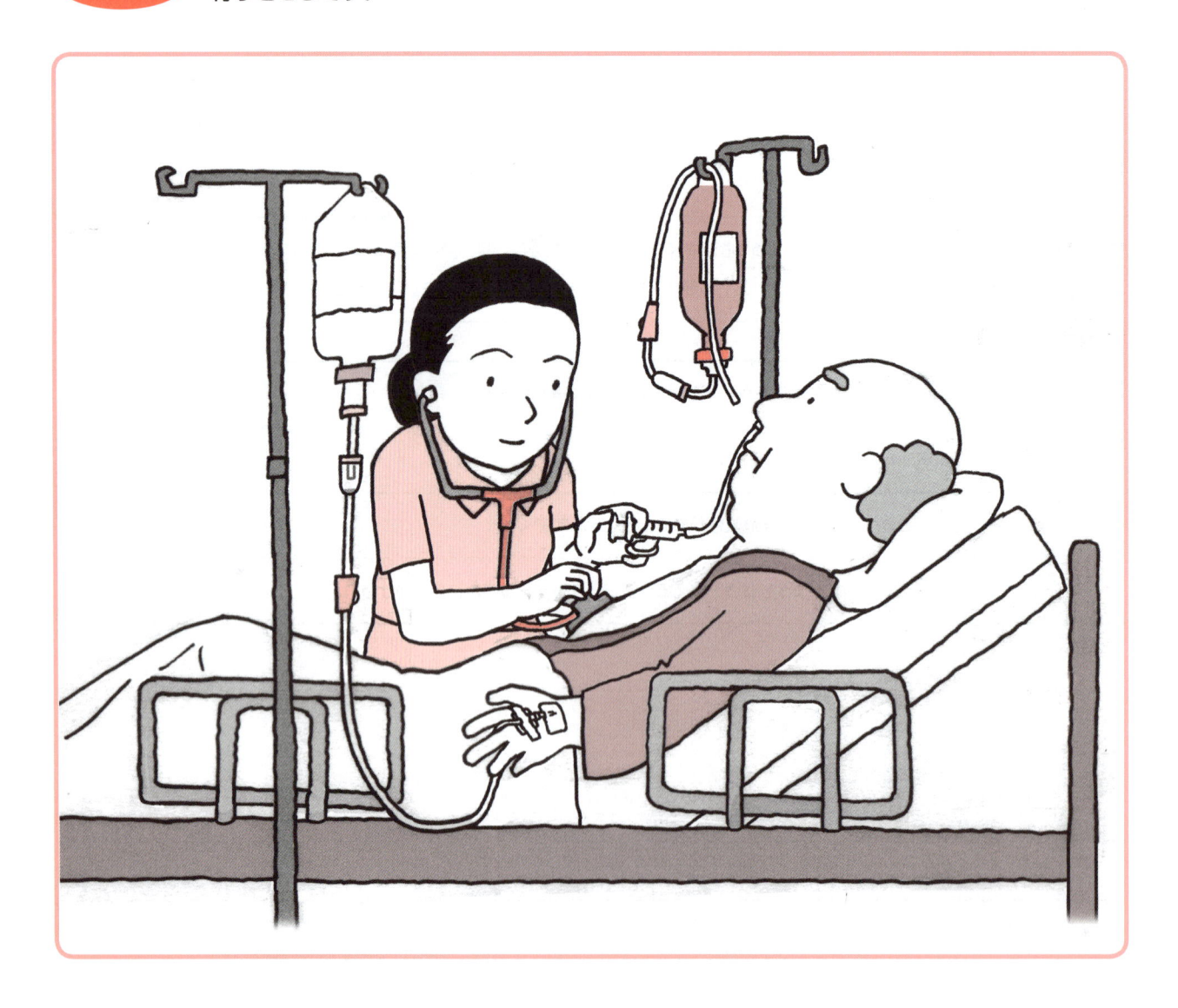

◆ 手順からみるリスク

経管栄養のステップと手順から考えられるリスクを具体的に書いてみよう！

ステップ	手　順	起こりうるリスク
❶ 経管栄養接続の準備	1. 経腸栄養剤の準備 （指示伝票との照合；内容、時間、量など）	
	2. 必要物品の準備 （専用太先チップシリンジ、聴診器、経腸栄養剤用架台、胃液pH試験紙）	
❷ 患者の準備	1. 患者に目的と方法を説明	
	2. 全身状態の観察 （腹部症状）	
	3. 排泄、吸引を済ませておく	
	4. 体位を整える （ファーラー位、座位、右側臥位）	
❸ 経管栄養接続実施	1. 胃管カテーテルの位置の確認 （胃液pHチェック、必要時X線撮影）	
	2. 経腸栄養剤の照合と接続	
	3. 注入開始 （注入速度の確認、腹部症状の観察）	
❹ 片づけ	1. 注入終了後、白湯を通す	
	2. 胃管カテーテルをクランプする	
	3. 腹部症状の観察	

危険予知！スキルアップのための Lesson

👩：胃管カテーテルを用いて経腸栄養剤を注入する場面です。特に注意が必要だと考えられるのはどこでしょう。

👦：経腸栄養剤を接続して注入する場面じゃないでしょうか。

👩：そうですね。経腸栄養剤の接続と注入は、日常的に行われている内容ですが、具体的にはどういったことに注意が必要になりますか？

👦：正しい位置に胃管カテーテルが挿入されていること、そして、胃管カテーテルが確実に固定され、カテーテルの挿入位置が変化しないことが最も重要だと思います。

👩：大切なことに気づけていますね。胃管カテーテルの位置が変わることで最も危険なのは誤嚥です。注入速度は通常60〜400mL/時ですが、初めて注入を開始するときは、20〜30mL/時で行うこともあります。咳反射の弱い人の場合などは異常の出現が遅く、カテーテルの位置が誤った場所に入っていても発見されにくいことも考えられますね。胃管カテーテルの位置を、どのような方法で確実に確認していますか？

👦：最も信用できる確認方法は、胃管カテーテルから内容物を吸引し、その性状をpHチェックすることです。胃の中にカテーテルが入っていると、pHチェックで酸性になります。しかし現実には、この方法より聴診器で胃内に送り込んだ空気音を確認する方法を行うことが多いです。

👩：よいとわかっている方法ではなく、別の方法をとるのはどうしてかしら？

👦：pHチェックの試験紙をベッドサイドに準備できていないことが理由かもしれません。

👩：そうすると、準備ができていればもっと容易にpHチェックができるようになるかもしれないですね。また、胃管カテーテルの挿入の際にはX線撮影をするようになっています。挿入直後にはX線撮影で位置確認がされていても、留置中のX線撮影での位置確認を行うことは少ないと思います。しかし、pHチェックや胃に送り込んだ空気音では不明瞭な場合、躊躇せずX線撮影を行うことが大切ですね。胃管カテーテルの固定方法としては、気になることはありませんか？

👦：胃管カテーテルを固定する場合、鼻翼付近に行うことが多いのですが、結構皮脂によって固定が緩むことがあります。注入前に、胃管カテーテルの固定直しを行うように準備するとよいと思います。医師やほかの看護師と一緒に胃管カテーテルの目盛りをダブルチェックをするとよいでしょう。

👩：そうですね。注入前にはカテーテルの位置や固定を確認しましょう。その手順を抜いてしまうと、注入中にカテーテルの位置が変わって誤嚥することもあるかもしれません。これはかなりていねいに手順を踏む必要がありますね。今回のように輸液中の場合、どのようなことに注意しますか？

👦：以前は、輸液時に使用する注射器と注入時に使用する注射器が同じ形状でした。そのときは、誤って注入用の内服薬や白湯などを輸液に接続しそうになりました。

👩：現在は注射器ではなく、注入専用の太先タイプに形状が変わって、誤って輸液の三方活栓に接続しようとしても入らないようになっていますね。

👦：はい。輸液中の患者さんの場合は、うっかりすることのないように意識したり、輸液架台と栄養剤の架台を、ベッドの同じ側に置かないよう工夫しています。

👩：いい工夫ですね。ほかにもまだまだ気になることが発見できると思うので、様々な場面の手順からリスクを抽出してみたらよいですね。

経管栄養

「経管栄養」のイラスト場面から、潜む危険について KYT 基礎 4 ラウンド法を用いて考えてみよう！

KYTシート（例）

実施	年　月　日	チーム名： リーダー：　　　　　　書記： メンバー：

第1ラウンド どのような危険が潜んでいるか（思いつくまま、危険要因をあげてみよう）
第2ラウンド これが危険のポイントだ（危険発生確率と深刻さ：重要危険要因＝○、特に危険＝◎）

番号	要因（〜なので）	行動（〜して）	現象（〜になる）
1 ○	輸液中の患者だったので	輸液のことを考えながら注入の準備をして	輸液の三方活栓に注入剤を入れそうになる
2 ○	看護師が胃管カテーテルの固定直しを行っていなかったので	患者がからだの向きを変えて	胃管カテーテルが患者のからだの下敷きになり、抜去される
3 ◎	胃管カテーテルの位置を、聴診器に送り込んだ空気音を確認する方法でいつも行っていたので	X線撮影での確認をしないで注入を開始して	経腸栄養剤が肺に入り誤嚥する
4			

第3ラウンド あなたならどうする（危険要因◎を解決するために、具体策を考えよう）
第4ラウンド 私たちはこうする（最も重要な実施項目※を絞り込み、それを実践するための"チーム行動目標"を設定）

◎No.	※印	具体策
3	※	胃管カテーテルの位置確認は、X線撮影で行う
		注入前には、胃管カテーテルの位置を目盛で確認し、医師やほかの看護師と一緒に固定し直す
		注入前には、胃液を採取し、pHチェックを実施する
		注入前には、X線撮影された胃管カテーテルの位置を医師に再度確認してもらう

チーム行動目標	
〜するときは	経腸栄養剤を注入するときは
〜して	胃管カテーテルの位置をX線で撮影し
〜しよう	医師に確認してもらいダブルチェックしよう
ヨシ！	ヨシ！
指さし呼称	経腸栄養剤の注入時は、X線撮影後医師による位置確認、ダブルチェック、ヨシ！
実施後の評価	

Ⅲ さあ、始めよう！KYT

5 トイレでの排泄介助

安全にトイレでの排泄介助を行うには、どのようなことに注意すべきでしょうか？
この場面に潜む危険を巻末の KYT シートに記入してみよう！

場面　Aさん（70歳代、男性）は、ベッド上での臥床状態が続いていましたが、久し振りにトイレで排泄をするところです。

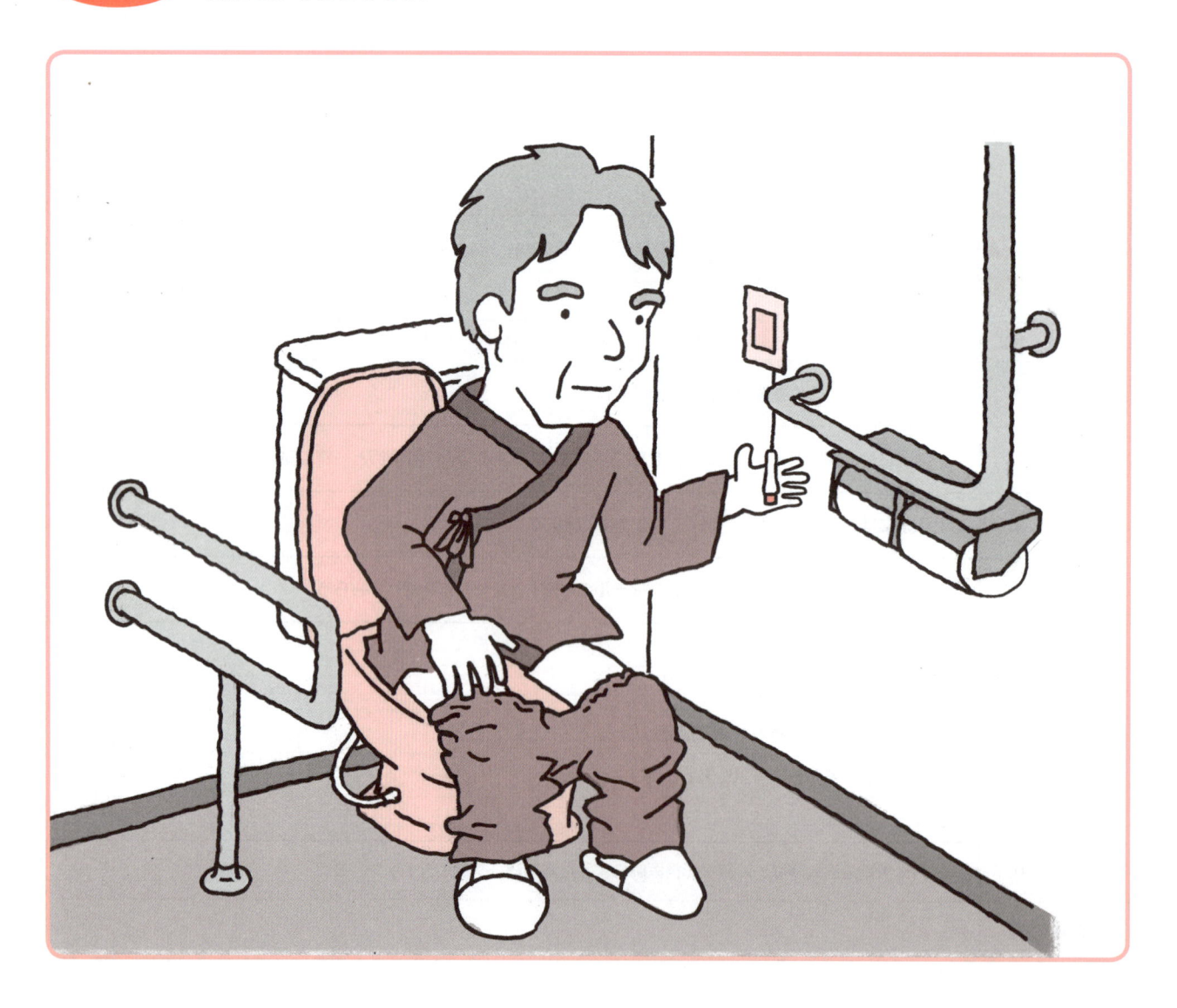

◆ 手順からみるリスク

トイレでの排泄介助のステップと手順から、考えられるリスクを具体的に書いてみよう！

ステップ	手　順	起こりうるリスク
❶ トイレまでの誘導	1. 歩行もしくは車いすなどトイレまでの移動手段の確認	
❷ 患者の準備	1. 全身状態の確認（バイタルサイン）	
	2. トイレでの排泄を行う際の注意事項の説明、シューズの着用	
❸ トイレでの準備	1. 移動の介助（ふらつきの確認）	
	2. 排泄の介助 ① 着衣・トイレットペーパーの準備 ② 看護師の見守りの判断 ③ 安全バーの確認 ④ ナースコールの確認	
❹ 片づけ	1. 移動の介助（着衣、ふらつきの確認）	
	2. 手洗いの介助	

危険予知！スキルアップのための Lesson

－ トイレで排泄介助を行う場面です。特に注意が必要だと考えられるのはどこでしょう。

－ トイレで患者さんが1人になる場面じゃないでしょうか。トイレでの排泄介助のときに、転倒することがあります。

－ そうですね。患者さん1人で体位のバランスが保持できて、安全に排泄が終了できるかを判断する必要がありますね。

－ はい。今回は、ベッド上臥床後で久しぶりにトイレでの排泄を行う場面でした。

－ そうですね。このような患者さんは、筋力低下により立位や座位の保持が困難な場合があります。移動や着衣の介助など、看護師がどのタイミングで外に出て待つかは重要なポイントですよ。もしかしたら、外に出て待つことは不適当かもしれません。患者さんの状態や性格、今までの生活パターンなどを見極める必要がありますね。

－ 便座には安定して座ることができても、立つときにバランスを崩したり、着衣を戻すときにバランスを崩すこともあるということですね。看護師が患者さんのそばに付き添うことについては、かなり判断が難しいです。患者さんの安全とプライバシーの両方を確保することが必要です。

－ そのとおりですね。患者さんとの信頼関係や患者さんの全身状態、ADLなどの状態によるものも大きいと思います。トイレでの排泄時にはどのような対応をとるか、事前に患者さんと話をしておくとよいですね。事前に話をして対応の仕方を共有しておくことや、どこまでなら患者さんだけで行えて、どこからが看護師の介入が必要なのかを明らかにしておくことで、リスクが回避できるかもしれませんね。ほかには、どのような手順の抜け落ちがありそうですか？

－ そうですね。トイレットペーパーを準備していなかったときに、患者さんが無理してトイレットペーパーを巻き取ろうとして転倒することも考えられます。

－ そうですね。トイレットペーパーを準備する、さらにはナースコールを手の届く位置にしておくことも必要ですね。また、看護師が外で待機しているのなら、適宜、声かけをすることも必要かもしれませんね。トイレという場所は、通常時でも危険な場所です。ほかに危険なことはありますか？

－ 私は、排泄がからだへ与える影響も考えてみたいと思います。たとえば、トイレというのは今まで温かくしていた着衣や下着を脱ぎ、冷気にさらされるところです。便秘傾向の患者さんが排便する場合は、努責をかけます。

－ 冷気によって末梢血管などが収縮し、さらに努責をかけることで、心負荷がかかります。循環器疾患や脳血管疾患への注意が必要かもしれませんよ。

－ 基礎疾患のある患者さんには特に注意が必要だと思います。

－ ほかには、検体採取の指示が出ているときも注意が必要ですね。誤ってトイレに流してしまうことのないように説明を行い、患者さんが理解できていないようなら、付き添うことも必要です。

－ そのときの患者さんの状況を判断することが一番難しいですね。なかなか現状把握をして、日常生活動作の評価を患者さんと一緒にすることができていないように思います。

－ 輸液中やモニター装着中の患者さんの場合は、特に輸液の管やモニターのリードなども注意しなければいけませんね。ほかにもまだまだ気になることが発見できると思うので、様々な場面の手順からリスクを抽出してみたらよいですね。

5　トイレでの排泄介助

トイレでの排泄介助

「トイレでの排泄介助」のイラスト場面から、潜む危険についてKYT基礎4ラウンド法を用いて考えてみよう！

KYTシート（例）

実施	年　月　日	チーム名： リーダー：　　　　　書記： メンバー：

第1ラウンド → どのような危険が潜んでいるか（思いつくまま、危険要因をあげてみよう）

第2ラウンド → これが危険のポイントだ（危険発生確率と深刻さ：重要危険要因＝○、特に危険＝◎）

番号	要　因（〜なので）	行　動（〜して）	現　象（〜になる）
1 ◎	トイレットペーパーに手が届くと思ったので、そのまま退室して	患者がトイレットペーパーを巻き取ろうとして	便座から転落する
2 ○	排泄後にナースコールを押すように説明していたので、外で待っていたら	患者が自分で着衣を整えようとして立ちあがり	転倒する
3 ○	患者のポケットに無線型モニターを入れ、落下することはないだろうと思い外で待っていたら	患者が自分でズボンを下ろして	モニターが便器内に落下し、破損する
4			

第3ラウンド → あなたならどうする（危険要因◎を解決するために、具体策を考えよう）

第4ラウンド → 私たちはこうする（最も重要な実施項目※を絞り込み、それを実践するための"チーム行動目標"を設定）

◎No.	※印	具　体　策
1		トイレットペーパーをあらかじめ巻き取り、準備しておく
		手すりを便器の両サイドに付けてナースコールを手の届く位置にしておく
	※	立位や座位での体位保持がどの程度できるか看護師2人で確認する
		自分で立位をとらないよう説明し、適宜声かけをする

チーム行動目標	
〜するときは	トイレで排泄介助をするときは
〜して	立位や座位での体位保持を見て
〜しよう	看護師2人で評価しよう
ヨシ！	ヨシ！
指さし呼称	トイレで排泄介助時、立位や座位の保持評価、看護師2名で実施、ヨシ！
実施後の評価	

6 ベッド上排泄（便器使用）の援助

安全にベッド上で便器を使用するには、どのようなことに注意すべきでしょうか？
この場面に潜む危険を巻末のKYTシートに記入してみよう！

場面 Aさん（70歳代、男性）は、ベッド上安静の指示が出ています。ベッド上で、便器を使用して排泄援助を行うことになりました。

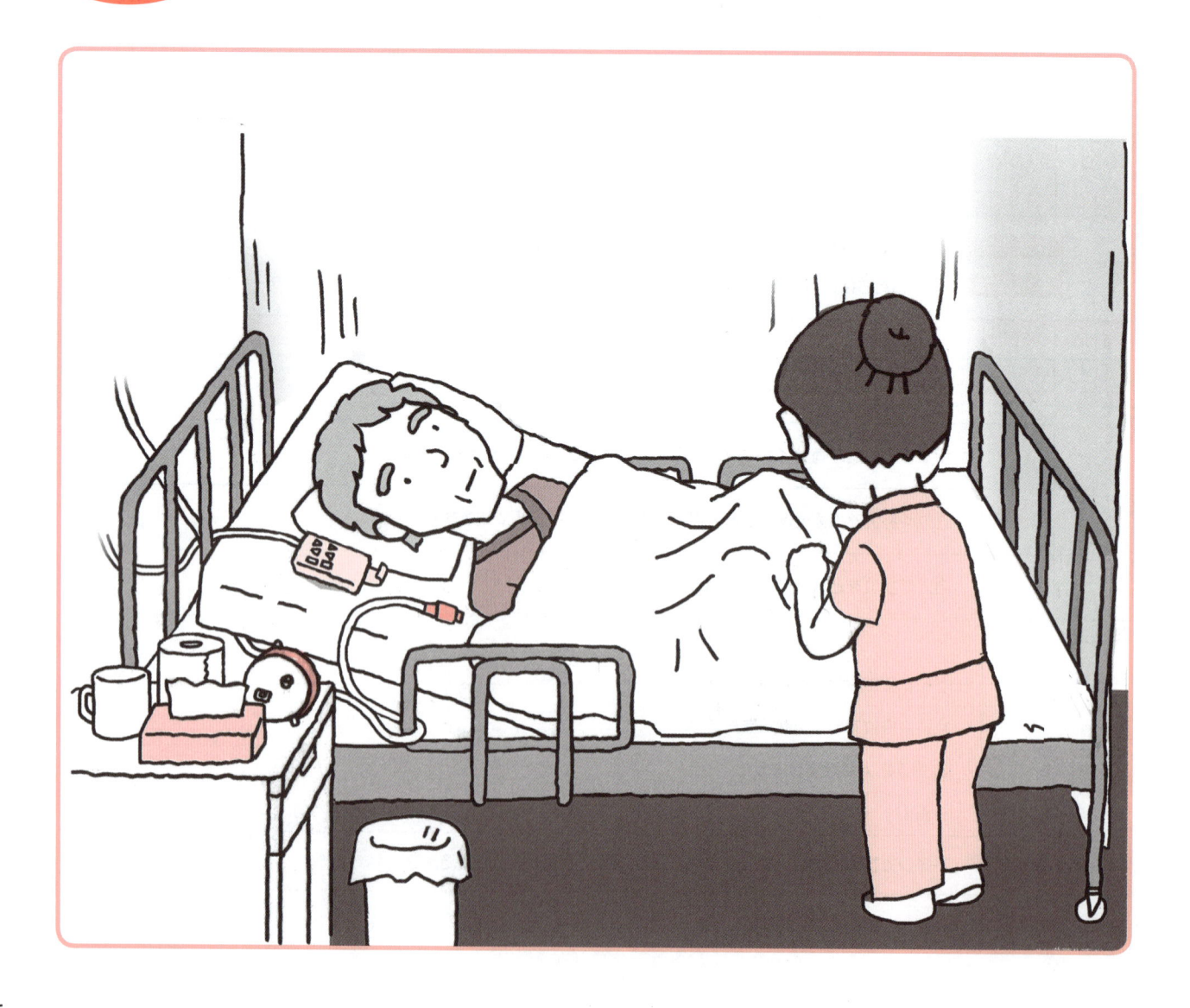

◆ 手順からみるリスク

ベッド上排泄（便器使用）の援助のステップと手順から、考えられるリスクを具体的に書いてみよう！

ステップ	手　順	起こりうるリスク
❶ 訪室前の準備	1. 必要物品の準備 　① 便器の準備（便器カバー） 　② 尿器の準備 　③ ワゴンの準備	
	2. 患者の把握	
❷ 環境整備	1. 部屋の把握	
	2. 換気の調整	
	3. ベッドサイドの整備	
	4. 寝具の汚染防止	
❸ 便器の挿入	1. 患者の訴えの把握	
	2. 腹部症状の確認	
	3. 便器の挿入（必要時、尿器も併用する）	
	4. 必要時、陰部洗浄	
❹ 片づけ	1. 便器に蓋をする	
	2. 汚物処理室で処理（必要時、検体採取）	

危険予知！スキルアップのための Lesson

👩‍🦰 便器を使用し、ベッド上で排泄援助を行う場面です。特に注意が必要だと考えられるのはどこでしょう。

👦 便器の挿入の場面じゃないでしょうか。

👩‍🦰 そう。便器の挿入自体は、それほど難しいことではないように思うけど、具体的にはどういったことに注意が必要になりますか？

👦 便器を挿入したあと、看護師は退室することが多いと思います。その間に、排泄の終了した患者さんが自分で始末しようとしてベッドから転落したり、床頭台の荷物を落下させ破損したりすることがあるように思います。

👩‍🦰 そのとおりですね。なぜ、そのようなことが起こるのでしょうか。

👦 1つは、看護師の説明不足が考えられます。ベッド上排泄を行う患者さんが自分で排泄後の始末をするのは非常に難しいことです。そのことを看護師はわかっているので、「まさか、自分で始末することはないだろう」と考えがちだと思います。しかし、患者さんは、羞恥心もあり、なるべくなら自分で終了しておきたい、他人にしてほしくないという気持ちで、必死でなんとか始末しようとするんだと思います。

👩‍🦰 そうですね。つまり、双方の考え方が十分に理解されていないということですね。看護師の説明不足も考えられそうですが、どのようなときに説明不足になりますか？

👦 排泄は非常にプライバシーにかかわることだし、患者さんも便意や尿意があってからナースコールをするので、ゆっくり説明を聞いている時間はないのだと思います。私たちも早く退室しないといけない気持ちになりますし。ベッド上で排泄することは、ほかから思う以上に患者さんにとってはつらく大変なことです。ただ、尿意はあってもなかなか排泄しにくく、長時間便器の上で放置されることもあると思います。

👩‍🦰 そうですね。苦痛を少なくするために、便器にはクッション性のあるカバーを付けたり、安心して排泄できるよう防水シーツを敷いておくことも大切です。また、患者さんはぎりぎりまで我慢してナースコールをされるので、その場での説明は困難ですね。どのような工夫があるとよいのかしら？

👦 たとえば、検査後にベッド上安静が必要な患者さんなら、検査前のオリエンテーション時に、イラストなどを用いて説明しておくとよいかもしれません。

👩‍🦰 そうですね。事前にイメージできると患者さんも安心してナースコールができますね。ほかにはどうでしょうか。手元にあったほうがよいものがほかにもありそうな気がするんですが。

👦 トイレットペーパーのほかに、ナースコールも必ず準備して手元に置くようにします。患者さんが自分でベッドの調節を行う場合も考えて、必要物品やナースコールの位置を一緒に決めておくようにしたらよいです。

👩‍🦰 一緒に決めておくのがよいですね。ナースコールがベッド柵に結んで固定されている場合があると思いますが、これって危険ではないですか？　たとえば、ベッドアップした状態でナースコールが柵に結んであると、ベッドを上げ下げする際にナースコールが引っかかり、破損することも考えられませんか？

👦 そうですね。患者さんが自分で動いてしまったときにも安全が確保できるような環境にしておくことが必要です。ベッド柵を4か所つけておくことも必要なことでした。

👩‍🦰 だからこそ、退室時には患者さんが使いやすいようにベッドサイドの環境を整備する必要がありますね。ほかにもまだまだ気になることが発見できると思うので、様々な場面の手順からリスクを抽出してみたらよいですね。

ベッド上排泄（便器使用）の援助

「ベッド上排泄（便器使用）の援助」のイラスト場面から、潜む危険についてKYT基礎4ラウンド法を用いて考えてみよう！

KYTシート（例）

実施	年　月　日	チーム名： リーダー：　　　　　　　　書記： メンバー：

第1ラウンド → どのような危険が潜んでいるか（思いつくまま、危険要因をあげてみよう）
第2ラウンド → これが危険のポイントだ（危険発生確率と深刻さ：重要危険要因＝○、特に危険＝◎）

番号	要　因（〜なので）	行　動（〜して）	現　象（〜になる）
1 ○	いつもナースコールをベッド柵に結んでいたので	そのまま患者が自分でベッドをダウンさせて	ナースコールが破損する
2 ○	長時間の便器挿入で殿部が痛かったので	患者が自分で殿部を動かして	排泄物によってリネンが汚染する
3 ◎	看護師が排泄後のケアをするつもりで、床頭台の上にトイレットペーパーを置いていたので	患者が自分でトイレットペーパーを取ろうとして	ベッドから落ちそうになる
4	患者は周りが気になり、なかなか排泄ができなかったので	長時間便器の上に乗っている状態となって	褥瘡ができる

第3ラウンド → あなたならどうする（危険要因◎を解決するために、具体策を考えよう）
第4ラウンド → 私たちはこうする（最も重要な実施項目※を絞り込み、それを実践するための"チーム行動目標"を設定）

◎ No.	※印	具　体　策
3		手元にナースコールを準備する
		手元にトイレットペーパーを準備する
	※	患者に排泄後の始末の方法まで説明し、看護師が援助する必要性について理解を得る
		カーテン越しに看護師は静かに待機する

チーム行動目標	
〜するときは	ベッド上で排泄するときは
〜して	患者に手順と方法を説明して
〜しよう	ナースコールとトイレットペーパーを手元に準備
ヨシ！	ヨシ！
指さし呼称	ベッド上排泄時、患者に説明、トイレットペーパー、ナースコール手元にあり、ヨシ！
実施後の評価	

III さあ、始めよう！KYT

7 浣腸

安全に浣腸を行うには、どのようなことに注意すべきでしょうか？
この場面に潜む危険を巻末のKYTシートに記入してみよう！

場面 Aさん（70歳代、男性）は3日間排便がなく、医師の指示によりグリセリン浣腸を行うところです。

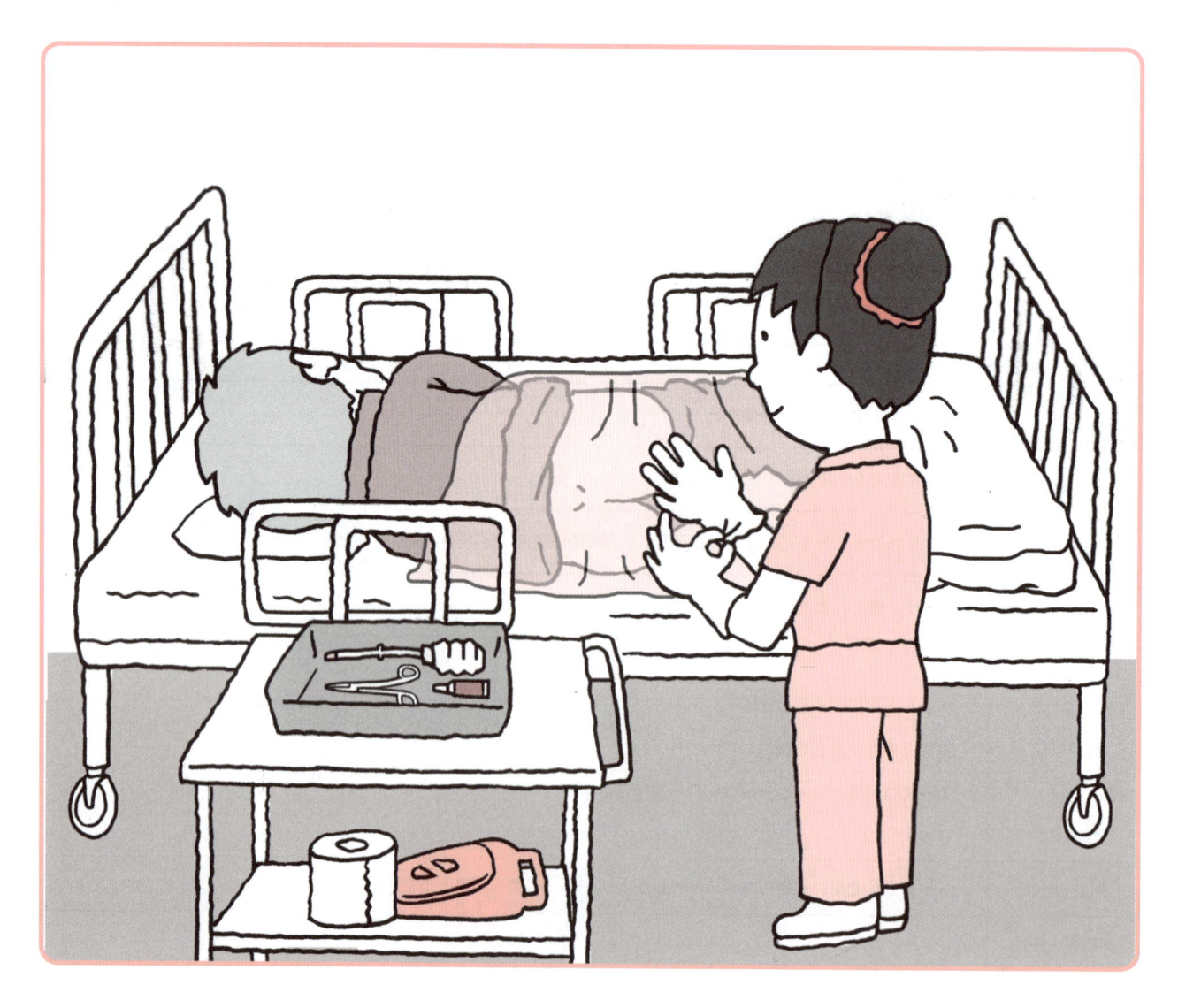

60

7 浣腸

◆ 手順からみるリスク

浣腸のステップと手順から、考えられるリスクを具体的に書いてみよう！

ステップ	手　順	起こりうるリスク
❶ 必要物品の準備	1. 必要物品 〔浣腸液（指示伝票と照合し、41〜42℃に温める）、チューブ鉗子、潤滑油、湯温計、ピッチャー、グローブ、防水シーツ、便器（男性の場合は尿器も準備）など〕	
❷ 患者の準備	1. 全身状態の確認 （腹部症状、バイタルサイン）	
	2. 患者に目的と方法を説明	
	3. 環境整備、体位を整える	
❸ 浣腸の実施	1. 浣腸液を注入 （挿入するカテーテルの長さ、注入速度）	
	2. 便器の位置の確認、ベッドアップ	
	3. 再度体位と便器の位置を整える	
❹ 片づけ	1. 排泄物の片づけ	
	2. 陰部ケア	
	3. 着衣を整える、環境整備	

危険予知！スキルアップのための Lesson

😊 便器を使用してベッド上で浣腸を行う場面です。特に注意が必要だと考えられるのはどこでしょう。

🙂 浣腸を実施する場面じゃないでしょうか。

😊 やはり、浣腸を実施する場面ですね。浣腸の実施では、特に体位とカテーテル挿入の長さに注意が必要です。どのような手順で行ったらよいでしょうか。

🙂 まずは、患者さんが浣腸の目的と方法を理解し、協力が得られることが重要です。体位は左側臥位で実施し、そのあとベッドアップして排泄してもらいます。

😊 そのとおりですね。なぜ左に向けたり、ベッドアップするのかを、患者さんが理解しておくことが必要ですね。そのためには、わかりやすい説明をしないといけませんね。

🙂 はい。直腸、S状結腸、下行結腸に浣腸液をうまく流すために、左側臥位で実施することが必要ということを理解してもらう必要があります。そのあとしばらく我慢してもらい、腹圧をかけて排泄を促す目的で、腹圧がかかりやすいファーラー位にするということを説明します。

😊 大切なことですね。加えて、カテーテル挿入時には口呼吸をしてもらうように促しましょう。

🙂 はい。挿入時に、腹圧をかけないためですね。また、痔核のある人は、カテーテル挿入時に抵抗があります。無理に挿入して出血を起こさないように注意が必要です。

😊 そうですね。患者さんのほとんどは、人体の構造や機能、処置の手順について理解できていないので、わかりやすく説明することが重要ですね。ところでカテーテルはどのくらい挿入しますか？

🙂 カテーテルの挿入は6cm程度で行いますが、挿入中に患者さんが動いてしまうことのないように説明が必要です。患者さんの体動によって、カテーテルが予想以上に挿入されてしまう危険があります。

😊 とても大切なことに気づけています。5cm以下では肛門管内に浣腸液の注入をしてしまうことになり、肛門括約筋を刺激して早く便意を引き起こしてしまいます。一方で、挿入し過ぎるとS状結腸への移行部の損傷、直腸穿孔の危険があります。対策としては、患者さんへの説明に加えて、ほかの看護師に体位の固定を依頼することも大切ですね。ほかには、浣腸液の温度も注意する必要がありましたね。

🙂 浣腸液は直腸温より少し高めの41〜42℃に温めます。43℃以上では温度が高すぎて粘膜を損傷させる可能性があり、40℃以下では毛細血管の収縮が発生し、血圧の上昇、悪寒、腹痛などが現れる可能性があります。

😊 そのとおりですね。そのためには、浣腸液は湯を入れたピッチャーに湯温計をセットして、ベッドサイドに準備する必要があるかもしれません。適温に準備できていても、ベッドサイドで患者さんの準備をしている際に温度が下がる可能性がありますね。そのほか、潤滑油の使用については何か気づきがありますか？

🙂 潤滑油として、局所麻酔薬が使われている場合もありました。キシロカインショックを起こす可能性があるので、局所麻酔薬でなく潤滑油を使用するようにしています。

😊 そうですね。ほかにもまだまだ気になることが発見できると思うので、様々な場面の手順からリスクを抽出してみたらよいですね。

浣 腸

「浣腸」のイラスト場面から、潜む危険についてKYT基礎4ラウンド法を用いて考えてみよう！

KYTシート（例）

実施	年　月　日	チーム名： リーダー：　　　　　書記： メンバー：

> **第1ラウンド** どのような危険が潜んでいるか（思いつくまま、危険要因をあげてみよう）
> **第2ラウンド** これが危険のポイントだ（危険発生確率と深刻さ：重要危険要因＝○、特に危険＝◎）

番号	要　因（〜なので）	行　動（〜して）	現　象（〜になる）
1 ○	看護師は急いでいたため、挿入したカテーテルの長さを確認していなかったので	深く挿入しすぎて	患者は腸内出血を起こす
2 ○	看護師は痔核の有無を把握する必要性を理解していなかったので	指示どおり浣腸を実施して	患者は腸内出血を起こす
3 ○	看護師は患者にアレルギーがあることを認識していなかったので	潤滑油としてキシロカインゼリーを使用して浣腸を行い	患者はショック状態になる
4 ◎	看護師は患者にカテーテル挿入中に動かないよう説明していなかったので	患者が自分で動いて	直腸粘膜が傷つき、出血する

> **第3ラウンド** あなたならどうする（危険要因◎を解決するために、具体策を考えよう）
> **第4ラウンド** 私たちはこうする（最も重要な実施項目※を絞り込み、それを実践するための"チーム行動目標"を設定）

◎No.	※印	具　体　策
4	※	浣腸実施時は、ほかの看護師に体位の固定を依頼する
		患者に実施時の方法と注意事項を説明する
		実際の使用物品を患者に見てもらい、動くことで挿入される長さの違いを理解してもらう

チーム行動目標	
〜するときは	浣腸をするときは
〜して	体動を予想して
〜しよう	ほかの看護師に体位固定を依頼しよう
ヨシ！	ヨシ！
指さし呼称	浣腸施行時、ほかの看護師による体位の固定、ヨシ！
実施後の評価	

8 導尿

安全に導尿を行うには、どのようなことに注意すべきでしょうか？
この場面に潜む危険を巻末のKYTシートに記入してみよう！

場面 Aさん（70歳代、男性）は、尿意はあるもののベッド上での排泄ができず導尿をすることになりました。

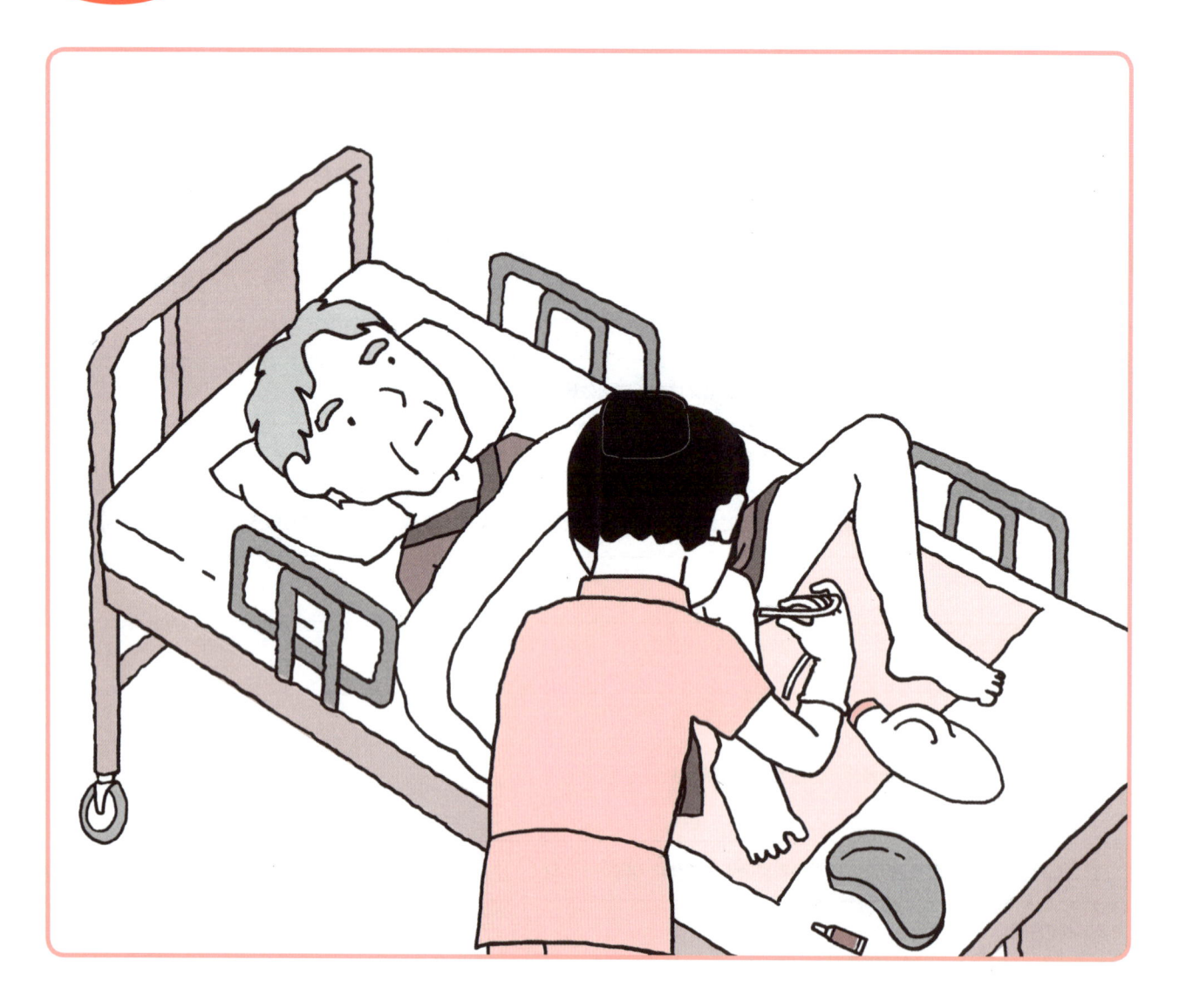

8 導尿

◆ 手順からみるリスク

導尿のステップと手順から、考えられるリスクを具体的に書いてみよう！

ステップ	手　順	起こりうるリスク
❶ 必要物品の準備	1. 必要物品の準備 〔カテーテル（サイズの確認）、潤滑油、消毒薬、尿器、防水シーツ、滅菌手袋〕	
❷ 患者の準備	1. 全身状態の確認	
	2. 患者に導尿の目的と方法の説明	
	3. 環境整備 （防水シーツを敷く、体位を整える）	
❸ 導尿の実施	1. 清潔操作にて必要物品を手元に置く	
	2. 陰部の消毒	
	3. 清潔操作でカテーテルの挿入、残尿確認 （腹圧をかける）	
	4. 陰部ケア	
❹ 片づけ	1. 環境整備	

危険予知！スキルアップのための Lesson

🧑‍🦰 ベッド上で一時的導尿を行う場面です。特に注意が必要だと考えられるのはどこでしょう。

👩 尿道へのカテーテル挿入の場面じゃないでしょうか。

🧑‍🦰 そうですね。カテーテル挿入の場面で、どういったことに注意が必要になりますか？

👩 導尿で最も注意が必要なのは、清潔操作です。清潔操作が始まったら、手順を変更したり、中断したりすることのないように注意します。そのためには、単に必要物品を準備するだけではなく、使用する手順で使いやすいように物品を配置することが重要です。

🧑‍🦰 そうですね。何をどこに置けば、清潔操作がスムーズに行えるかを考える必要がありますね。実際の場面で、手順の抜け落ちや省略はどうですか？

👩 はい。清潔な物品や部位を、清潔な状態のまま保つことが難しいかもしれません。陰部の消毒後にカテーテルの固定が不十分で外尿道口が不潔になったり、準備していた清潔物品に患者さんの足が触れて不潔になったりということがあり得ます。ですから、なるべく短時間に実施したいと思っています。

🧑‍🦰 短時間に行うことでリスクを減少させることは可能ですね。でも、ほかのリスクを発生させることがあるかもしれませんね。たとえば、時間を気にしていたために、物品が不足していることに気づかず、そのまま続行してしまうようなことはないですか？

👩 男性の場合は、消毒部位も挿入部位もわかりやすいのですが、女性の場合は難しく、消毒綿球も用意していたものでは足りなかったというようなことがありました。

🧑‍🦰 なるほど。腟垢などで不潔になりやすい部位ですからね。基礎的には、消毒綿球は3つ用意して3回消毒することになっていますが、汚染の程度により変わってきますね。

👩 導尿を開始する前に陰部洗浄などのケアをするようにしていればよいと思います。1日1回の陰部洗浄を実施している患者さんなら、導尿の時間と陰部洗浄の時間を調整することは可能だと思います。

🧑‍🦰 とても適切ですね。ほかにも、挿入部位の確認や挿入するカテーテルの長さも事前に理解して行うことが重要ですね。女性は腟と外尿道口を間違えないように、消毒するときに確認しないといけないですね。カテーテルの扱いなども難しいのではないかと思いますが、いかがですか？

👩 そうですね。挿入時にはカテーテルの先端が不潔になりやすいので、滅菌手袋のなかに丸めて持ったり、介助者に協力してもらったりするとよいと思います。女性では3～4cm挿入し、尿の流出がなければさらに数cm進めてみます。それでも尿の流出がなければ腟に入っている可能性がありますから抜去します。そしてもう一度、必要物品を準備して最初からやり直します。男性の場合は尿道がS状に屈曲しているため、しっかり陰茎を保持し、60度に上げて挿入します。

🧑‍🦰 よく学習できています。男性の尿道は15～20cmあり、挿入するカテーテルの長さが短かすぎると尿道を傷つけてしまうので、尿の流出を確認し少し進めますね。導尿が実施できたら、残尿の確認をして尿の性状と量を観察し終了しましょう。

👩 患者さんには何を説明しておきますか？導尿は患者さんの協力がなければできない処置です。患者さんが導尿の目的や実施方法を理解しておくことが重要です。

🧑‍🦰 そうですね。介助者についても考えておきましょう。滅菌手袋を着用して清潔物品を扱い導尿する場合や、鑷子を用いて行う場合もあります。介助者がいる場合は、より清潔に安全に行えると思います。ほかにもまだまだ気になることが発見できると思うので、様々な場面の手順からリスクを抽出してみたらよいですね。

/ 8 導尿

導 尿

「導尿」のイラスト場面から、潜む危険についてKYT基礎4ラウンド法を用いて考えてみよう！

KYTシート（例）

実施	年　月　日	チーム名： リーダー：　　　　　　書記： メンバー：

第1ラウンド どのような危険が潜んでいるか（思いつくまま、危険要因をあげてみよう）
第2ラウンド これが危険のポイントだ（危険発生確率と深刻さ：重要危険要因＝○、特に危険＝◎）

番号	要　因（～なので）	行　動（～して）	現　象（～になる）
1 ○	看護師は患者に実施内容と方法について理解できるような説明ができていなかったので	患者が足を動かして	尿道口が傷つく
2 ○	尿器を1つしか準備していなかったので	その尿器から尿がいっぱいにあふれだして	リネン交換が必要になる
3 ◎	消毒綿球を3つしか準備しておらず消毒が不十分だったので	その状態でカテーテルを挿入して	患者が尿路感染を起こす
4			

第3ラウンド あなたならどうする（危険要因◎を解決するために、具体策を考えよう）
第4ラウンド 私たちはこうする（最も重要な実施項目※を絞り込み、それを実践するための"チーム行動目標"を設定）

◎No.	※印	具　体　策
3	※	消毒綿球を3つ以上準備し、しっかり視野を確保して消毒する
		導尿前に陰部洗浄を実施する
		消毒の向きは恥丘部から下向きに行う
		消毒の順番は尿道口を最初と最後に行う

チーム行動目標	
～するときは	導尿時に消毒をするときは
～して	消毒綿球を3つ以上準備して
～しよう	視野確保をし消毒しよう
ヨシ！	ヨシ！
指さし呼称	導尿時の消毒、視野確保をし、消毒3回以上実施、ヨシ！
実施後の評価	

9 歩行介助

**安全に歩行介助を行うには、どのようなことに注意すべきでしょうか？
この場面に潜む危険を巻末のKYTシートに記入してみよう！**

場面 Aさん（70歳代、男性）は、ベッド上安静が続いていました。これから数日ぶりに歩行を開始します。Aさんには輸液が行われており、輸液架台を押しながら廊下を歩くことになりました。

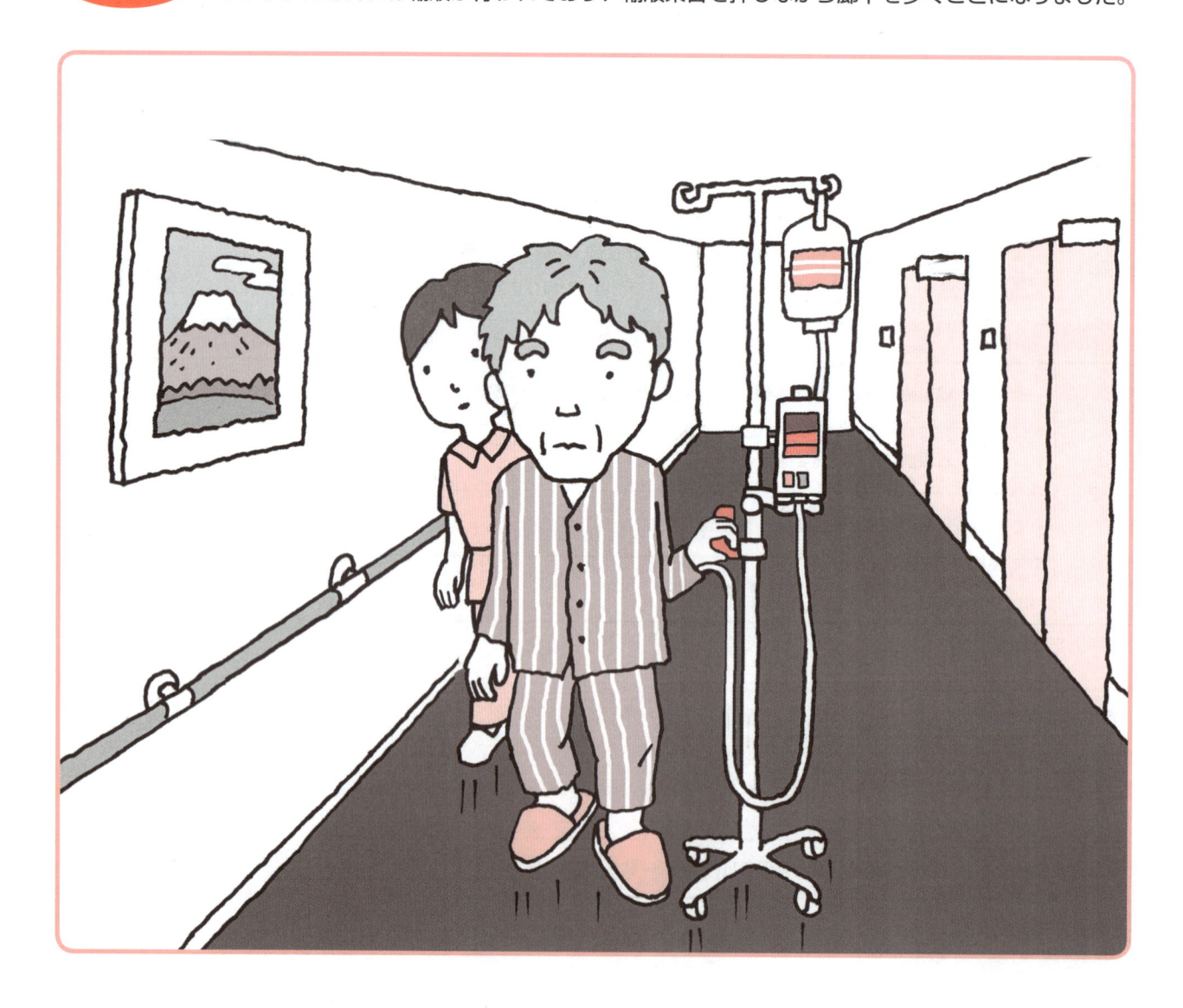

◆ 手順からみるリスク

歩行介助のステップと手順から、考えられるリスクを具体的に書いてみよう！

ステップ	手　順	起こりうるリスク
❶ 患者の準備	1. 患者の立位や歩行状態の確認	
	2. 着衣の確認（動きやすさ）および準備	
	3. 靴下およびシューズの準備	
	4. 輸液架台の準備	
	5. 輸液ポンプの充電の確認	
	6. 輸液ポンプの固定の確認	
❷ 歩行中	1. 患者の足取りの確認	
	2. 輸液架台の動きの確認	
	3. 表情・訴えなどから疲労状態を確認	
❸ 歩行終了	1. バイタルサインの変化の確認	
	2. 歩行後の下肢の状態確認	
	3. 輸液ポンプを電源コンセントに入れる	

> **危険予知！スキルアップのための**
> # Lesson

👩 歩行の介助を行う場面です。特に危険だと考えられるのはどこでしょう。

👧 歩行中の場面だと思います。

👩 そうですね。具体的にはどのようなことが危険だと考えられますか？

👧 歩行中の転倒だと思います。

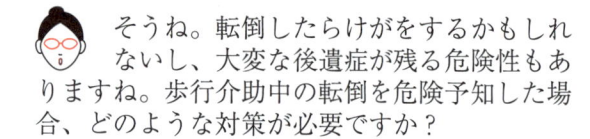

👩 そうね。転倒したらけがをするかもしれないし、大変な後遺症が残る危険性もありますね。歩行介助中の転倒を危険予知した場合、どのような対策が必要ですか？

👧 まず、患者さんの準備を確実に行うことが必要だと思います。

👩 患者さんの確実な準備ということになると、具体的にはどのようなことかしら。

👧 患者さんがスムーズに動けるように、履物はシューズを準備したほうがよいと思います。着衣や履物、特に足さばきのよい服装に留意する必要があります。

👩 そうすると、入院時にシューズや着衣などについて十分な説明が必要ですね。ほかに準備することにはどんなものがあるかしら。

👧 輸液中ということですので、輸液架台も患者さんが使いやすい可動性のあるタイプを選択する必要があると思います。

👩 輸液架台も可動性に差があるということですね。

👧 はい。キャスターの多く付いたものは安定性があります。使用前に点検しておくことも必要です。また輸液中の歩行では、安全で確実な輸液が実施されるように観察しないといけません。

👩 そうすると、どのようなことを観察したら、安全で確実な輸液が実施されることになりますか？

👧 輸液ポンプを利用しているので、ポンプが正常に動くことや、落下しないようしっかり固定されていることを確認することが重要です。

👩 それは重要ですね。輸液ポンプが落下したら、輸液が適切に行えないだけでなく、けがをする危険性もありますね。また、輸液ポンプがバッテリーで動くことを念頭に、十分な充電ができていることも確認したほうがよいでしょう。今までの手順を考えると、患者さん自身と、患者さんが使用する物品の両方について、準備できたらよいのではないかということかしら？

👧 そうです。それに、看護師は患者さんの歩行を妨げないような位置で介助をすることが必要です。

👩 そうね。患者さんがスムーズに歩行できるように、看護師の位置は患者さんの斜め後ろがよかったですね。看護師は、患者さんの利き手が使えるように、利き手でない側の斜め後ろから介助するということですね。大切なことに気づきましたね。そのほかに気になることはありませんか？

👧 疾患との関連になりますが、長期臥床後の歩行によって、深部静脈血栓症による脳梗塞や心筋梗塞などの合併症にも注意が必要だと思います。弾性ストッキングを準備して着用することで防ぐことも可能かもしれません。

👩 そうですね。長期臥床後の患者さんの歩行は、バイタルサインの変化に注意し、症状の変化や訴えの出現にも気をつけるということでしょうね。様々な場面で、手順が抜け落ちることで多くの危険を招くことになるということを理解して、次に進みましょう。ほかにもまだまだ気になることが発見できると思うので、様々な場面の手順からリスクを抽出してみたらよいですね。

歩行介助

「歩行介助」のイラスト場面から、潜む危険について KYT 基礎 4 ラウンド法を用いて考えてみよう！

ＫＹＴシート（例）

実施	年　月　日	チーム名： リーダー：　　　　　書記： メンバー：		

第1ラウンド ▶ どのような危険が潜んでいるか（思いつくまま、危険要因をあげてみよう）
第2ラウンド ▶ これが危険のポイントだ（危険発生確率と深刻さ：重要危険要因＝○、特に危険＝◎）

番号	要　因（〜なので）	行　動（〜して）	現　象（〜になる）
1 ◎	看護師は患者に対して入院時にシューズを持参するよう、1回しか説明できていなかったので	患者はスリッパのまま歩行したため、足が十分上がらず	ふらついて転倒する
2 ○	看護師は忙しくて輸液ポンプの固定の確認を行わなかったので	ポンプの固定が悪く、患者の左手にずり落ちてきて	左手をけがする
3 ○	突然、歩行が許可されたため、患者はシューズの準備が間に合わず	スリッパが脱げそうになり	転倒する
4 ○	看護師が可動性の悪い輸液架台を準備していたので、車輪がうまく動かず	患者が手で力を込めて押したところ	前のめりに転倒しそうになる

第3ラウンド ▶ あなたならどうする（危険要因◎を解決するために、具体策を考えよう）
第4ラウンド ▶ 私たちはこうする（最も重要な実施項目※を絞り込み、それを実践するための"チーム行動目標"を設定）

◎No.	※印	具　体　策
1	※	シューズを必ず着用させる
		入院時の説明（なぜシューズが必要になるのかを説明し、持参物品リストにも記載しておく）
		歩行時の準備確認（シューズを着用しているかの確認、足の動き、ふらつきの有無）
		靴下や弾性ストッキングの着用をしてもらう

チーム行動目標	
〜するときは	歩行開始するときは
〜して	シューズを着用して
〜しよう	歩行する
ヨシ！	ヨシ！
指さし呼称	歩行時、足もと靴下・シューズ、ヨシ！
実施後の評価	

10 車いすでの移送

**安全に車いすでの移送を行うには、どのようなことに注意すべきでしょうか？
この場面に潜む危険を巻末の KYT シートに記入してみよう！**

場面 Aさん（70歳代、男性）は、車いすで検査に行くことになりました。Aさんは輸液療法中です。最近はベッド上安静が続いていたので、久しぶりに車いすに乗ります。

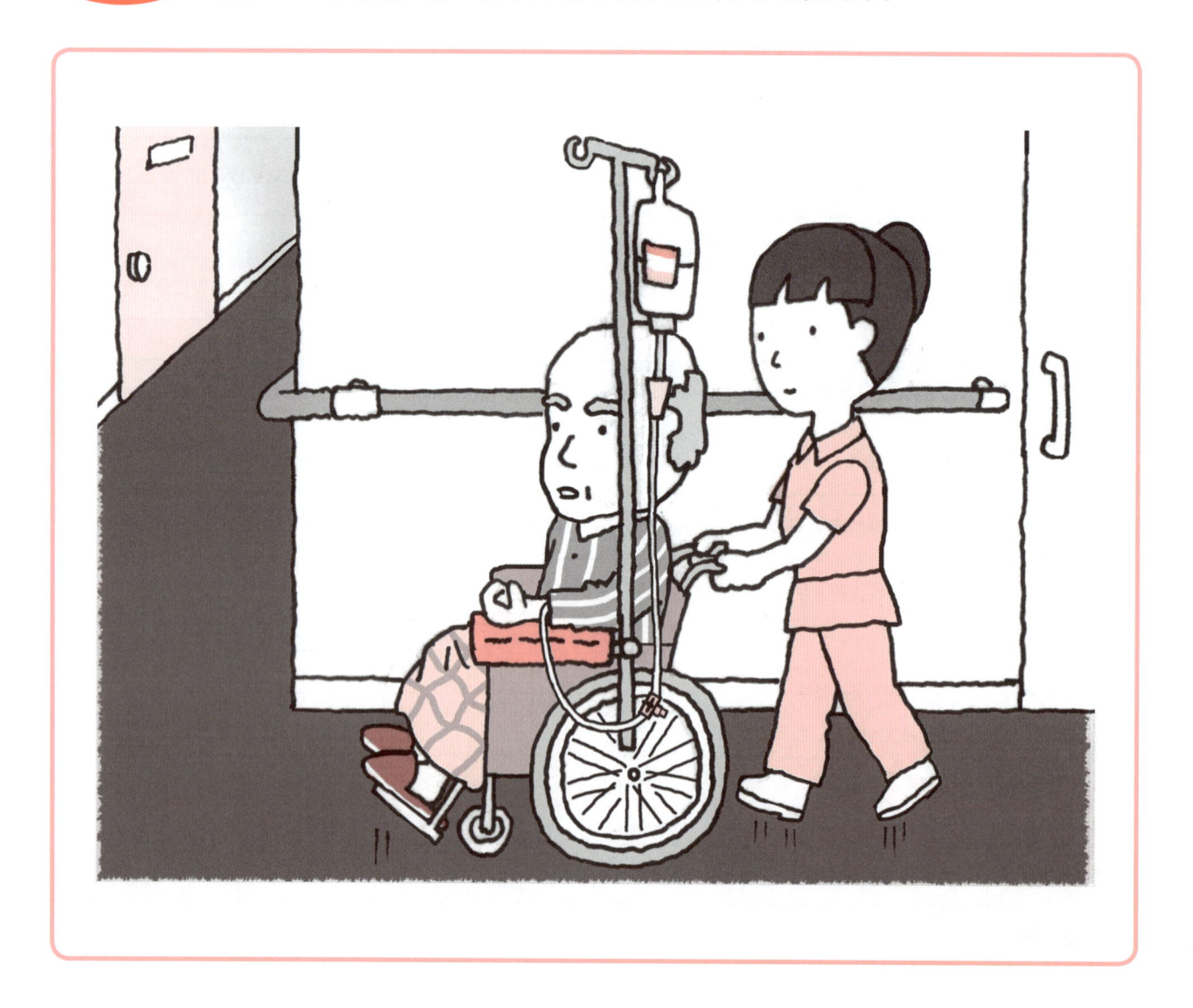

10 車いすでの移送

◆ 手順からみるリスク

車いすでの移送のステップと手順から、考えられるリスクを具体的に書いてみよう！

ステップ	手　順	起こりうるリスク
❶ 車いすの準備	1. タイヤやブレーキの状態を確認	
	2. シートやフットレストの状態を確認	
❷ 患者の準備	1. 患者への目的の説明、移送時の注意	
	2. 着衣の準備	
	3. 排泄の確認	
	4. 全身状態の確認	
	5. 輸液架台の準備	
❸ 移動時	1. 移動動作の確認	
	2. 車いすとベッドの位置の確認	
❹ 移送中	1. 体位の確認	
	2. 輸液の状態を確認	

危険予知！スキルアップのための Lesson

－ 車いすで移送する場面です。特に危険だと考えられるのはどこでしょう。

－ 移送中の転落でしょうか。

－ そうですね。具体的には、どのような状況だと移送中の車いすから転落してしまうことがあるのかしら？

－ 移送中に患者さんの注意が、ほかのことに奪われてしまい、勝手にからだが動いてしまうと危険です。たとえば、手に持っているものを落としてしまって取ろうとしたり、シューズの紐がほどけていることに気づいて、上体を前屈して紐を結び直そうとした場合などです。

－ そうですね。患者さんが動くときには何かの目的があって動きますね。看護師は、単に移送するのではなく、患者さんの行動や思いも察することが大切ですね。移送時は患者さんを観察しつづけることが基本ですが、最初に移送時の注意事項を説明しておく必要はないかしら？

－ はい。移送時は急に動かない、足はフットレストに置く、手は膝の上に置く、輸液ルートをたぐり寄せて手元に持つなど、患者さんに協力してもらうことが必要だと思います。

－ 今から行う行動の目的と、その注意点を看護師が説明しておくことで、お互いが安心して行動できますね。患者さんに、車いすで移送する目的や注意事項の説明を行うという手順が欠落しやすいことがわかりますね。では、移送中に危険な場所はないかしら？

－ 廊下のコーナー、病室の出入り口、エレベータ昇降口付近などは、反対から来る人と接触する危険があります。

－ そうですね。移送中は患者さんだけでなく、入院中のほかの患者さんやお見舞いに来られた人にも注意が必要です。壁から少し距離をとる、スピードを出さないなど、安全・安楽に移送するよう心がけましょう。エレベータを使用するときは、どのようなことに注意しますか？

－ 鏡が付いている場合は正面から入ります。鏡が付いてない場合は後ろから入るようにします。また、振動を少なくするためには、ティッピングレバーを踏んで小車輪を浮かせ、大車輪が溝に入らないように注意します。

－ そうですね。エレベータ内に十分な空間があるかどうかの見極めも必要ですよ。患者さんだけでなく、ほかの利用者がいることを踏まえて、安全確保を行いましょう。輸液中であることについてはどのようなことに注意しますか？

－ 輸液ルートが大車輪に絡まらないこと、滴下が正しく行えることが大事です。

－ 輸液が滴下するには高低差が必要ですが、座位になると仰臥位に比べて輸液ボトルと挿入部の高低差が減少します。高低差の減少によって滴下スピードが遅くなり、1分間の投与量が減少して閉塞することもあります。車いすに移動したあと、指示どおり滴下しているか確認することが必要ですね。また、車いすに付属している輸液架台が、しっかり固定されているかの確認も必要ですよ。斜面を車いすで移送するときに、注意することはわかりますか？

－ 上りはしっかり押して、下りはゆっくり後ろ向きで下ります。後ろ向きで下る理由は、正面を向いたままだと患者さんが前方に転落する可能性があるからです。

－ そうですね。患者さんを乗せたまま車いすが滑ってしまう危険性があるので、斜面の場合は、自分1人で押すことができるかどうか、患者さんの体型や体重なども考慮しましょう。特に、麻痺のある患者さんはからだのバランスをとるのが難しく、転落する可能性があるので、注意が必要です。

車いすでの移送

「車いすでの移送」のイラスト場面から、潜む危険について KYT 基礎 4 ラウンド法を用いて考えてみよう！

KYTシート（例）

実施	年　月　日	チーム名： リーダー：　　　　書記： メンバー：

第1ラウンド → どのような危険が潜んでいるか（思いつくまま、危険要因をあげてみよう）
第2ラウンド → これが危険のポイントだ（危険発生確率と深刻さ：重要危険要因＝○、特に危険＝◎）

番号	要　因（〜なので）	行　動（〜して）	現　象（〜になる）
1 ◎	看護師が壁際をスピードを出したまま曲がったので	廊下のコーナーで他の人が出てきて	患者と衝突しけがをする
2 ○	看護師は今まで輸液架台の固定を確認したことがなく、今回も確認を怠ったので	輸液が患者の左手にずり落ちてきて	左手をけがする
3 ○	看護師が輸液ルートの長さを確認・観察していなかったので	車いすの車輪に輸液ルートが巻き込まれ	輸液ルートが患者の刺入部から突然抜去される
4 ○	看護師が患者に車いす移送時の注意事項を説明していなかったので	患者は、脱げたスリッパを足で取ろうとして	転落する

第3ラウンド → あなたならどうする（危険要因◎を解決するために、具体策を考えよう）
第4ラウンド → 私たちはこうする（最も重要な実施項目※を絞り込み、それを実践するための"チーム行動目標"を設定）

◎ No.	※印	具　体　策
1		車いすでの移送時は、廊下の端より少し離れて移送する
		車いすを押すときは、ゆっくり進む
		廊下を曲がるときは、いったん停止する
	※	廊下のコーナー、病室の出入口、エレベータ付近はスピードを落とす

チーム行動目標	
〜するときは	輸液中の患者を車いすで移送するときは
〜して	廊下のコーナー、病室の出入口、エレベータ付近ではスピードを落とし
〜しよう	安全確認をしよう
ヨシ！	ヨシ！
指さし呼称	スピードダウンで安全確認、ヨシ！
実施後の評価	

Ⅲ　さあ、始めよう！KYT

11　ストレッチャーでの移送

安全にストレッチャーでの移送を行うには、どのようなことに注意すべきでしょうか？
この場面に潜む危険を巻末のKYTシートに記入してみよう！

場　面　Aさん（70歳代、男性）は、ストレッチャーで検査室に移動しています。

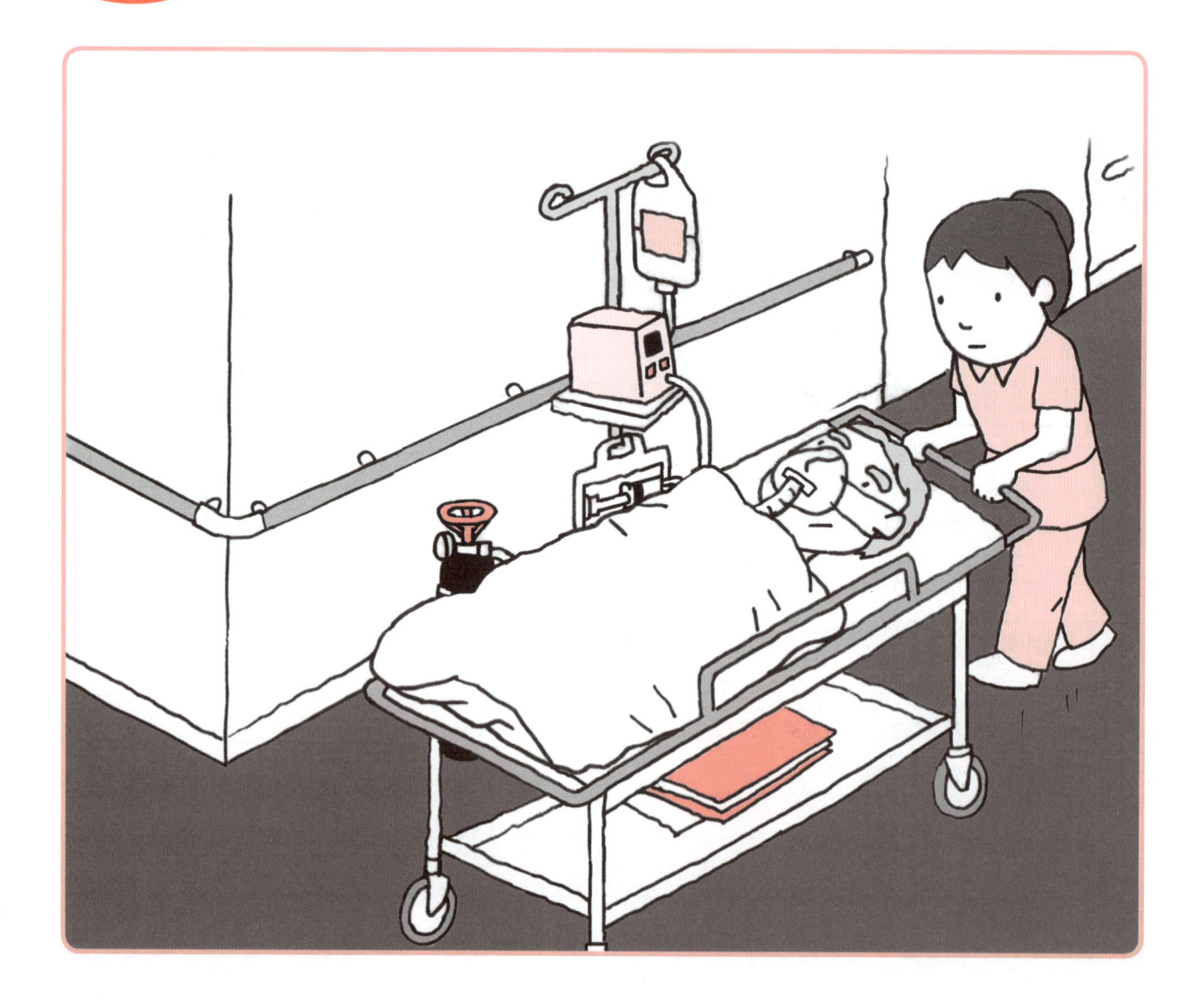

◆ 手順からみるリスク

ストレッチャーでの移送のステップと手順から、考えられるリスクを具体的に書いてみよう！

ステップ	手順	起こりうるリスク
❶ ストレッチャーの準備	1. タイヤやブレーキの状態を確認	
	2. 酸素、輸液の残量を確認のうえ、準備	
	3. 輸液架台を確認	
❷ 患者の準備	1. 全身状態を確認	
	2. 患者に移動すること、注意事項を説明	
❸ 移動時	1. 患者の輸液、酸素などの管を確認	
	2. ストレッチャーとベッドの位置を確認	
	3. 看護師の役割分担を確認	
❹ 移送中	1. 体位を確認	
	2. 患者の全身状態を確認	

危険予知！スキルアップのための Lesson

👩‍🦰 ストレッチャーでの移送の場面ですが、患者さんは全身状態が不安定で、医療機器を使用していることも多いです。特に危険と考えられるのはどこでしょう。

👦 輸液や酸素などの使用中は、それらの残量に注意する必要があります。輸液や酸素が十分にあると安心して移送できます。輸液が不足して残量アラームが鳴ったり、輸液の追加などをすると移送が中断されたり、患者さんの全身状態に影響が出ます。

👩‍🦰 そうですね。移送をしながら、1人で患者さんの訴えを聞き、異常の早期発見に努め、輸液と酸素の量を確認するのは難しいですね。このように同時に何かを行うということは、ミスにつながりやすい状況ですよね。

👦 はい。注意が散漫になるし、手順を省くことにもなります。

👩‍🦰 そうですね。酸素や輸液の残量は注意が必要ですから人員確保を行い、十分な輸液や酸素を準備しておきましょう。そのほかに気になることはありませんか？

👦 はい、全身状態の悪い患者さんの場合、なるべく早く目的地に到着したい、病棟に到着したいという気持ちで移送しがちです。ですから、普段以上にスピードを出して移送してしまう可能性があります。

👩‍🦰 急に移送すると、ストレッチャー上の荷物が落下したり、患者さんの気分不良を招くことにもなりかねません。全身状態の悪い患者さんだからこそ、安全・安楽に移送することが重要ですよね。

👦 そうです。移動用モニターを装着し、輸液や酸素も十分にあり、掛け物で保温ができていても「急変したらどうしよう」という気持ちになります。

👩‍🦰 急変の可能性があるような患者さんの場合、急変に備えた準備も必要になるのではないでしょうか。たとえば、バッグバルブマスクによる換気の準備、緊急薬品の準備などがあればゆとりができませんか？

👦 はい、緊急に対応できる準備が不足していました。

👩‍🦰 そうですね。では、移送前の移動時に注意することはありませんか？ 移動用モニターを装着し、輸液ポンプを使いながらたくさんの薬が投与され、からだに入っている管も多いですよ。

👦 ベッドからストレッチャーに移動するときに、管が抜けたり、位置が変わったりする危険性があります。これを解消するためには、誰がどの位置を担当し、どのように持つか、患者さんのからだをどのタイミングで動かすか、どの管を管理するのかなど共通認識しておく必要があります。

👩‍🦰 そうすると、看護師や医師との間のコミュニケーションの方法や、情報共有不足などが原因かもしれないですね。

👦 はい。患者さんにかかわる人全員が患者さんの状態を把握しておくべきなのですが、でも実際には、把握できていない人にも移動時の協力をお願いすることがあります。

👩‍🦰 そうしたら、把握している人が中心にリスクを声に出して伝えていく方法もあるんじゃないかしら。

👦 そうですね。以前、研修で習った"指さし呼称"のリーダー役を務めるということですね。中心になって、患者情報を伝えることを意識したいと思います。

👩‍🦰 そうですね。「これくらい確認しなくても大丈夫だろう」という甘えや、「今まで大丈夫だった」という慣れを排除して基本に戻って手順を踏んでいきましょう。ほかにもまだ気になることが発見できると思うので、様々な場面の作業手順からリスクを抽出してみたらよいですね。

ストレッチャーでの移送

「ストレッチャーでの移送」のイラスト場面から、潜む危険について KYT 基礎 4 ラウンド法を用いて考えてみよう！

KYTシート（例）

実施	年　月　日	チーム名： リーダー：　　　　　　書記： メンバー：

第1ラウンド どのような危険が潜んでいるか（思いつくまま、危険要因をあげてみよう）

第2ラウンド これが危険のポイントだ（危険発生確率と深刻さ：重要危険要因＝○、特に危険＝◎）

番号	要　因（〜なので）	行　動（〜して）	現　象（〜になる）
1 ○	看護師が1人で搬送しスピードを出しすぎたので	廊下のコーナーを曲がり損ねて	壁に衝突し、患者が転落する
2 ○	シリンジポンプのアラームが鳴ったので	看護師がシリンジポンプの操作に時間をとられて	患者が検査に遅れる
3 ○	ストレッチャー上に荷物がたくさん置いてあったので	ストレッチャーへの移動時に患者の荷物が落ちて	破損する
4 ◎	看護師による酸素や輸液の残量と移動時間の照合が不十分だったので	移動中に酸素や輸液が不足して	患者の全身状態が急変する

第3ラウンド あなたならどうする（危険要因◎を解決するために、具体策を考えよう）

第4ラウンド 私たちはこうする（最も重要な実施項目※を絞り込み、それを実践するための"チーム行動目標"を設定）

◎ No.	※印	具　体　策
4	※	移送出発時には移送中（往復時間）に必要な輸液と酸素量があることを医師と看護師でダブルチェックする
		万が一のことに備えて予備の酸素や輸液を持参する
		移送出発時には、酸素や輸液の残量を医師と指さし確認する

チーム行動目標	
〜するときは	移送出発時には
〜して	往復の移動時間に必要な酸素や輸液の量があることを
〜しよう	医師と看護師でダブルチェックしよう
ヨシ！	ヨシ！
指さし呼称	移送出発時、輸液と酸素の量、医師とダブルチェック、ヨシ！
実施後の評価	

12 体位変換

安全に体位変換を行うには、どのようなことに注意すべきでしょうか？
この場面に潜む危険を巻末のKYTシートに記入してみよう！

場 面　酸素療法および輸液療法中のAさん（70歳代、男性）の体位変換を行っています。

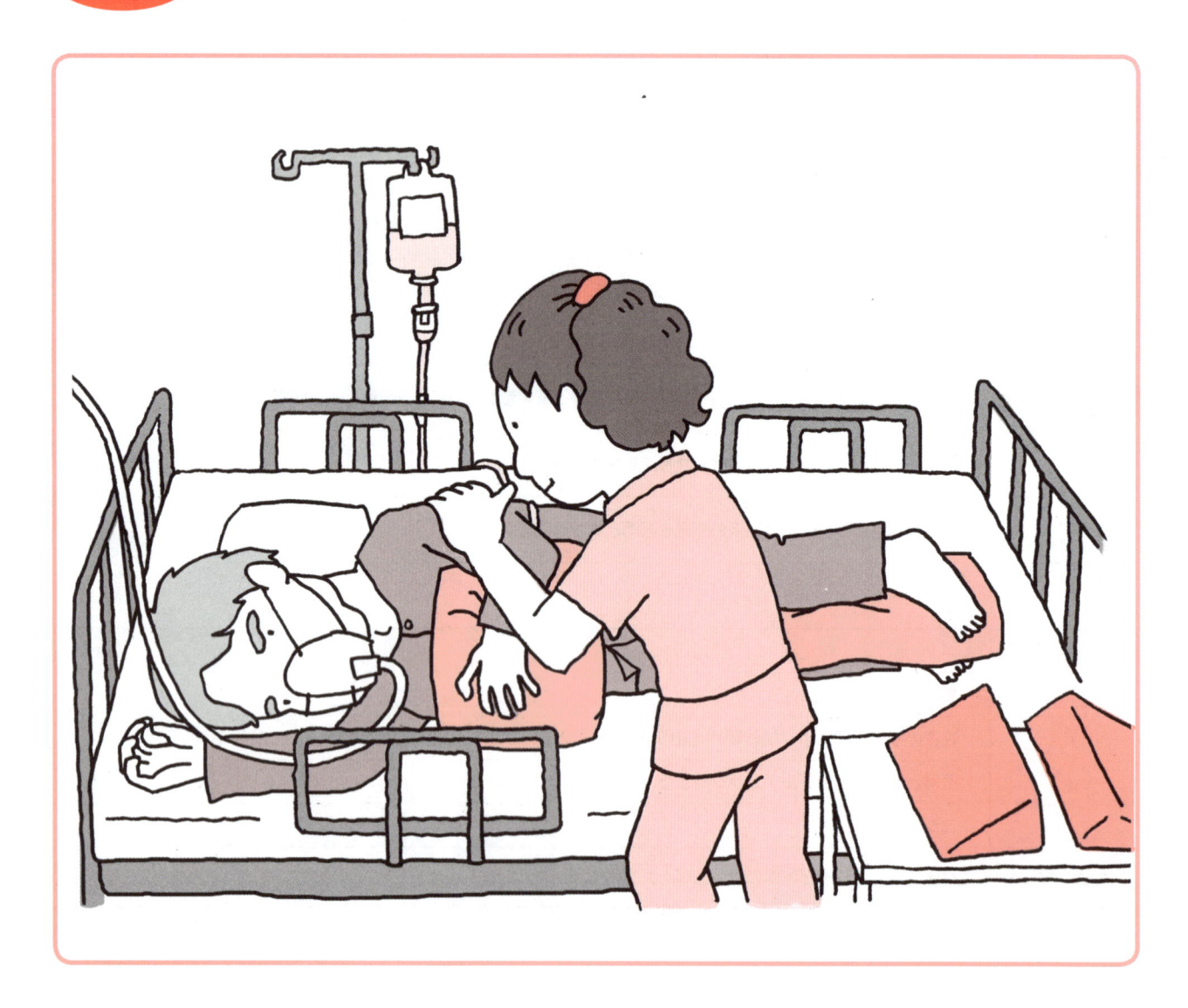

◆ 手順からみるリスク

体位変換のステップと手順から、考えられるリスクを具体的に書いてみよう！

ステップ	手　順	起こりうるリスク
❶ 体位変換の準備	1. 必要物品の確認 （体位変換用枕、クッション） 2. 人員の確保	
❷ 患者の準備	1. 患者に体位変換の目的と方法を説明 2. 環境整備 （ベッド上にある体位変換に不要なものを一度ベッドから取り除く）	
❸ 体位変換の実施	1. 体位変換の実施 ① 背部のしわ、シーツのしわを伸ばす ② 体位変換用枕の位置を確認 ③ ベッドアップ 2. 患者に体位の安定感、安楽度を確認する	
❹ 片づけ	1. 環境整備 ① ベッド上に患者の身の回りのものを戻す ② 不要なものの片づけ 2. 患者の全身状態の確認	

危険予知！スキルアップのための Lesson

👩 輸液療法および酸素療法施行中の患者さんを、ベッド上で体位変換する場面です。特に注意が必要だと考えられるのはどこでしょう。

🧑 体位を変換し枕を挿入する場面じゃないでしょうか。

👩 そうですね。具体的にはどういったことに注意が必要になりますか？

🧑 体位変換を看護師が実施する場合、患者さんがどこまで自分で動くことができるかを確認する必要があります。できる限り患者さんの機能を活用しますが、患者さんが動けない状態なら、看護師2人で体位変換を実施するほうがよいと思います。もし、看護師の手助けで側臥位がとれ、自分で保持できるような場合は、看護師は1人で大丈夫です。

👩 状態を的確に判断し、無理のない体位変換を行う必要がありますね。そのほか、実施のときに気をつけておくことはありますか？

🧑 安全に行うためには、ベッド上に物がない状態にして、ベッド柵を必ず使用します。患者さんが体位変換時にベッドから転落することのないように気をつけないといけません。体位変換が必要で、酸素療法や輸液療法を実施している患者さんは、全身状態が不安定になりやすく臥床に伴い筋力も低下していることが考えられます。このような患者さんの場合、体位変換は単に体位を変換するだけでなく、着衣のしわをとったり血流の改善を図る機会にもなります。

👩 よく学習できています。体位変換時の手順で抜け落ちや省略はどういった場面で起こりますか？

🧑 患者さんがしっかり側臥位がとれていないのに無理に枕を入れ込むとか、側臥位から仰臥位になってしまう前に、急いで枕を入れるとかがあるのではないでしょうか。

👩 それは、十分に体位変換ができたことになりませんね。このような場合、看護師は2人必要ですね。声をかけ合って行いましょう。

🧑 そうですね。人員の確保ができれば、もっと状態を確認しながら体位変換ができると思います。

👩 ということは、看護師が1人の場合では、確認すべき内容が省略され十分に確認できていないことがあるということですか？

🧑 抜け落ちや省略があるかもしれません。

👩 具体的にはどのようなことですか？

🧑 輸液ルートや酸素チューブの長さが十分にあることや、体位を変換することによって患者さんのからだの下にルートやチューブが入っていないこと、接続が引っかかってはずれないこと、患者さんに苦痛がないことなどです。

👩 そうですね。看護師1人では確認が不十分になったり、確実にできないから、人員の確保が必要ですね。輸液ルートやチューブが挿入されている患者さんの場合は、それらが抜去されることがないようにしましょう。また、患者さんの体型や体位変換の目的に応じた枕やクッションを選択して、効果的に体位変換ができるようにしましょう。

🧑 はい。体格の大きい人に小さな薄い枕は、どのような体位であろうと適しませんし、からだの小さい人に大きすぎる枕は不安定となり危険です。

👩 そうですね。ほかにもまだまだ気になることが発見できると思うので、様々な場面の手順からリスクを抽出してみたらよいですね。

体位変換

「体位変換」のイラスト場面から、潜む危険について KYT 基礎 4 ラウンド法を用いて考えてみよう！

KYTシート（例）

実施	年　月　日	チーム名： リーダー：　　　　　書記： メンバー：

第1ラウンド　どのような危険が潜んでいるか（思いつくまま、危険要因をあげてみよう）
第2ラウンド　これが危険のポイントだ（危険発生確率と深刻さ：重要危険要因＝○、特に危険＝◎）

番号	要　因（〜なので）	行　動（〜して）	現　象（〜になる）
1 ○	輸液の滴下状態が不良だったので輸液に気を取られてしまい	集中できないまま体位変換して	患者の足をベッド柵にぶつける
2 ○	次の処置があり急いでいたので、ベッド上にある物品を片づけることを省略し	自分1人で体位変換して	ベッド上の患者の時計が落ちて破損する
3 ○	声をかけていた看護師がなかなか来なかったので、1人でできると過信し	自分1人で体位変換をして無理な姿勢をとり	腰を痛める（患者にも負担をかける）
4 ◎	看護師1人で体位変換を行っていたので輸液ルートを十分確認せず	枕を挿入し	輸液ルートの接続がはずれて出血する

第3ラウンド　あなたならどうする（危険要因◎を解決するために、具体策を考えよう）
第4ラウンド　私たちはこうする（最も重要な実施項目※を絞り込み、それを実践するための"チーム行動目標"を設定）

◎No.	※印	具　体　策
4		輸液ルートや酸素チューブなどが、移動や体位変換に可能な長さであることを確認する
		輸液、酸素など患者のからだに入っているものすべてについて声に出して確認後、体位変換をする
	※	体位変換は看護師2名で行う。輸液ルートや酸素チューブなどを、看護師2名で指さし確認する

チーム行動目標	
〜するときは	体位変換をするときは
〜して	輸液ルートや酸素チューブの可動性を指さし確認して
〜しよう	看護師2名以上で行おう
ヨシ！	ヨシ！
指さし呼称	体位変換時、チューブ類の可動性を指さし確認、看護師2名で実施、ヨシ！
実施後の評価	

Ⅲ さあ、始めよう！KYT

13 温罨法（湯たんぽ）

安全に温罨法を行うには、どのようなことに注意すべきでしょうか？
この場面に潜む危険を巻末のKYTシートに記入してみよう！

場 面　温罨法（湯たんぽ）の準備をしようとしています。

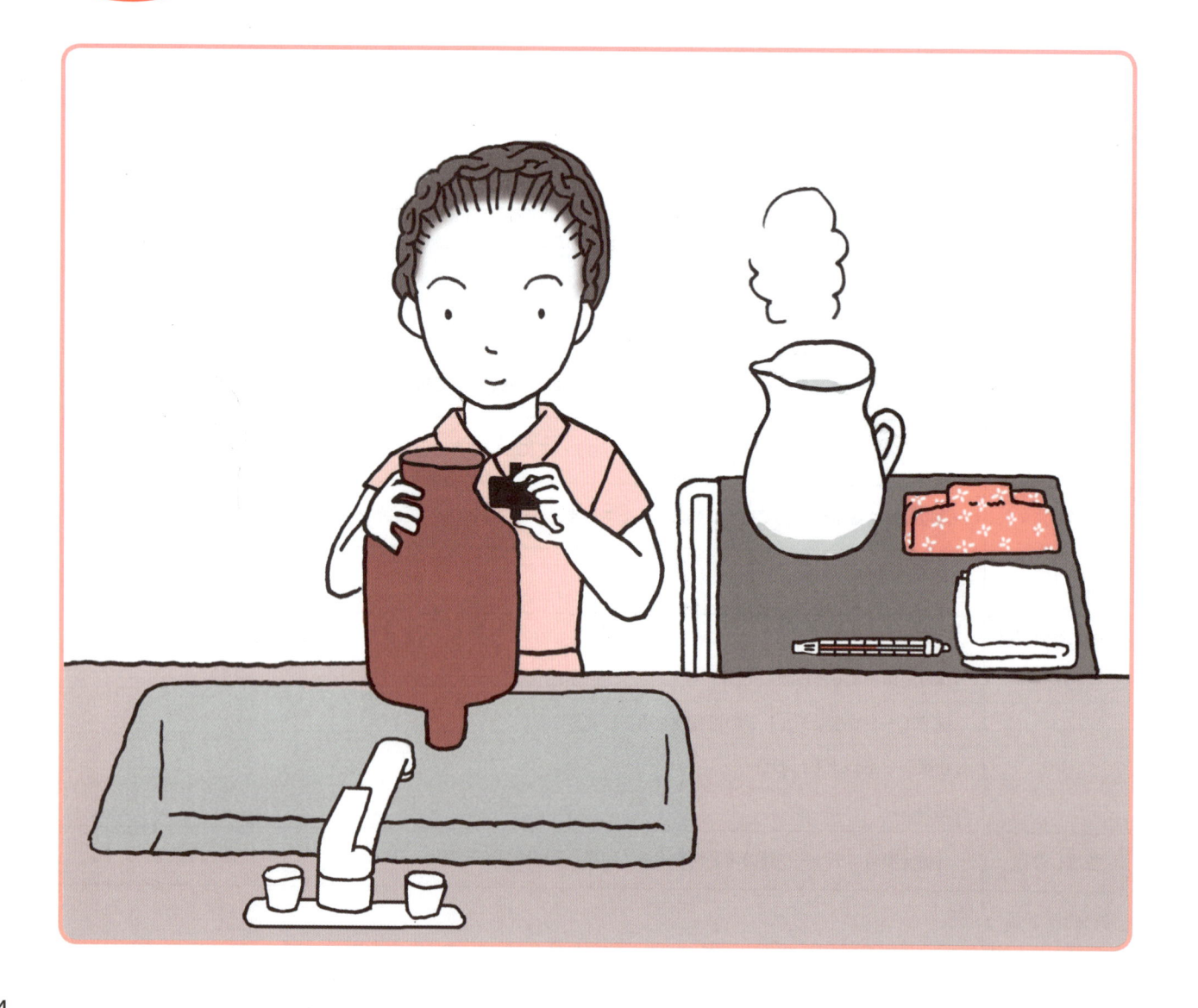

◆ 手順からみるリスク

温罨法（湯たんぽ）の作成準備のステップと手順から、考えられるリスクを具体的に書いてみよう！

ステップ	手　順	起こりうるリスク
❶ 必要物品の準備	1. 必要物品 （湯たんぽ、湯温計、ピッチャー、湯たんぽカバー、タオルなど）	
❷ 湯たんぽの作成	1. 湯たんぽに湯を入れる （湯の温度、湯の量）	
	2. 逆さまにして漏れのないことを確認する	
	3. 湯たんぽを湯たんぽカバーに入れる	
❸ 患者に使用	1. 使用時の注意事項を説明	
	2. からだから10cm以上離れた位置に置く	
❹ 片づけ	1. 湯たんぽを乾燥させ収納する	

危険予知！スキルアップのための Lesson

👩‍🦰 ベッド臥床の患者さんに使用するために湯たんぽの作成を行う場面です。特に注意が必要だと考えられるのはどこでしょう。

👩 湯たんぽ作成の場面じゃないでしょうか。

👩‍🦰 そのとおりですね。湯たんぽを作成するときに、省略されやすい手順はありますか？

👩 本来は、ピッチャーと湯温計を準備し、そこで適温にお湯を準備します。しかし、蛇口から直接、湯たんぽにお湯を入れることもあるように思います。

👩‍🦰 それは結構リスクのあることですね。なぜそのようなことをするのでしょうか？

👩 単に面倒なのだと思います。自分の手で蛇口から出てくるお湯の温度を確認したらよいわけですから。

👩‍🦰 確かに、看護師の手で湯の温度を確認することはあると思いますよ。ただ、ゴム製の湯たんぽでは60℃、プラスチックのものでは70〜80℃と、適切な温度で準備する必要があります。準備する湯の温度が高すぎると、患者さんが熱傷する可能性がありますよ。またゴム製湯たんぽの場合は、プラスチック製湯たんぽに比べて高い温度の湯を入れることで傷んでしまうことが考えられます。逆に、湯の温度が低すぎると、からだを温めることや末梢循環を促すこと、リラクゼーションなどの目的を果たせないことになります。

👩 そうですね。やはり、面倒でも湯の温度を確認して準備するようにし、直接湯たんぽが患者さんに接するように使うときは、40〜50℃の温度にします。

👩‍🦰 そうしましょう。蛇口周囲に注意喚起のポスターを貼るのもよいですね。手で確認したときに感じる温度と、足で感じる温度は違いがあります。感覚・知覚障害のある患者さんに使用するときは特に注意が必要です。患者さんにも注意事項を説明しておきましょう。ゴム製湯たんぽでも、プラスチック製の湯たんぽでもお湯を入れたら必ず漏れがないことを確認してほしいと思っていますが、いかがですか？

👩 はい。お湯の漏れがないことは必ず確認します。お湯を入れた湯たんぽを逆さにして、栓や蓋から湯が漏れていないことを確認します。漏れがあるのに気づかないで患者さんに使用したら、シーツや寝衣を交換することになり、患者さんに迷惑がかかります。

👩‍🦰 漏れの確認の手順を確実に行うことで、リスクを減らすことができますね。湯たんぽが作成できたら、患者さんのところに持っていきましょう。

👩 はい。湯たんぽには湯たんぽカバーを付けて利用します。

👩‍🦰 湯たんぽカバーは毎回付けていますか？

👩 湯たんぽカバーがあるときは必ず付けますが、洗濯などでないときもあります。そのときは、タオルを巻いて代用しています。

👩‍🦰 なるほど。洗濯が間に合わないこともあるかもしれないので、タオルを代用することもあるでしょうね。そのときに何に注意していますか？

👩 タオルから湯たんぽが出ないように、完全に覆われるように注意します。

👩‍🦰 そうですね。栓や蓋などが熱い場合があるので、完全に覆いましょう。また、単にタオルで巻くのではなく、巻いたタオルがずれないようゴムで固定するといった工夫もできるかもしれませんね。また、長時間利用して何度か湯たんぽを作成し直している場合、湯たんぽカバーが湿ってきていないかなども注意してください。必要に応じてカバーの交換をしましょう。ほかにもまだまだ気になることが発見できると思うので、様々な場面の手順からリスクを抽出してみたらよいですね。

13 温罨法（湯たんぽ）

温罨法（湯たんぽ）

「温罨法（湯たんぽ）」のイラスト場面から、潜む危険について KYT 基礎 4 ラウンド法を用いて考えてみよう！

KYTシート（例）

実施	年　月　日	チーム名： リーダー：　　　　　　書記： メンバー：	

第1ラウンド どのような危険が潜んでいるか（思いつくまま、危険要因をあげてみよう）
第2ラウンド これが危険のポイントだ（危険発生確率と深刻さ：重要危険要因＝○、特に危険＝◎）

番号	要　因（〜なので）	行　動（〜して）	現　象（〜になる）
1 ○	湯たんぽ作成後に栓が閉まっているかを確認しなかったので	そのまま湯たんぽカバーの中に湯たんぽを入れて患者に使用し	お湯が漏れて患者が熱傷を負う
2 ○	湯温計やピッチャーを準備するのが面倒だったので	水道の蛇口から湯を直接入れて	看護師が手に熱傷を負う
3 ◎	湯温計を準備しなかったので湯の温度を測らず	熱湯で湯たんぽを作成し	患者が熱傷を負う
4			

第3ラウンド あなたならどうする（危険要因◎を解決するために、具体策を考えよう）
第4ラウンド 私たちはこうする（最も重要な実施項目※を絞り込み、それを実践するための"チーム行動目標"を設定）

◎ No.	※印	具　体　策
3	※	面倒がらず、湯温計で湯の温度を測定して湯たんぽをつくる習慣をつける
		水道の蛇口周囲に注意喚起のポスターを貼る
		湯たんぽ使用時の注意事項を患者に説明する

チーム行動目標	
〜するときは	湯たんぽを作成するときは
〜して	ピッチャーと湯温計を準備して
〜しよう	温度を確かめて作成しよう
ヨシ！	ヨシ！
指さし呼称	湯たんぽ作成時、ピッチャーと湯温計の準備、ヨシ！
実施後の評価	

87

Ⅲ　さあ、始めよう！KYT

14　入浴・シャワー介助

安全に入浴・シャワー介助を行うには、どのようなことに注意すべきでしょうか？
この場面に潜む危険を巻末のKYTシートに記入してみよう！

場　面　Aさん（70歳代、男性）に入院して初めての入浴の介助を行っています。

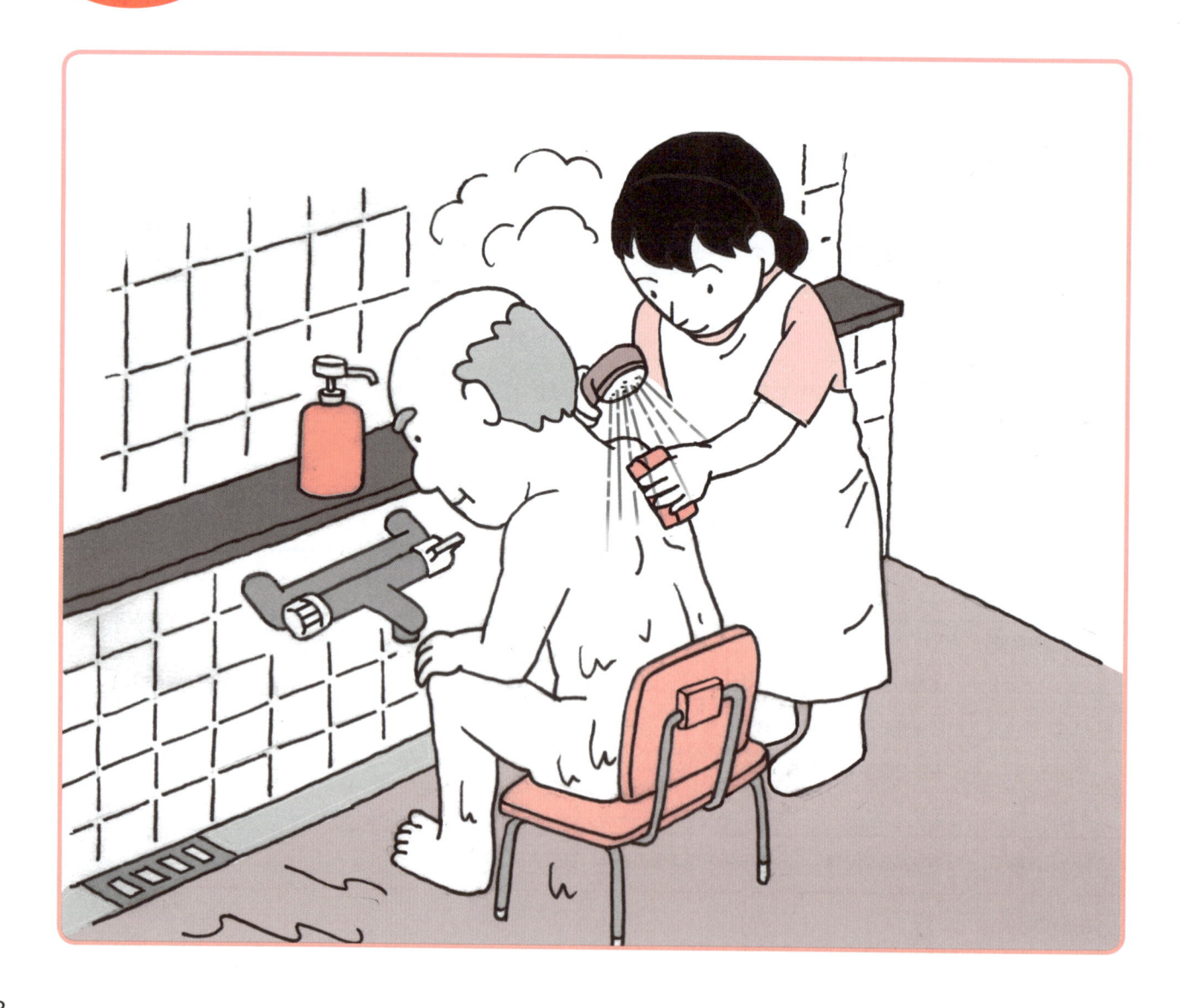

◆ 手順からみるリスク

入浴・シャワー介助のステップと手順から、考えられるリスクを具体的に書いてみよう！

ステップ	手　順	起こりうるリスク
❶ 浴室と物品の準備	1. 環境整備 （脱衣所・浴室を暖める、床の水滴を拭き取る、いす・手すりなどの安全確認）	
	2. 浴槽に湯を溜める （湯の温度、湯の量）	
	3. 必要物品の準備 （シャンプー、ボディソープ、タオル、着替え）	
❷ 患者の準備	1. 全身状態の確認	
	2. 入浴方法の説明	
	3. 浴室への誘導、排泄	
❸ 入浴・シャワー浴の実施	1. 看護師の準備	
	2. 患者の準備・脱衣	
	3. 熱傷・転倒・気分不快などの症状に注意し、短時間でケアの実施	
❹ 片づけ	1. 更衣後、部屋に誘導、患者の全身状態の確認	
	2. 片づけ （物品の片づけ：患者持参、洗濯物、浴室のそうじ）	

危険予知！スキルアップのための Lesson

― シャワー介助を行う場面です。特に注意が必要だと考えられるのはどこでしょう。

― シャワーのお湯を使用する場面じゃないでしょうか。

― そのとおりです。湯の温度に注意して熱傷を負わないように気をつける必要がありますね。今回のように、入院後初めて入浴やシャワー浴をする場合、患者さんに方法や設備などをしっかり説明しておきましょう。自宅の浴室とはタイプが異なることもあるので注意が必要です。

― はい。使用中に注意することや湯の温度、転倒などについて説明します。湯の温度設定は、使用状況によって温度が変化することもあるので、特に注意します。

― そうですね。どのような手順で行うと安全にシャワーが行えると考えますか？

― 湯の温度は看護師が調整します。患者さんにかからないようにしばらく湯を出しっぱなしにした後に、看護師の腕の内側で確認します。その後、患者さんの手でも確認してもらっています。

― 患者さんにも湯の温度を確認してもらうことは大切ですね。でも、麻痺のある患者さんや皮膚の感覚障害がある患者さんは注意が必要ですね。加えて、蛇口は熱くなっていることがあるので、触らないように説明をする必要がありますよ。ほかにも、浴室は水で濡れていて滑りやすいので、転倒のリスクがありますが、どのような対策をとっていますか？

― 浴室での転倒では、患者さんのADLと筋力、歩行状態、リハビリテーションの程度などを正しく評価することが必要だと思います。場合によっては、シャワーいすに座ってもらった際に足浴を行うことがありますが、洗面器で足を温めたまま、次の動作に移らないように説明しています。

― あらかじめ、説明できているとよいのですが、実施しながらの説明は患者さんがとっさに行動を起こすことがあるので避けたほうがよいですね。洗面器に足を入れたまま立ち上がろうとして滑って転倒することも考えられますから。

― はい。患者さんへの準備や説明をていねいに行うことができれば、転倒を防ぐことができるのではないかと考えています。そのためには、危険の予測が行えることが重要です。

― そうですね。密室の熱気でのぼせて気分が不快になったり、低血圧を起こしたりする可能性もありますね。立ち上がる方法を説明することや、換気などの環境整備をすることも大事ですね。単に清潔操作を行うことだけでなく、患者さんの全身状態の変化について観察しながら行うことが大切です。

― 入浴やシャワー浴はなかなか実施時間が定まらなくて困ることがあります。

― 検査や処置、食事の前後と重ならないようにする配慮が必要ですね。入浴直後には胃腸の血管が収縮して血流量が減少するため、胃腸の蠕動運動は抑制されて胃液分泌量は減少します。食事直後の入浴は避けましょう。また、湯船につかって胃そのものが温まってくると、蠕動運動が亢進し胃液分泌が活発になるため、空腹時の入浴も避けましょう。お湯の温度はどのくらいに設定しますか？

― 一般には40～43℃が適温とされています。血液循環をよくし、心機能を亢進させて全身の代謝を高めるためです。

― そうですね。でも、代謝の亢進によって酸素消費量が増加するので、呼吸や循環機能が低下している患者さんには負担になりますね。そのため、お湯は37～39℃程度にし、なるべく短時間で終えるようにするとよいでしょう。また、湯につかると水圧で腹部が圧迫されて横隔膜が挙上し、呼吸運動量が増えるので、湯につかる場合は腰から下の座浴が望ましいでしょう。ほかにもまだまだ気になることが発見できると思うので、様々な場面の手順からリスクを抽出してみたらよいですね。

入浴・シャワー介助

「入浴・シャワー介助」のイラスト場面から、潜む危険について KYT 基礎 4 ラウンド法を用いて考えてみよう！

KYTシート（例）

実施	年　月　日	チーム名： リーダー：　　　　　　書記： メンバー：

第１ラウンド　どのような危険が潜んでいるか（思いつくまま、危険要因をあげてみよう）
第２ラウンド　これが危険のポイントだ（危険発生確率と深刻さ：重要危険要因＝○、特に危険＝◎）

番号	要　因（〜なので）	行　動（〜して）	現　象（〜になる）
1 ○	入浴時間から逆算して湯温を高めに設定し、入浴時湯温を確かめなかったので	熱めの湯の状態で患者を入浴室へ誘導して	患者が熱傷を負う
2 ○	患者にシャワーの温度を勝手に調整しないよう説明していなかったので	患者が自分で蛇口を動かして	患者も看護師も熱傷を負う
3 ○	患者に足浴中は動かないよう説明していなかったので	足浴介助中に患者が急に立ち上がり	転倒する
4 ◎	入院後、初めての入浴、シャワー浴だったので清潔援助のほうに注意がいき、全身状態の観察が不足したので	バイタルサインの変化を見落とし	患者の全身状態悪化への対応が遅れる

第３ラウンド　あなたならどうする（危険要因◎を解決するために、具体策を考えよう）
第４ラウンド　私たちはこうする（最も重要な実施項目※を絞り込み、それを実践するための"チーム行動目標"を設定）

◎No.	※印	具　体　策
4		初めての入浴・シャワー浴は、短時間で実施する
		初めての入浴・シャワー浴は、シャワー浴のみ実施する
	※	ケア中も、患者の表情、顔、声などに注意し、全身状態の観察を行う
		浴室の照明を通常より明るくし、異常の観察・発見が行えるようにする

チーム行動目標	
〜するときは	初めての入浴、シャワー浴をするときは
〜して	患者の表情や顔、声のトーンなどに注意して
〜しよう	たびたび全身状態の観察をしよう
ヨシ！	ヨシ！
指さし呼称	初めての入浴、シャワー浴時、患者の顔色、表情、声を観察しよう、ヨシ！
実施後の評価	

15 全身清拭

**安全に全身清拭を行うには、どのようなことに注意すべきでしょうか？
この場面に潜むの危険を巻末のKYTシートに記入してみよう！**

場　面　Aさん（70歳代、男性）は輸液療法中で、入院時から心電図モニターを付けています。全身清拭をしているところです。

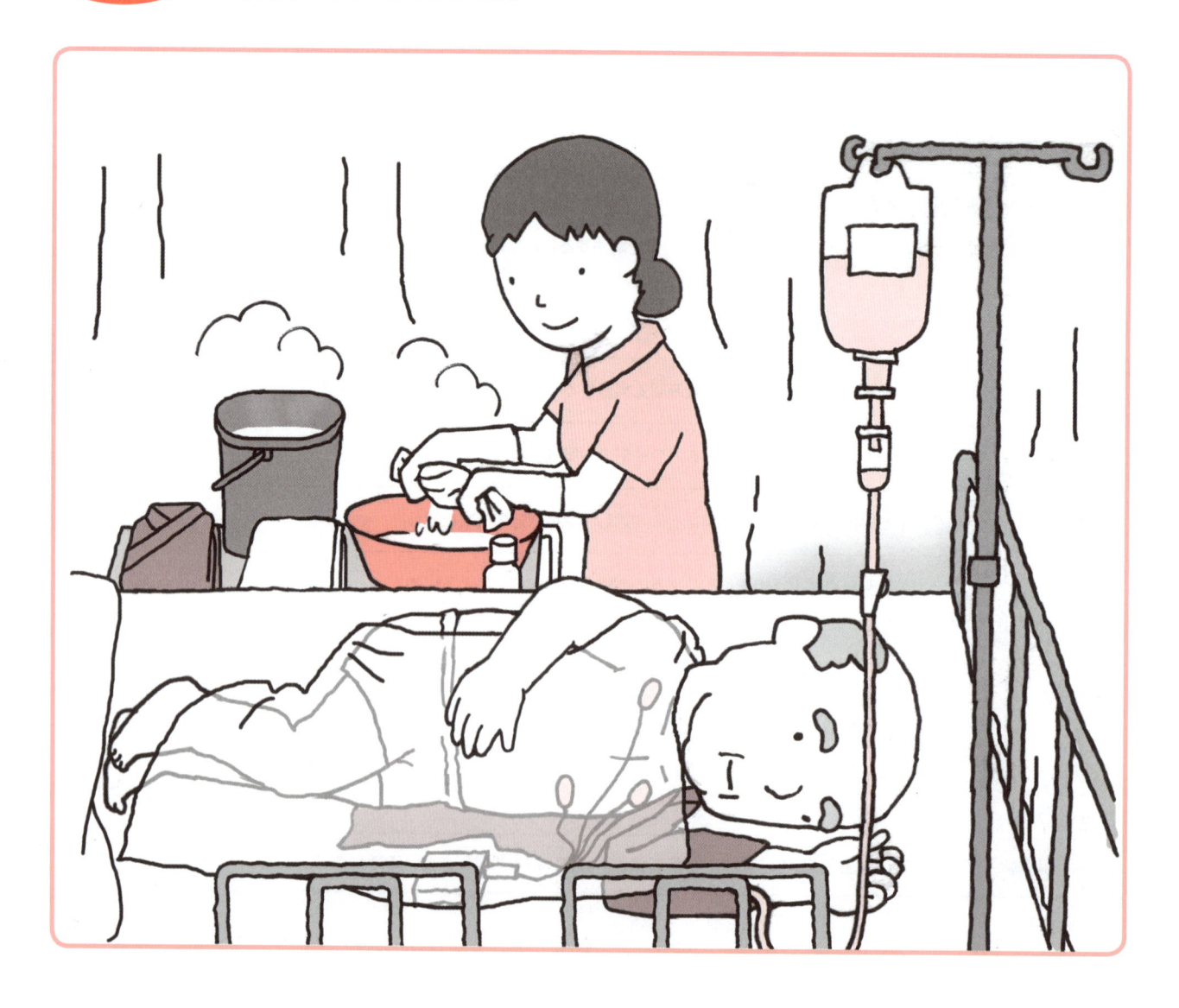

◆ 手順からみるリスク

全身清拭のステップと手順から、考えられるリスクを具体的に書いてみよう！

ステップ	手　順	起こりうるリスク
❶ 全身清拭の準備	1. 必要物品の準備 （バケツ、52〜55℃の湯、湯温計、ボディソープまたは入浴剤・保湿剤、手袋、タオル、着替えなど）	
❷ 患者の準備	1. 全身状態の確認 （発熱などバイタルサイン）	
	2. 患者に全身清拭の方法を説明	
	3. 環境整備 （室温、プライバシーの保護）	
❸ 全身清拭の実施	1. 清拭の実施 ① 湯の温度とタオルの温度に注意し、短時間で実施 ② 冷えに注意	
	2. 皮膚の観察 （接触面：腋窩、耳介など）	
	3. 更衣	
❹ 片づけ	1. 患者の全身状態の確認	
	2. 環境整備 （ナースコールの設置）	

危険予知！スキルアップのための Lesson

👩‍🏫 ベッド上でお湯を使って全身清拭を行う場面です。特に注意が必要だと考えられるのはどこでしょう。

👦 タオルで清拭をしていく場面ではないでしょうか。

👩‍🏫 そうですね。具体的にはどういったことに注意が必要になりますか？

👦 湯の温度と熱傷ですね。清拭の実施時間を考慮して、熱めの湯を準備するのですが、そのままタオルを絞るとかなり熱いので、熱傷を負う可能性があります。

👩‍🏫 その場合、どのような手順が必要になりますか？

👦 絞ったタオルは、一度開いてから使用するとよいと思います。

👩‍🏫 そのとおりです。一度開くことでタオルが冷めますが、冷たくなり過ぎないように注意しましょう。また、逆に湯が冷めてしまって寒気を訴えたり、かぜをひく可能性もあり、湯の温度はていねいに管理することが大切です。そのほかに注意することはありませんか？

👦 環境整備として室温の調整を行い、プライバシーにも配慮します。全身を清拭するので時間もかなりかかります。手早く行い、拭いていないときは、バスタオルやタオルケットをからだに密着するように掛けると保温しやすいです。掛け物をしたり、カーテンを閉めるなどして患者さんの羞恥心に配慮します。

👩‍🏫 大切なことに気づけていますね。看護師は活動量が多いために、じっとしている患者さんとは体感温度がずれているかもしれません。清拭を始めるときと途中で、患者さんに室温が適切かどうかを確認しましょう。また、清拭するときの力の入れ方はどのように気をつけていますか？　高齢者や低栄養状態の患者さんも多いと思いますが。

👦 浮腫や出血傾向の強い皮膚の脆弱な患者さんは、内出血を起こしたり、皮膚が破れたりする危険性があるので擦りすぎないようにします。患者さんの状態によってはタオルを使わない方法を選びます。

👩‍🏫 そうですね。患者さんの皮膚状態の確認をすること、血液データなどの栄養状態を把握するという手順も必要になってくるかもしれませんね。また、この患者さんのようにモニターやテープが貼ってある場合は、一度剥がして皮膚状態を観察し、ケアの実施後に貼り直すようにしましょう。使用する石けんは、成分が残らないように注意しましょう。患者さんの状態によっては、石けんを使用するのではなく、保湿剤や入浴剤のように拭き取りの必要ないものを選択することも考えてよいと思います。

👦 情報収集を行い、患者さんに必要なケアを提供したいと思います。また、多くの必要物品がワゴンに準備してあるので、ひっくり返る危険性もあります。そうならないためには、使用しやすいように配置を整えておくことも必要だと思います。

👩‍🏫 そのとおりです。手順よく全身清拭をするためには、準備や段取りが重要ですね。全身清拭の実施後に注意することはどこですか？

👦 お湯が病室の床や廊下にこぼれたりすると、転倒の原因になるので、片づけのときに床が濡れていないか確認します。

👩‍🏫 環境整備は大切ですね。全身清拭のあとは、ベッドサイドが元どおりになっているか、ナースコールは手元にあるか、ベッド柵は付けてあるか、更衣後の洗濯物も患者さんに確認しておきましょう。ほかにもまだまだ気になることが発見できると思うので、様々な場面の手順からリスクを抽出してみたらよいですね。

全身清拭

「全身清拭」のイラスト場面から、潜む危険について KYT 基礎 4 ラウンド法を用いて考えてみよう！

KYTシート（例）

実施	年　月　日	チーム名： リーダー：　　　　　　書記： メンバー：

第1ラウンド	どのような危険が潜んでいるか（思いつくまま、危険要因をあげてみよう）
第2ラウンド	これが危険のポイントだ（危険発生確率と深刻さ：重要危険要因＝○、特に危険＝◎）

番号	要　因（～なので）	行　動（～して）	現　象（～になる）
1 ○	一度に物品を選べるように1つのワゴンに必要物品をすべて準備したので	ワゴンの上の物を取ろうとして	床に湯をこぼす
2 ◎	湯温計で湯の温度を測るのが面倒だったので	湯の温度を測らないままの湯を使用して	患者が熱傷を負う
3 ○	看護師は活動量が多く暑かったので、室温を下げたまま全身清拭して	患者は冷寒を覚えて	かぜをひく
4 ○	入院時から心電図モニターが装着されており、貼用部分を剥がすのが面倒だったので	モニターを貼用した上から全身清拭をして	モニター貼用部の皮膚がただれる

第3ラウンド	あなたならどうする（危険要因◎を解決するために、具体策を考えよう）
第4ラウンド	私たちはこうする（最も重要な実施項目※を絞り込み、それを実践するための"チーム行動目標"を設定）

◎No.	※印	具　体　策
2		絞ったタオルの温度を、自分の肘の内側で確認する
	※	バケツに湯温計を入れたままにして湯の温度をケア中確認する
		患者に絞ったタオルを確認してもらい、使用する

チーム行動目標	
～するときは	全身清拭をするときは
～して	バケツに湯温計をセットして
～しよう	絞ったタオルを自分の肘で確認しよう
ヨシ！	ヨシ！
指さし呼称	全身清拭時、バケツに湯温計、ケアの間適宜確認、ヨシ！
実施後の評価	

16 洗髪

安全に洗髪を行うには、どのようなことに注意すべきでしょうか？
この場面に潜む危険を巻末のKYTシートに記入してみよう！

場面 Aさん（70歳代、男性）に入院後初めての洗髪を行うところです。輸液ポンプを使用して中心静脈栄養法を行っています。

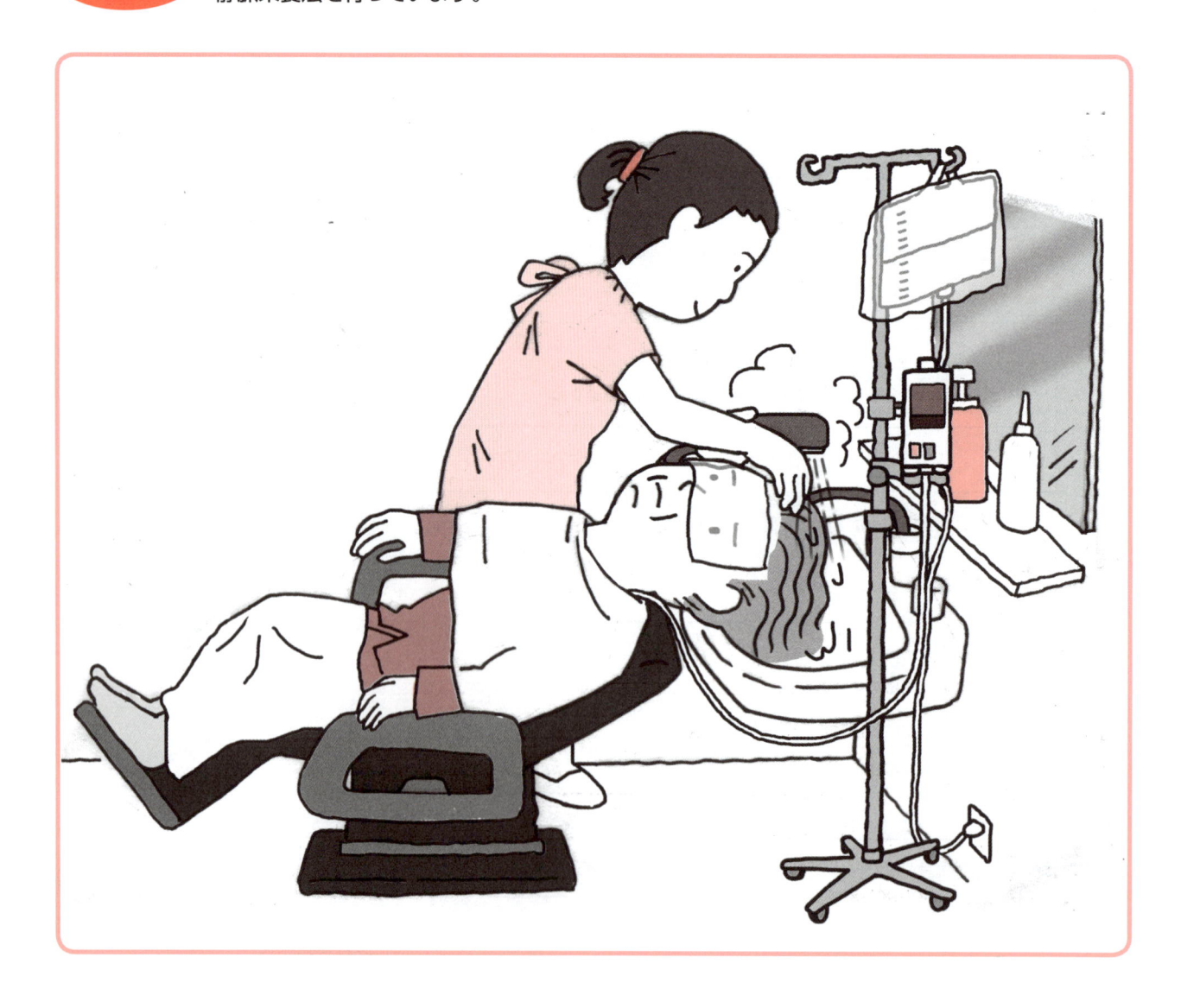

16 洗髪

◆ 手順からみるリスク

洗髪のステップと手順から、考えられるリスクを具体的に書いてみよう！

ステップ	手　順	起こりうるリスク
❶ 洗髪台と必要物品の準備	1. 環境整備 　（室温）	
	2. 洗髪台の準備 　（いすの角度、40～42℃の湯の温度）	
	3. 必要物品の準備 　（洗髪用ケープ、ドライヤー、シャンプー、タオル）	
❷ 患者の準備	1. 全身状態の確認	
	2. 患者に洗髪の方法を説明	
❸ 洗髪の実施	1. 洗髪台への誘導、着衣の調整	
	2. 実施 　① 湯の温度に注意し短時間で実施 　② 患者の訴えと観察、患者の全身状態の確認	
	3. 髪を乾かす	
❹ 片づけ	1. 環境整備 　（洗髪台の清掃、持参品の確認）	

危険予知！スキルアップのための Lesson

👩‍🦳 洗髪台で洗髪を行う場面です。実施に至るまでにも誘導や準備、湯の温度や姿勢などいろいろ見ることがありそうですね。特に注意が必要だと考えられるのはどこでしょう。

👩 洗髪の実施場面じゃないでしょうか。

👩‍🦳 そうですね。洗髪の場面ですね。具体的にはどういったことに注意が必要になりますか？

👩 洗髪は短時間で行い、患者さんの負担を最小限にします。特に、頚部が後屈しやすいので、しっかり患者さんの頭部を支えるようにします。頚部には大きな血管が通っているので、血流を阻害しないためには頚部の圧迫に注意が必要です。

👩‍🦳 そのとおりです。しっかり頭部を支えるためには看護師の姿勢が重要だと思いませんか？

👩 はい。看護師の重心を安定させて患者さんを支えることが大切です。患者さんの近くに立つこと、頭部がシャンプーなどで滑らないようにしっかり手を開いて支えること、手元に必要な物品があり、片手で使えるように準備ができていることなどですね。

👩‍🦳 そうです。洗髪中には患者さんの全身状態の変化も気になると思いますが、どう考えていますか？

👩 洗髪台で洗髪を行う場合、患者さんが頭を下げて下向きになっている場合や、上向きになっていても水滴の飛散を防ぐために、顔の上にタオルなどを置いている場合があります。看護師は、洗髪に夢中になって患者さんの状態の変化に気づくことが遅れる場合もあるかもしれません。

👩‍🦳 気をつけないといけませんね。ケアに集中するあまり、患者さんの全身状態の変化を見落とすことのないように、どのような観察を行いますか？

👩 患者さんの表情を観察しやすいようにします。目などを覆うための布も、状況によっては少ない面積に折るなどの工夫が必要です。洗髪中も、患者さんに頻回に声かけを行い、苦痛や気分不快などの症状を確認します。また、実施の前に手順を説明するとともに、いつでも中断できることを伝えておきます。

👩‍🦳 そうですね。患者さんの変化を見落とさないように、声をかけましょう。注意事項としては、患者さんには排泄を済ませてもらい、室温を 22 〜 24℃に設定し、プライバシーの保護を行い、安楽な体位にして実施します。洗髪中は、爪を立てず指の腹で洗い、耳に水が入らないよう綿などで耳栓をしたり、首元の着衣を緩めてタオルで保護しておくことも必要です。

👩 いつものことですが、実施に移るまでの備えが細かくできていると、実施中の対応もスムーズですよね。

👩‍🦳 湯の温度についても注意しましょう。しばらく湯を出し、温度が安定したら使用するとよいですね。輸液ポンプを使用中の患者さんは、どのようなことに注意が必要ですか？

👩 洗髪台の近くに電源があれば、主電源を入れておくと安心です。ちょっとの時間だからと思ってバッテリーで稼働していると、洗髪中に電圧が低下してしまうかもしれません。また、気泡が混入したり、患者さんの体位によっては閉塞アラームも鳴るかもしれません。その場合は洗髪をいったん中止して看護師の手を拭いてから操作する必要があります。

👩‍🦳 そうですね。なるべく洗髪中にアラームの操作をしなくてよいように、あらかじめ輸液の残量や輸液ラインの管理をしておくとよいでしょうね。散髪台付近は、シャンプーや水で滑りやすくなっています。輸液架台の取り扱いと転倒には注意が必要ですね。また、体位を戻してから気分不快やめまいなどの症状が出る可能性もあるので、ゆっくり体位を戻しましょう。ほかにもまだまだ気になることが発見できると思うので、様々な場面の手順からリスクを抽出してみたらよいですね。

洗 髪

「洗髪」のイラスト場面から、潜む危険についてKYT基礎4ラウンド法を用いて考えてみよう！

KYTシート（例）

実施	年　月　日	チーム名： リーダー：　　　　　　　　書記： メンバー：		
第1ラウンド	どのような危険が潜んでいるか（思いつくまま、危険要因をあげてみよう）			
第2ラウンド	これが危険のポイントだ（危険発生確率と深刻さ：重要危険要因＝○、特に危険＝◎）			
番号	要　因（〜なので）	行　動（〜して）	現　象（〜になる）	
1 ◎	顔が濡れるのを避けるため、顔の一部分をタオルで覆った状態で洗髪をして	患者に話しかけなかったため異常に気づくのが遅れて	患者の容態が急変する	
2 ○	輸液ポンプのアラームが鳴ったので	シャンプーで濡れた手のまま輸液ポンプを操作して	輸液ポンプが漏電して故障する	
3 ○	洗髪台周囲の床が濡れていたことに気づかなかったので	反対側にあるヘアブラシを取ろうと手を伸ばして	輸液架台が滑って患者がけがをする	
4 ○	輸液ラインが患者の頚部近くにあることに気づかず、反対側の頭部を洗おうとしたので	輸液ラインまで引っ張ってしまい	輸液ラインが刺入部から抜去される	
第3ラウンド	あなたならどうする（危険要因◎を解決するために、具体策を考えよう）			
第4ラウンド	私たちはこうする（最も重要な実施項目※を絞り込み、それを実践するための"チーム行動目標"を設定）			
◎No.	※印	具　体　策		
1		呼吸がしやすいように、タオル（不織布）の折り方を工夫して顔を覆う		
		患者に絶えず話しかけ、声のトーンを観察する		
	※	表情を観察しながら症状や体調の変化を気づかう言葉をかける		
チーム行動目標				
〜するときは	洗髪するときは			
〜して	表情を観察して			
〜しよう	症状や体調を気づかう言葉をかけよう			
ヨシ！	ヨシ！			
指さし呼称	表情観察、症状確認、声かけ、ヨシ！			
実施後の評価				

17 陰部洗浄

**安全に陰部洗浄を行うには、どのようなことに注意すべきでしょうか？
この場面に潜む危険を巻末のKYTシートに記入してみよう！**

場面 Aさん（70歳代、男性）はベッド上安静中であり、ベッド上で陰部洗浄を行っています。

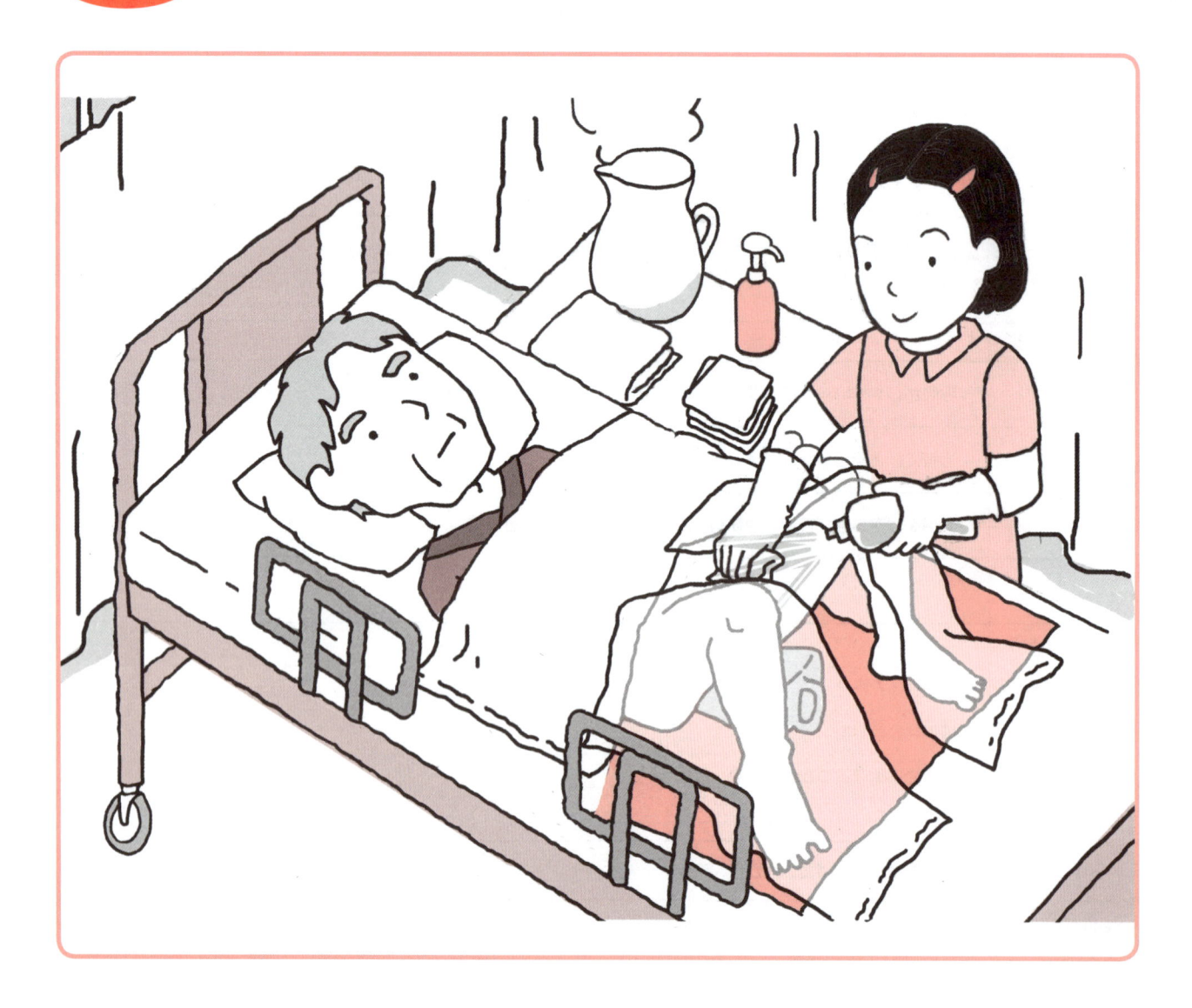

◆ 手順からみるリスク

陰部洗浄のステップと手順から、考えられるリスクを具体的に書いてみよう！

ステップ	手　順	起こりうるリスク
❶ 陰部洗浄の準備	1. 必要物品の準備 （陰部洗浄用ボトル、38〜41℃、500〜1,000 mLの湯、ボディソープ、手袋、おむつまたは便器、防水シーツ、トレイなど）	
	2. 環境整備 （室温、プライバシーの保護）	
❷ 患者の準備	1. 全身状態の確認	
	2. 患者に陰部洗浄の方法を説明	
❸ 陰部洗浄の実施	1. 陰部洗浄 ① 防水シーツを敷き、おむつまたは便器を挿入 ② 手早くていねいにしっかり泡立てて洗浄	
	2. 皮膚粘膜の観察	
	3. 更衣	
❹ 片づけ	1. 患者の全身状態の確認	
	2. 環境整備	

危険予知！スキルアップのための Lesson

👓 ベッド上で陰部洗浄を行う場面です。日常的に行われる処置ですが、必要物品の種類も多く、手順も複雑です。特に注意が必要だと考えられるのはどこでしょう。

🙂 洗浄の実施の場面じゃないでしょうか。湯の温度や物品の配置などへの注意が必要です。

👓 では、物品の配置や準備でどのようなことに注意しますか？

🙂 陰部洗浄の必要物品をワゴンに準備します。ベッド上に置くことも仮定してトレイも準備する必要があります。

👓 そうですね。ベッド上に物品を配置することを考慮して、トレイに準備したものをワゴンでベッドサイドまで運ぶようにしましょう。それでは、湯の温度についてはどうですか？

🙂 湯の温度には注意が必要です。陰部洗浄のためには、38〜41℃の湯を準備します。

👓 そのとおりです。洗浄用の石けんもしっかり泡だて、泡で洗浄するようにしますが、皮膚や粘膜の損傷を防ぐため、強くこすりすぎないように注意してください。陰部は非常にデリケートな部分ですので、出血するおそれがあります。ほかにも、感染予防のために重要な手順があると思いますが、どのようなところに注意しますか？

🙂 はい。女性の場合は、恥丘から肛門にかけて洗浄するようにします。逆に洗浄すると、逆行性の尿路感染症を起こすことにもなりかねません。

👓 そうですね。肛門部には大腸菌などが付着していることが考えられますから、これは非常に大切です。陰部洗浄はどのようなタイミングで実施していますか？

🙂 陰部洗浄は、ベッド上臥床で離床ができない患者さんにはほぼ毎日実施しています。女性も男性も陰部は汚れやすい部位なので、全身清拭の際に行うほか、汚染が生じた場合などは適宜行っています。

👓 適切なタイミングで行われていますね。汚れが残留しているとただれなどの症状が出るので、十分な洗浄が必要ですが、石けん成分が陰部に残ることのないように、不足しない湯量を準備しておくことも大切ですね。石けんは一般的にアルカリ性ですが、洗浄が十分にされれば、皮膚表面は元の弱酸性に戻るといわれています。石けん分の残留は、皮膚表面のアルカリ化を起こし、皮膚本来のバリア機能を低下させます。肌荒れの原因になり、瘙痒感や発赤を生じさせますよ。

🙂 はい。十分な湯量を準備し、しっかり洗浄することが大切だということですね。実施中に、湯の温度が下がってしまうこともあるので、足し湯ができるように整えておくようにします。

👓 よく気がつきました。しかし、洗浄用の湯の入ったボトルをベッドに置くと、安定が悪く倒れてしまいこぼれることが考えられますから、ケアの際、リネンを汚さないように必要物品の配置を考えましょう。通常、陰部のケアは自分で行うものです。他人にしてもらわないといけない状況にある患者さんの立場に立って、羞恥心とプライバシーに配慮した準備を行いましょう。

🙂 はい。そのために、環境調整を行うこと、準備を万全に行うこと、患者さんに説明して協力を得るよう努めたいと思います。

👓 そのとおりですね。不要なからだの露出は避け、下肢もバスタオルで覆うなどの配慮をしましょう。ほかにもまだまだ気になることが発見できると思うので、様々な場面の手順からリスクを抽出してみたらよいですね。

陰部洗浄

「陰部洗浄」のイラスト場面から、潜む危険について KYT 基礎 4 ラウンド法を用いて考えてみよう！

KYTシート（例）

実施	年　月　日	チーム名： リーダー：　　　　　書記： メンバー：

第1ラウンド → どのような危険が潜んでいるか（思いつくまま、危険要因をあげてみよう）
第2ラウンド → これが危険のポイントだ（危険発生確率と深刻さ：重要危険要因＝○、特に危険＝◎）

番号	要因（〜なので）	行動（〜して）	現象（〜になる）
1 ○	ほかのケアが気になり、急いでいたので	慌てて強い力でこすってしまって	陰部の粘膜に出血を起こす
2 ○	トレイに必要物品を準備するのが面倒だったので	ベッドの上に洗浄ボトルを置いて	湯がこぼれ、シーツ交換が必要になる
3 ◎	湯の量は半分程度しか必要ないと思ったので、ボトルの半分に湯を入れて	陰部洗浄を十分に行えず	患者が陰部に炎症を起こす
4			

第3ラウンド → あなたならどうする（危険要因◎を解決するために、具体策を考えよう）
第4ラウンド → 私たちはこうする（最も重要な実施項目※を絞り込み、それを実践するための"チーム行動目標"を設定）

◎No.	※印	具体策
3	※	陰部洗浄用ボトルに十分な湯の量
		ボトル内の湯だけでなく、追加の足し湯も準備する
		洗浄は恥丘から下に向かって一方向で実施する

チーム行動目標	
〜するときは	陰部洗浄をするときは
〜して	陰部洗浄用ボトルに十分な湯量を準備して
〜しよう	十分に洗浄しよう
ヨシ！	ヨシ！
指さし呼称	陰部洗浄時、ボトル内に十分な湯量あり、十分な洗浄、ヨシ！
実施後の評価	

18 口腔ケア

**安全に口腔ケアを行うには、どのようなことに注意すべきでしょうか？
この場面に潜む危険を巻末のKYTシートに記入してみよう！**

場 面　Aさん（70歳代、男性）は部分義歯を使っています。食後の口腔ケアを行っています。

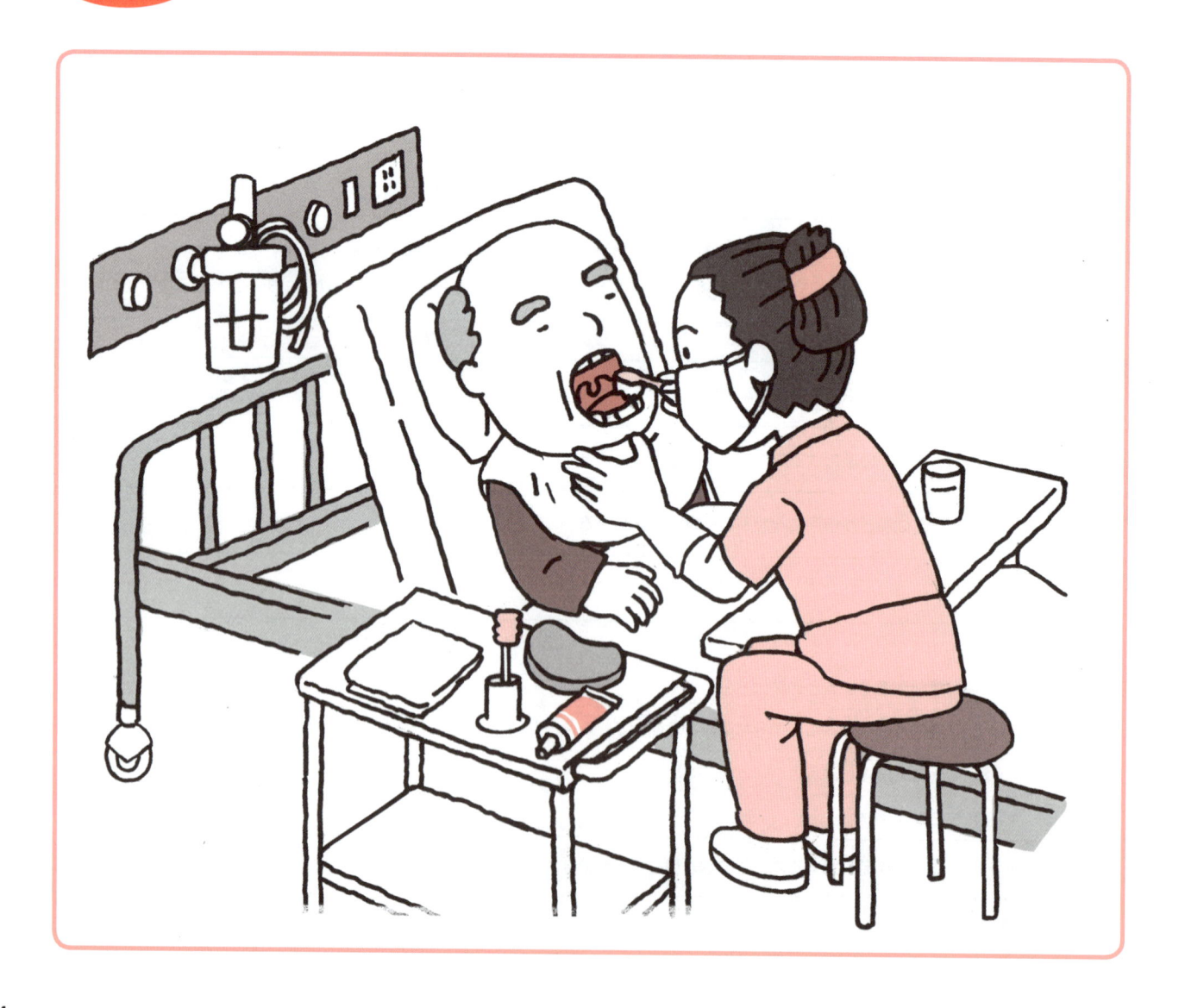

18 口腔ケア

◆ 手順からみるリスク

口腔ケアのステップと手順から、考えられるリスクを具体的に書いてみよう！

ステップ	手　順	起こりうるリスク
❶ 口腔ケアの準備	1. 必要物品の準備（歯ブラシ、スポンジブラシ、歯磨き剤、コップ、義歯洗浄剤、ガーグルベースン、タオル、手袋、マスク、必要時吸引物品など）	
❷ 患者の準備	1. 全身状態の確認	
	2. 患者に口腔ケアの目的と方法を説明	
	3. 体位を整える（枕の位置、頚部の角度）	
❸ 口腔ケアの実施	1. 口腔ケアの実施（誤嚥に注意、義歯の取り扱いに注意）	
	2. 口腔内の観察（歯芽の状態、う歯の有無、歯周病、出血の有無、口臭など）	
❹ 片づけ	1. 患者の全身状態の確認	
	2. 体位を整える	

危険予知！スキルアップのための Lesson

👩‍🏫 ベッド上で口腔ケアを行う場面です。特に注意が必要だと考えられるのはどこでしょう。

👦 口腔内をケアしている場面、特に含嗽の場面じゃないでしょうか。口腔ケアで気をつけないといけないのは、誤嚥ですから。

👩‍🏫 そのとおりです。では、どのような手順で口腔ケアを行うことが誤嚥を予防することになるのかしら？　まず必要物品から考えてみましょうか。

👦 はい。患者さんの意識状態や協力が可能かどうか、口腔内の様子で必要物品は変わってきます。誤嚥しないように吸引が必要な場合もありますし、歯が欠損している患者さんではスポンジブラシがよい場合もあります。

👩‍🏫 そのとおりですね。そのために情報収集をしておく必要があります。患者さんの意識状態や口腔内の状態、今までのケアの方法などを考慮して必要物品を準備するようにしましょう。総義歯や部分義歯を使用中の患者さんの場合は、その取り扱いやケア方法にも注意が必要です。義歯はブラッシングしてはいけません。ブラッシングすることで義歯に傷がつき感染源となりうるからです。専用の洗浄剤を利用して洗浄するようにしましょう。また、一度はずした義歯の保管方法は理解していますか？

👦 はい。変形を防ぐため水で満たされた容器に入れて保管します。ただ、なるべくケア後は義歯の装着を促します。夜中の睡眠時以外は、着用することで言葉もわかりやすくなり、義歯の変形も防ぐことができます。

👩‍🏫 そうですね。次に、患者さんの姿勢についてはどうですか？　体位は誤嚥しにくいファーラー位で頚部をやや前屈し、後屈位にならないようにしますよね。

👦 はい。頚部を後屈すると咽頭から気管が開き、誤嚥の危険性が高まります。頚部を前屈するためには、小さな枕やタオルなどで頚の位置を調整する必要があります。

👩‍🏫 そうですね。患者さんの情報を収集し、適した方法で正しい姿勢を取りながら実施しますね。患者さんには説明して協力を得ることが重要だと思いますが、どうですか？

👦 患者さんは口腔ケアのときに、無意識に口を閉じたり、歯を食いしばったりすることがあります。やっぱり、口腔ケアが嫌なんだと思います。

👩‍🏫 他人に口の中を見られるのは誰しも嫌なものですが、歯ブラシが痛かったり、歯肉出血を起こしたことがあって、拒否している患者さんもいますね。

👦 こちらが口腔内の清潔保持は肺合併症の予防のためにも必要だとお話ししてもなかなか伝わりませんし、時間もないので、焦って口腔ケアを実施してしまいがちです。

👩‍🏫 そうすると、ますます患者さんは苦痛でしかないですよね。歯ブラシを噛んで歯牙欠損を起こしたり、口腔内の出血を起こしたりするかもしれません。患者さんが納得できるように説明し、苦痛が最小限になるような方法を選択しましょう。バイトブロックを使って、口腔内の視野を確保してケアを行うことも必要かもしれませんね。また、看護師も安全にケアができるように、感染防止と安全確保のためにも、手袋は必ず着用しましょう。スポンジブラシの使用で注意することはありますか？

👦 はい。スポンジブラシを使用するときも、やはり誤嚥に注意が必要です。スポンジに含まれた水で誤嚥する可能性があるので、しっかり絞ります。

👩‍🏫 よく学習できています。コップの壁面などを利用してスポンジブラシの水分を絞ることも多いですが、嚥下障害があり、誤嚥の可能性が強く考えられる患者さんの場合は、手袋をつけた手でスポンジの水を絞りましょう。ほかにもまだまだ気になることが発見できると思うので、様々な場面の手順からリスクを抽出してみたらよいですね。

口腔ケア

「口腔ケア」のイラスト場面から、潜む危険について KYT 基礎 4 ラウンド法を用いて考えてみよう！

KYTシート（例）

実施	年　月　日	チーム名： リーダー：　　　　　書記： メンバー：

> **第 1 ラウンド** どのような危険が潜んでいるか（思いつくまま、危険要因をあげてみよう）
> **第 2 ラウンド** これが危険のポイントだ（危険発生確率と深刻さ：重要危険要因＝○、特に危険＝◎）

番号	要　因（〜なので）	行　動（〜して）	現　象（〜になる）
1 ○	患者が嫌がっているのに口腔ケアをしようとしたので	患者が歯ブラシを噛んで	歯が欠ける
2 ○	急いでいたので舌用ブラシに交換せず	歯ブラシで患者の舌苔を除去して	舌から出血する
3 ◎	十分にスポンジブラシの水分を絞らなかったので	水分を多く含むスポンジブラシでブラッシングして水分が口腔内にたまり、うまく嚥下ができず	患者は誤嚥する
4 ○	義歯を洗浄後、すぐに装着させずほかの業務で呼ばれたので	その場所を離れて	義歯を紛失する

> **第 3 ラウンド** あなたならどうする（危険要因◎を解決するために、具体策を考えよう）
> **第 4 ラウンド** 私たちはこうする（最も重要な実施項目※を絞り込み、それを実践するための"チーム行動目標"を設定）

◎ No.	※印	具　体　策
3		スポンジブラシを初めて使用するときは、事前に練習しておく
	※	スポンジブラシを使用するときは、指でつまんで水分を絞る
		口腔ケアをするときは、誤嚥しにくい前屈位の姿勢で行う

チーム行動目標	
〜するときは	スポンジブラシで口腔ケアをするときは
〜して	指でつまんで水分を絞って
〜しよう	口腔ケアをしよう
ヨシ！	ヨシ！
指さし呼称	スポンジブラシは指で水分を絞って使用しよう、ヨシ！
実施後の評価	

III さあ、始めよう！KYT

19 滅菌ガウン着用の介助

滅菌ガウン着用の介助を行うには、どのようなことに注意すべきでしょうか？
この場面に潜む危険を巻末の KYT シートに記入してみよう！

場　面　病棟で処置をするため、滅菌ガウンの着用を介助しています。

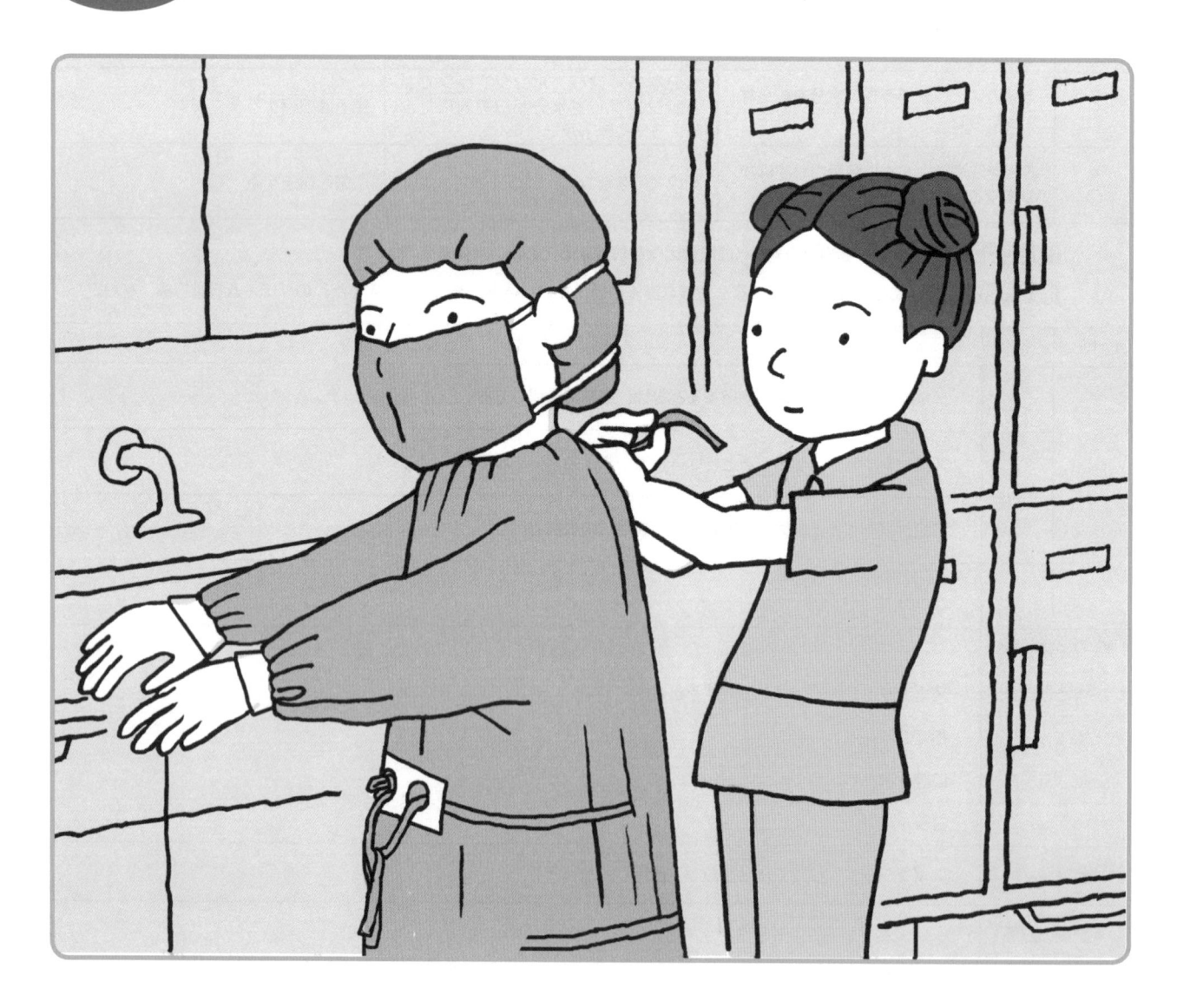

19　滅菌ガウン着用の介助

◆ 手順からみるリスク

滅菌ガウン着用介助のステップと手順から、考えられるリスクを具体的に書いてみよう！

ステップ	手　順	起こりうるリスク
❶ 滅菌ガウン着用介助の準備	1. 必要物品の準備 （着用者のサイズを確認し、サイズの合った滅菌ガウン、滅菌手袋、キャップ、マスク、清潔台）	
	2. 環境整備 （空間確保）	
❷ 看護師の準備	1. 手洗い	
	2. 身なりの確認 （介助に邪魔なものははずす）	
❸ 医師の準備	1. 手洗い後、キャップとマスクを装着 （不要な物品はまとめておく）	
❹ 着用の介助（滅菌ガウンなど）	1. 清潔にガウンを渡す （不潔にしない）	
	2. 医師の手に触れないように袖を引っぱりつつ、医師の手を通す	
	3. 襟元のひもを結ぶ	
	4. ガウンの外側に触れないように腰部分のひもを取り、内側で結ぶ	
	5. 滅菌手袋の着用 （清潔に手袋を渡す）	
	6. 医師が清潔に腰ひもを結べるよう介助する	

危険予知！スキルアップのための Lesson

👩‍🦰 医師の滅菌ガウンの着用を介助する場面です。手術室だけでなく、病棟内で行う処置にも滅菌ガウンを着用した処置がありますね。これらの場面のなかで、特に注意が必要だと考えられるのはどこでしょう。

👦 医師に滅菌ガウンの着用、介助を行っている場面じゃないでしょうか。

👩‍🦰 具体的にはどういったことに注意が必要になりますか？

👦 まずは、清潔操作でガウンを開いて渡すことです。清潔に扱うことができないと、医師は受け取ることができません。そのためには、不潔にしないようにていねいにパッケージを開き、そのあと一度でしっかり露出させることが重要です。

👩‍🦰 そのとおりですね。一度でしっかりガウンを開けることがポイントです。医師がガウンを受け取ってからは、どうですか？

👦 医師がガウンに腕を入れたら、袖を引いて袖口まで手が出るように介助します。そのあと、ガウンの襟元のみを持って、背中がすっかり覆われるように背部となるガウンの端を合わせます。そのあとは、ガウンの外側に触れないようにして腰の内側のひもを結びます。このとき、医師の近くで介助をしてしまいがちですが、介助に支障のない範囲で、なるべく離れて介助します。

👩‍🦰 そうですね。安全にガウンの着用を介助するためには、十分な作業空間の確保が必要です。そのほかにも気になることがあるのですが、スムーズに介助ができる人と介助がしにくい人の違いがありますか？　私は、身長差があると大変なのではないかと思いますが。

👦 はい。介助者の身長が低い場合は、襟元や袖口など清潔部分の確認をしにくいですから、難しいかもしれません。

👩‍🦰 その場合は、どのようにしますか？

👦 介助者が医師の身長より低い場合、医師の身長と揃えられるように足台を使ったり、ほかの介助者に変わることもあります。そのためには、あらかじめこの介助者が滅菌ガウン着用の介助を行っても大丈夫なのかを考えておくほうがよいですね。

👩‍🦰 チーム内でコミュニケーションを図って、調整しておくとよいですね。そのあとの手順もエラーにつながりやすい場面があると思いますが、いかがですか？

👦 クローズド法で医師が滅菌手袋を着用したあとに、ガウンの外側の腰ひもを結ぶ際にタックを手渡しする場面があります。ここで、清潔な医師の手やガウンに介助者の手などが触れて不潔にしてしまう危険があります。

👩‍🦰 なぜ、そのようなことになるのかしら？

👦 もうすぐ着用が終了すると思って緊張感が緩むのかもしれません。また、作業空間が不十分なときにこのようなことが起こります。介助者のみならず、ほかのスタッフなどが往来するような場所で滅菌ガウン着用の介助を行っていると、不潔操作になるリスクが高くなります。

👩‍🦰 そのとおりですね。だからこそ、一番最初に作業空間の確保という手順を抜け落とさず、ガウン着用中であることを全員が共通認識する必要がありますね。

👦 はい。周囲のスタッフに対し、声に出して伝えておくのも1つの方法だと思います。

👩‍🦰 そうですね。清潔な人や物は、自分の正面でとらえることが原則ですよ。こうすることで、清潔を意識することができるのではないかしら。ほかにもまだまだ気になることが発見できると思うので、様々な場面の手順からリスクを抽出してみたらよいですね。

滅菌ガウン着用の介助

「滅菌ガウン着用の介助」のイラスト場面から、潜む危険について KYT 基礎 4 ラウンド法を用いて考えてみよう！

KYTシート（例）

実施	年　月　日	チーム名： リーダー：　　　　　　　　書記： メンバー：		

第1ラウンド どのような危険が潜んでいるか（思いつくまま、危険要因をあげてみよう）
第2ラウンド これが危険のポイントだ（危険発生確率と深刻さ：重要危険要因＝○、特に危険＝◎）

番号	要因（〜なので）	行動（〜して）	現象（〜になる）
1 ◎	ほかの看護師が近くで仕事をしていたので、空間を十分確保できず	技師が通りかかって清潔者の医師に触れ	不潔となる
2 ○	腰ひものタッグを受け取るときに、医師が端を把持しなかったので	受け取る際に医師の手の近くを持って清潔者の医師に触れ	不潔となる
3 ○	看護師の身長が医師より低く、医師の袖を確認できなかったので	医師が袖を通すときに看護師が手を伸ばし清潔者の医師に触れ	不潔となる
4			

第3ラウンド あなたならどうする（危険要因◎を解決するために、具体策を考えよう）
第4ラウンド 私たちはこうする（最も重要な実施項目※を絞り込み、それを実践するための"チーム行動目標"を設定）

◎No.	※印	具　体　策
1	※	ガウン着用の介助を行うときは着用者が両手を開いて、さらにその周りを看護師が大きく動ける程度の空間を確保する
		ガウン着用の介助を行うときは、周りのスタッフにわかるように伝え、全員が清潔者を認識する
		処置実施付近でガウン着用介助の空間が確保できなければ、空間確保のできる場所でガウン介助を行う

チーム行動目標	
〜するときは	ガウンの着用を介助するときは
〜して	清潔者の周りを看護師が大きく動ける範囲で空間を確保し
〜しよう	周囲の者に伝えよう
ヨシ！	ヨシ！
指さし呼称	ガウンの着用を介助するとき、空間を確保し、周囲の者に伝えよう。ヨシ！
実施後の評価	

III さあ、始めよう！KYT

20 酸素療法

安全に酸素療法を行うには、どのようなことに注意すべきでしょうか？
この場面に潜む危険を巻末のKYTシートに記入してみよう！

場 面　Aさん（70歳代、男性）に呼吸苦が出現したため、酸素療法を開始するところです。

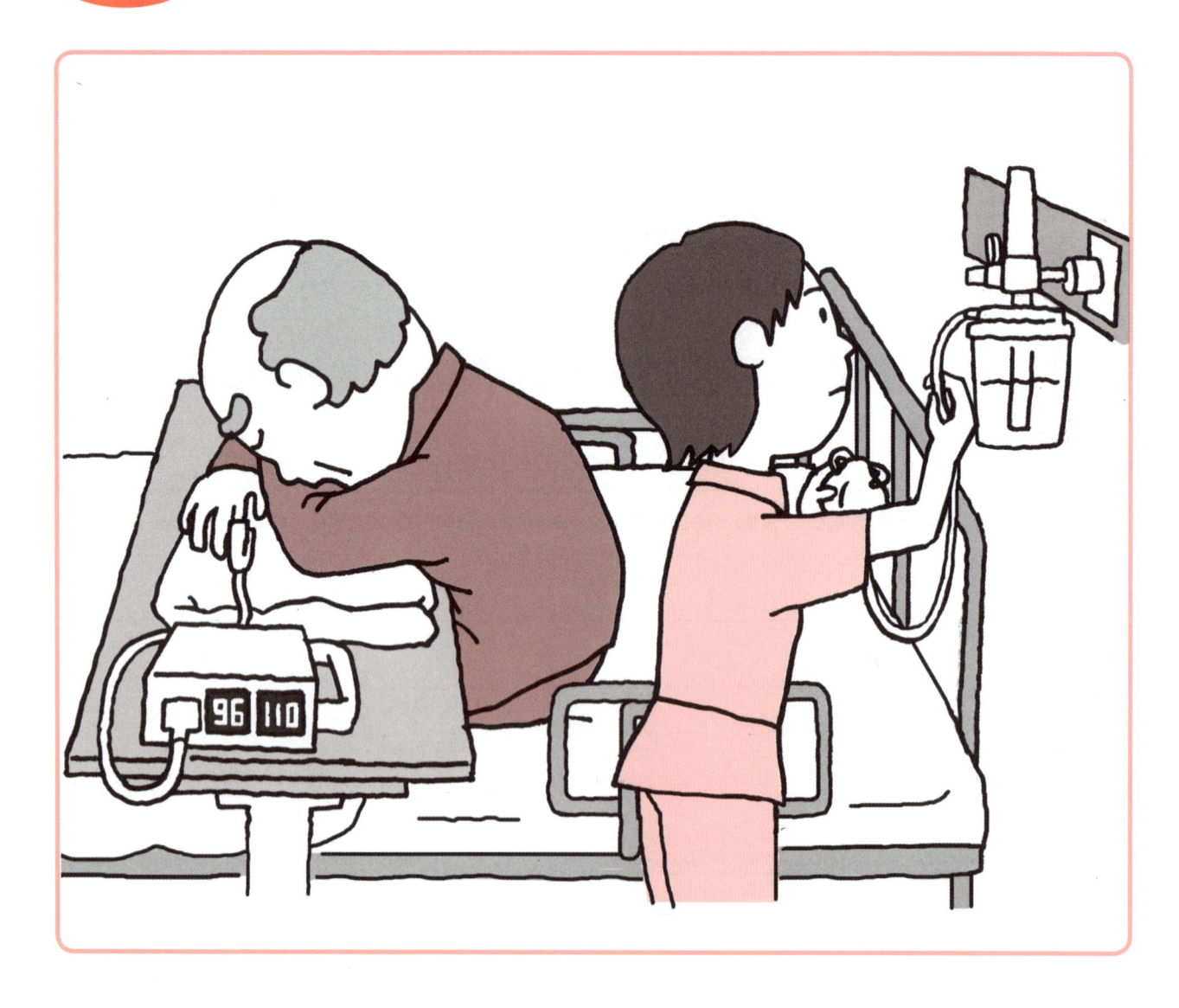

◆ 手順からみるリスク

酸素療法のステップと手順から、考えられるリスクを具体的に書いてみよう！

ステップ	手　順	起こりうるリスク
❶ 酸素療法開始時の準備	1. 必要物品の準備 （酸素流量計、酸素マスクまたは酸素カニューレ、パルスオキシメーター）	
	2. 医師の指示伝票の確認 ① 酸素投与流量 ② 症状出現に対する指示 ③ 酸素マスクまたは酸素カニューレの確認	
❷ 患者の準備	1. 患者に酸素療法の説明、全身状態の確認	
❸ 酸素療法の実施	1. 中央配管へ酸素流量計と接続 ① アウトレットの接続 ② 酸素流量計フローとの状態確認 ③ 指示量の酸素をゆっくり流す	
	2. 酸素マスクまたは酸素カニューレを患者に装着 ① 呼吸状態の確認 ② 患者に呼吸方法を説明	
	3. ナースコールを手元に置く	

危険予知！スキルアップのための Lesson

👩 患者の呼吸状態が悪化して、酸素療法を開始する場面です。特に危険だと考えられるのはどこでしょう。

👦 ベッドサイドで酸素療法を開始する場面じゃないでしょうか。

👩 そうですね。具体的にはどういったことに注意が必要になりますか？

👦 酸素投与指示量の間違い、中央配管と酸素流量計アウトレットの接続が不十分、あるいは酸素マスクや酸素カニューレのチューブとの接続がはずれることへの注意が必要になります。また、患者さんは呼吸が苦しい状態なので、起き上がって呼吸していることから、体動によってチューブもはずれやすい状況にあるので、注意しなければなりません。

👩 そうですね。アウトレット挿入時には、必ず「カチッ」と音がして挿入できていることを確認しましょう。正しく挿入されていないと落下する危険がありますよ。また、チューブの接続もきっちりはまっていることが大切です。緊急時の処置や対処は確認がおろそかになったり、手順が抜け落ちてしまうことがあります。それを、1人の看護師ですべてを準備・確認をして、実施するには無理があります。どう思いますか？

👦 患者の全身状態を観察し、モニタリングの準備や安楽な体位への援助、不安の軽減への援助などを行う看護師が必要ですね。そして、酸素療法が開始できるような準備と確認を行う看護師が必要です。事前に計画されていた処置や検査などは比較的人員の確保が調整しやすいと思いますが、緊急時は難しいときもあります。

👩 事前に予定されたことなら、朝のミーティングやカンファレンスで調整することができますね。しかし、緊急時に人員を確保することは難しいことですが、重要ですよ。

👦 はい。何が起こるかわからない状況下に、看護師1人で対応して、治療や処置の開始が遅れたり、エラーが発生すると患者さんにも迷惑をかけることになります。

👩 リーダーナースに助けを求めることは必要ですよ。助けを求められたリーダーナースが、チーム全体のなかでどのように看護師を動かしていくのか、取り決めていけるようにしないといけないでしょうね。では、ほかに酸素療法実施時に注意が必要なことはありませんか？

👦 酸素流量計フロートの確認ができていなくて、指示された酸素投与量でなかったことがあります。患者さんの診察に来た医師により発見され、正しい流量に設定し直されたのですが、COPD（慢性閉塞性肺疾患）の患者さんの場合だったので、本当は特に注意が必要でした。

👩 それは危険でしたね。その出来事からどのような対策を取りますか？

👦 対策は、焦って対処すると間違いが起きる可能性があることを、看護師全員が認識することです。だからこそ、ダブルチェック、トリプルチェックを、人や場所や時間を変えて行う必要があります。

👩 そうですね。COPDの場合は、酸素流量計も精密なタイプが必要になります。患者さんの状態に合わせて使い分けることも必要ですね。また、酸素療法開始時は短時間に投与量の変更があることがあります。医師とコミュニケーションを図り、現在はどのくらいの酸素量を使用しているのか把握しておく必要がありますよ。酸素療法開始後は、パルスオキシメーターの値やバイタルサインの変化に注意し、患者さんの状態を適時観察しましょう。酸素療法の実施で考えられることとして、エラーは手順の抜け落ちや省略、コミュニケーション不足が影響しているのではないかということですね。ほかにもまだまだ気になることが発見できると思うので、様々な場面の手順からリスクを抽出してみたらよいですね。

酸素療法

「酸素療法」のイラスト場面から、潜む危険について KYT 基礎 4 ラウンド法を用いて考えてみよう！

KYTシート（例）

実施	年　月　日	チーム名： リーダー：　　　　　　書記： メンバー：

第1ラウンド どのような危険が潜んでいるか（思いつくまま、危険要因をあげてみよう）
第2ラウンド これが危険のポイントだ（危険発生確率と深刻さ：重要危険要因＝○、特に危険＝◎）

番号	要　因（〜なので）	行　動（〜して）	現　象（〜になる）
1 ○	接続が硬くアウトレット挿入時に、「カチッ」と音がするまで差し込まなかったので	酸素流量計など一式が落下して	器具が破損する
2 ◎	患者の呼吸状態が悪くなり、急いで指示量を医師から口頭で聞いたので	聞き違ったままの流量で酸素投与を開始して	患者は CO_2 ナルコーシスになる
3 ○	酸素チューブの径が本体と合わなかったので	無理にテープ固定して	チューブと本体の接続がはずれ、患者の呼吸状態が悪化する
4			

第3ラウンド あなたならどうする（危険要因◎を解決するために、具体策を考えよう）
第4ラウンド 私たちはこうする（最も重要な実施項目※を絞り込み、それを実践するための"チーム行動目標"を設定）

◎ No.	※印	具　体　策
2	※	緊急時の対応は人員を確保し、酸素流量のダブルチェックを行う
		酸素流量計のフロートは一度実施者が水平位で設定し、さらに医師が確認する
		口頭指示は受けない
		口頭指示を受けたら、復唱する

チーム行動目標	
〜するときは	酸素療法を開始するときは
〜して	人員確保を行い
〜しよう	酸素流量のダブルチェックをしよう
ヨシ！	ヨシ！
指さし呼称	酸素療法開始時、人員確保、酸素流量、ダブルチェック、ヨシ！
実施後の評価	

Ⅲ　さあ、始めよう！KYT

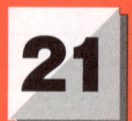

21 気管吸引

安全に気管吸引を行うには、どのようなことに注意すべきでしょうか？
この場面に潜む危険を巻末のKYTシートに記入してみよう！

場 面　Aさん（70歳代、男性）は、気管切開をしています。気管切開部から吸引をするところです。

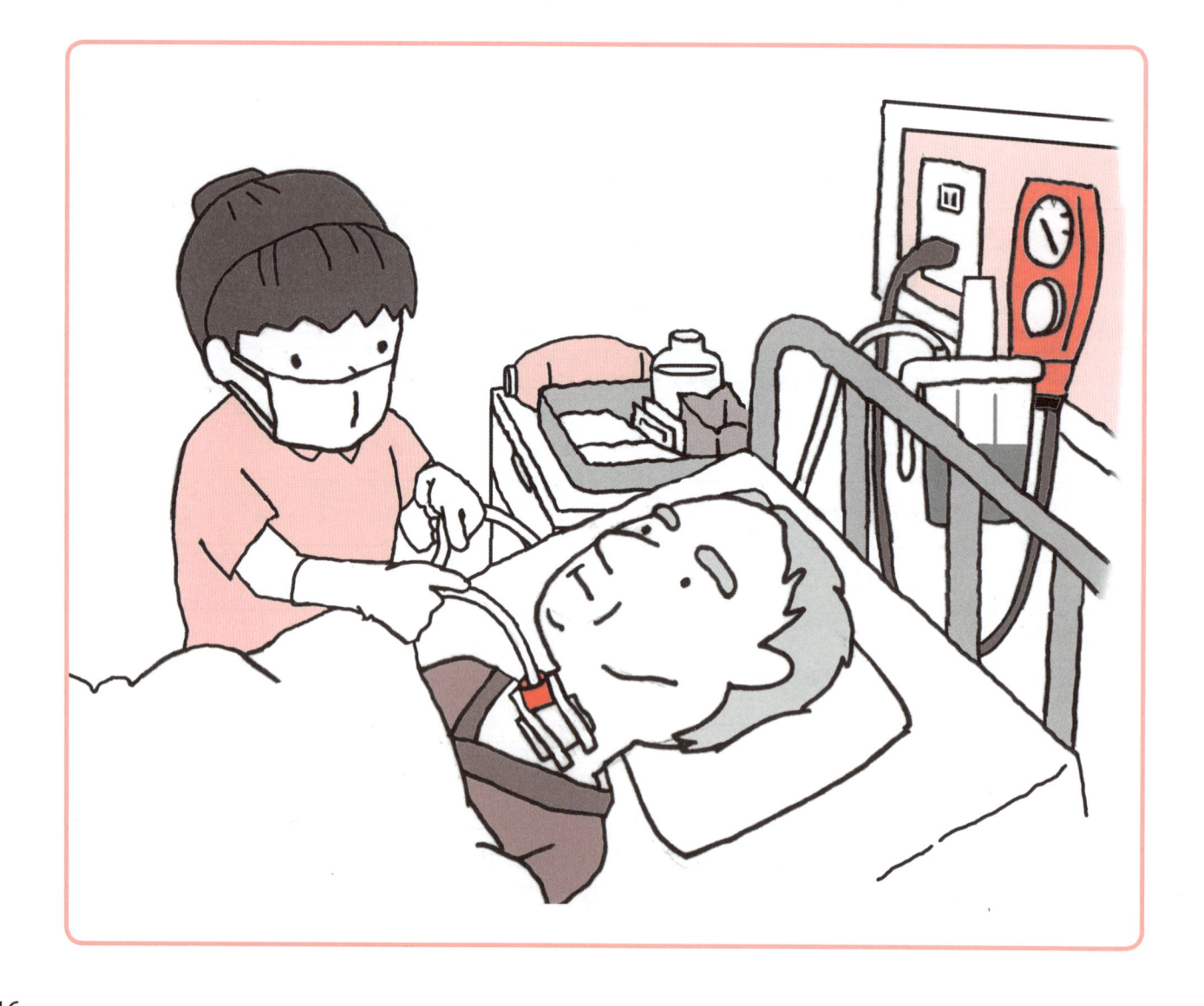

◆ 手順からみるリスク

気管吸引のステップと手順から、考えられるリスクを具体的に書いてみよう！

ステップ	手　順	起こりうるリスク
❶ 吸引の準備	1. 吸引の必要性の確認	
	2. 吸引器の確認	
	3. 必要物品の確認	
❷ 患者の準備	1. 体位の確認	
	2. 実施の説明	
❸ 吸引開始	1. チューブの挿入位置確認	
	2. 吸引時間の確認	
	3. 呼吸状態の確認	
	4. 吸引による合併症の確認	
❹ 吸引終了	1. 吸引された分泌物の量と性状の確認	
	2. 体位の確認	
	3. ベッド周囲の環境整備	

危険予知！スキルアップのための Lesson

👩‍🏫 気管吸引を行う場面です。特に危険だと考えられるのはどこでしょう。

👨‍🎓 吸引の実施場面じゃないでしょうか。

👩‍🏫 そうですね。特にどのようなことに注意が必要だと考えていますか？

👨‍🎓 吸引で危険なことは、誤嚥だと思います。

👩‍🏫 吸引するときに、誤嚥するというのは具体的にはどういったことですか？

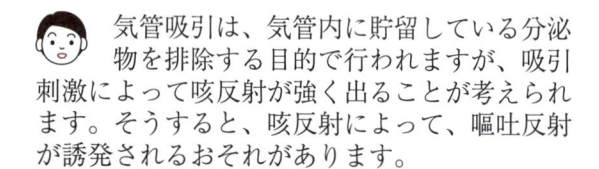

👨‍🎓 気管吸引は、気管内に貯留している分泌物を排除する目的で行われますが、吸引刺激によって咳反射が強く出ることが考えられます。そうすると、咳反射によって、嘔吐反射が誘発されるおそれがあります。

👩‍🏫 なるほど、そうですね。嘔吐反射による吐物によって、誤嚥する危険性がありますね。患者さんの体位や頚部の角度はどうすればよいと思いますか？

👨‍🎓 後屈位にならないようにすることが重要だと思います。

👩‍🏫 そうですね。後屈位になることで吐物が気道に入り込みやすくなりますから、後屈位はいけませんね。ベッドアップをして45度程度頭部挙上したり、枕を利用したり、頚部を横に向けるなどの対策が必要でしょう。では、嘔吐を避けて安全に吸引するにはどのようなことが重要だと思いますか？

👨‍🎓 吸引時間、吸引チューブの挿入の長さと角度など、一般的に吸引時に注意することを確実に行うことが重要だと思います。

👩‍🏫 そうですね。吸引チューブを挿入したときに抵抗を感じる場所が気管分岐部です。抵抗を感じたら、カテーテルを数mm引き上げてから吸引を開始するようにしましょう。こうすれば、吸引時の合併症の1つである粘膜損傷を防ぐこともできますね。吸引時に注意する合併症には、低換気もありますが、これについてはどう考えますか？

👨‍🎓 低換気による低酸素血症も考えておく必要があります。吸引時間を短くして酸素化を促すことが必要なので、必要物品にはバッグバルブマスクがいると思います。

👩‍🏫 そうですね。バッグバルブマスクがあれば、酸素化を促しやすいですね。もしかして低酸素になるかもしれない、と気づくことが大切ですね。そのためには、酸素飽和度を測定しながら実施することも1つの方法ですね。

👨‍🎓 はい。さらに異常アラームの設定をしておくとよいですね。

👩‍🏫 そうですね。吸引時間は10秒以内にすることも大切ですね。吸引と吸引の間に時間をとるためには、深呼吸を促すことも1つの方法です。また、食後20分間は吸引しなくてもよいようにしましょう。嘔吐を誘発する可能性がありますね。吸引が必要なときには短時間で十分な排痰ができるようにスクイージングや、ハッフィングを行ったりすることも有効です。

👨‍🎓 そこは気づきませんでした。吸引はかなり患者さんにとって苦痛を伴うケアになりますから、極力短時間で有効な吸引を行うことが必要です。

👩‍🏫 そうですね。また、見方を変えると看護師自身のリスクもありそうですよ。たとえば、吸引刺激による分泌物の飛散による感染にも注意が必要です。グローブだけでなくマスクを着用する、状況によっては、ゴーグルの付いたマスクを選択する必要もあるかもしれません。ほかにもまだまだ気になることが発見できると思うので、様々な場面の作業手順からリスクを抽出してみたらよいですね。

気管吸引

「気管吸引」のイラストの場面から潜む危険について KYT 基礎 4 ラウンド法を用いて考えてみよう！

ＫＹＴシート

実施	年　月　日	チーム名： リーダー：　　　　　　書記： メンバー：

> **第 1 ラウンド** どのような危険が潜んでいるか（思いつくまま、危険要因をあげてみよう）
> **第 2 ラウンド** これが危険のポイントだ（危険発生確率と深刻さ：重要危険要因＝○、特に危険＝◎）

番号	要　因（〜なので）	行　動（〜して）	現　象（〜になる）
1 ○	看護師は急いで吸引をしようとして、ベッドアップを 15 度程度しか上げなかったので	患者の分泌物が気管内に流れ込んで	誤嚥する
2 ◎	看護師は患者の分泌物が多く、一度に何回も吸引したので	患者は吸引刺激によって嘔吐して	誤嚥する
3 ○	看護師は吸引までの排痰援助を怠り、吸引ばかり頻回に行っていたので	患者は咳反射が強く出て、体位がずれて	ベッドから落ちそうになる
4	分泌物が多くあったので	看護師は何度も吸引していて	患者が低酸素状態（SpO$_2$ の低下）となる

> **第 3 ラウンド** あなたならどうする（危険要因◎を解決するために、具体策を考えよう）
> **第 4 ラウンド** 私たちはこうする（最も重要な実施項目※を絞り込み、それを実践するための"チーム行動目標"を設定）

◎ No.	※印	具　体　策
2	※	吸引をするときは、10 秒以内にする
		吸引は、食事時間の前後 20 分の実施は避ける
		吸引と吸引の間は、必ず深呼吸を 2 回以上入れて実施する
		吸引時はベッドアップし、頸部をやや前屈位とした体位で行う

チーム行動目標	
〜するときは	気管吸引をするときは
〜して	食事時間の前後 20 分を避けて
〜しよう	吸引時間を 10 秒以内に
ヨシ！	ヨシ！
指さし呼称	吸引時、食事時間の前後 20 分を避けて、10 秒以内、ヨシ！
実施後の評価	

22 体位ドレナージ

安全に体位ドレナージを行うには、どのようなことに注意すべきでしょうか？
この場面に潜む危険を巻末のKYTシートに記入してみよう！

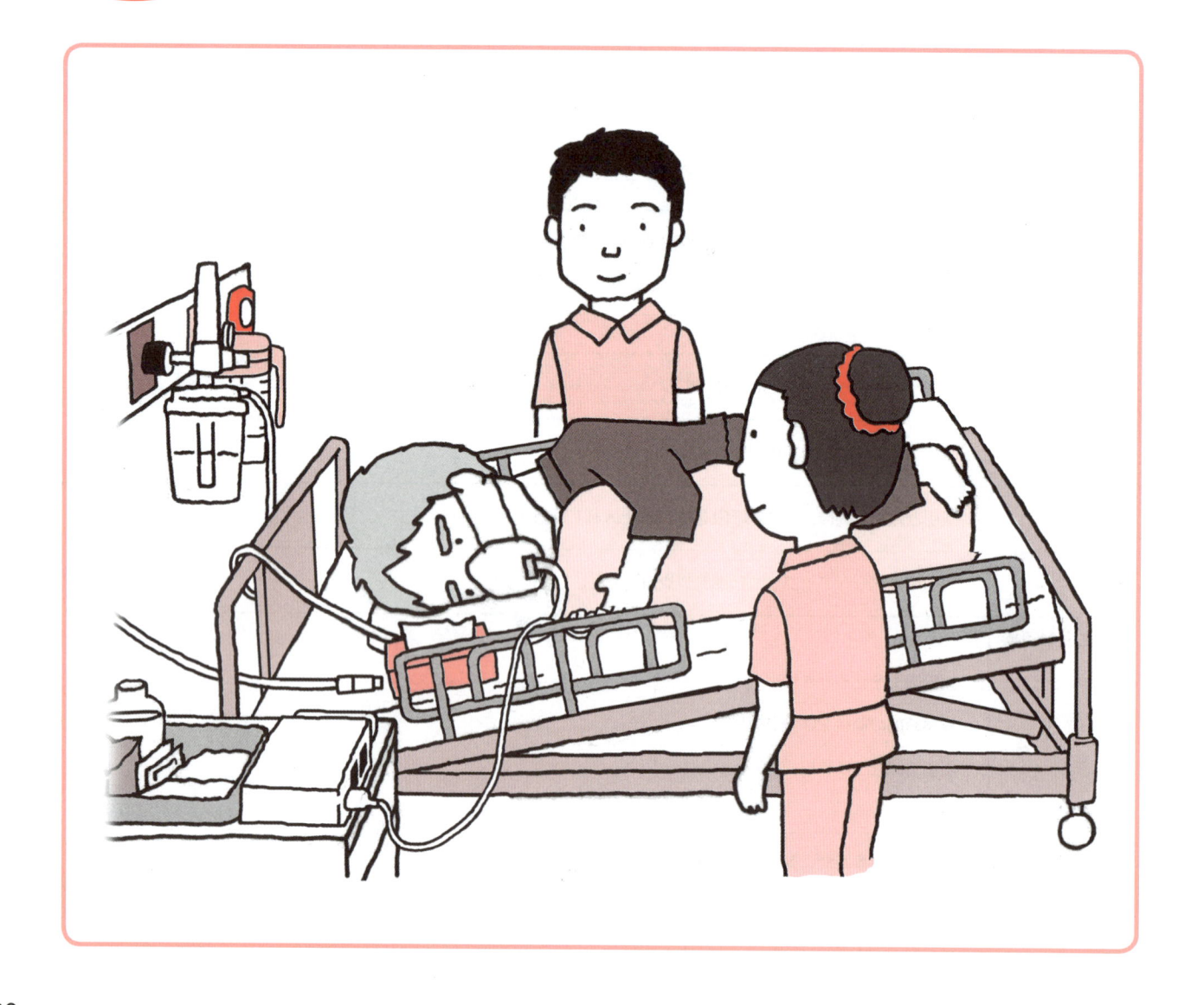

場面 Aさん（70歳代、男性）は、これから体位ドレナージを行うところです。

◆ 手順からみるリスク

体位ドレナージのステップと手順から、考えられるリスクを具体的に書いてみよう！

ステップ	手　順	起こりうるリスク
❶ 体位ドレナージの準備	1. 必要物品の確認と準備	
	2. ドレナージ体位の確認	
❷ 患者の準備	1. バイタルサインの確認	
	2. 食事時間の確認	
	3. 患者に挿入されているチューブ類の確認	
❸ 体位ドレナージ中	1. 呼吸状態の確認	
	2. バイタルサインの確認	
	3. 患者に挿入されているチューブ類の確認	
	4. 体位の確認	
❹ 体位ドレナージの終了	1. 呼吸状態の確認	
	2. 皮膚の状態確認	
	3. 患者に挿入されているチューブ類の状態	
	4. 環境整備	

危険予知！スキルアップのための Lesson

👩‍🦰 体位ドレナージを行う場面です。特に危険だと考えられるのはどこでしょう。

👦 体位ドレナージの実施の場面じゃないでしょうか。

👩‍🦰 そうですね。実施中は様々な危険の発生が考えられますね。そのなかで、特にどのようなことに注意が必要だと考えていますか？

👦 ドレナージ中は分泌物が増加することが考えられるので、常に吸引ができるように準備しておくことが必要だと思います。

👩‍🦰 そのとおりですね。分泌物の増加によって吸引の必要性も出てくるし、呼吸状態の変化も見逃さないでほしいですね。

👦 はい。そのためにも、看護師はベッドサイドに付き添うことが重要だと思っています。

👩‍🦰 そのとおりですね。呼吸状態の変化を把握するには、パルスオキシメーターの装着も有効だと思いますよ。業務によっては看護師の付き添いが難しい場面もあるんじゃないかしら？　その辺の調整はどうしたらよいと思う？

👦 確かに、ナースコールや電話対応などに動いてしまいがちです。しかし、私だけが体位ドレナージをこの患者さんに実施しているのではなくて、チームで看護しているのですから、みんなで安全に体位ドレナージができるようにサポートすることが重要です。

👩‍🦰 具体的にはどのようなことが必要でしょうか？

👦 朝の申し合わせのなかで、体位ドレナージを行うということや、体位ドレナージ中は付き添いをするので電話対応を含めてそのほかのことはまったくできないということを伝えておくことが大事だと思います。

👩‍🦰 そのことによって、みんなで協力体制がとれ、フォローして状況を把握してくれることになりますね。私はほかにも、たとえば、体位ドレナージだからこそ、ベッドからの転落が気になるけど。どう思いますか？

👦 確かに注意が必要です。患者さんは排痰のために側臥位などの体位をとっているので、安楽な体位ではないでしょうし、側臥位や頭部が低いような体位となる場合は苦痛だと思います。

👩‍🦰 そうですね。そのうえ分泌物が増えて咳反射が出ると、自分から動き出すことも考えられませんか？　体圧分散寝具を用いる場合もあり、マットレスとベッド柵との高さの差が少ないこともありますね。転落の可能性もあると思いますよ。看護師が付き添っているとはいえ、ナースコールの位置は気をつけたほうがよいと思いますが、どうですか？

👦 患者さんの手元にナースコールを置くことで、患者さんは安心感を得ることができると思います。

👩‍🦰 そうすると、体位ドレナージの前後では、ナースコールの位置と作動状態を確認することも、手順の1つにありそうですね。ほかに手元にあったほうがよいものはないでしょうか？

👦 痰の喀出ができるように、ティッシュペーパーやゴミ袋もあったほうがよいかもしれません。

👩‍🦰 そうですね。体位ドレナージ中はクッションなどを利用して体位を整えていますから、からだの下に輸液や酸素の管はないか、シーツやタオルなどのしわはないかなど褥瘡発生の予防にも気をつけましょう。また、見逃しやすいのは、酸素マスクなどの耳介部や頰部への圧迫です。患者さんの立場になってみると、手順を踏んで準備するものがほかにもありそうですね。まだまだ気になることが発見できると思うので、様々な場面の作業手順からリスクを抽出してみたらよいですね。

体位ドレナージ

「体位ドレナージ」のイラスト場面から、潜む危険についてKYT基礎4ラウンド法を用いて考えてみよう！

KYTシート（例）

実施	年　月　日	チーム名： リーダー：　　　　　書記： メンバー：

第1ラウンド → どのような危険が潜んでいるか（思いつくまま、危険要因をあげてみよう）
第2ラウンド → これが危険のポイントだ（危険発生確率と深刻さ：重要危険要因＝○、特に危険＝◎）

番号	要　因（〜なので）	行　動（〜して）	現　象（〜になる）
1 ○	看護師は患者の殿部の下を確認しなかったので	シーツのしわに気づかないまま、長時間の体位ドレナージをして	患者が褥瘡になる
2 ○	ベッド柵とマットレスの高さの差が少なかったので	患者は、咳反射が強くみられるときにからだが浮いて	ベッドから転落しそうになる
3 ○	患者は酸素マスクを着用したまま側臥位になったので	顔や耳の下側にマスクのチューブが入り込み	顔に発赤がでる
4 ◎	患者は体位ドレナージが有効に行え、分泌物が増えたので	口腔内や咽頭部に分泌物が貯留して	誤嚥し、呼吸状態が悪化する

第3ラウンド → あなたならどうする（危険要因◎を解決するために、具体策を考えよう）
第4ラウンド → 私たちはこうする（最も重要な実施項目※を絞り込み、それを実践するための"チーム行動目標"を設定）

◎No.	※印	具　体　策
4	※	体位ドレナージをするときは、パルスオキシメーターを装着する
		体位ドレナージをするときは、看護師が必ず付き添い、呼吸状態の変化に対応する
		看護師は聴診器で呼吸音を観察する
		自己喀出が不十分な場合は、適宜吸引を行う

チーム行動目標	
〜するときは	体位ドレナージをするときは
〜して	パルスオキシメーターを装着して
〜しよう	看護師が付き添いをしよう
ヨシ！	ヨシ！
指さし呼称	体位ドレナージ時、パルスオキシメーター、分泌物の吸引準備、ヨシ！
実施後の評価	

Ⅲ さあ、始めよう！KYT

23 人工呼吸器の作動前点検

確実に人工呼吸器の作動前点検を行うには、どのようなことに注意すべきでしょうか？
この場面に潜む危険を巻末のKYTシートに記入してみよう！

場 面 これから、患者さんに利用する人工呼吸器の作動前点検を行うところです。

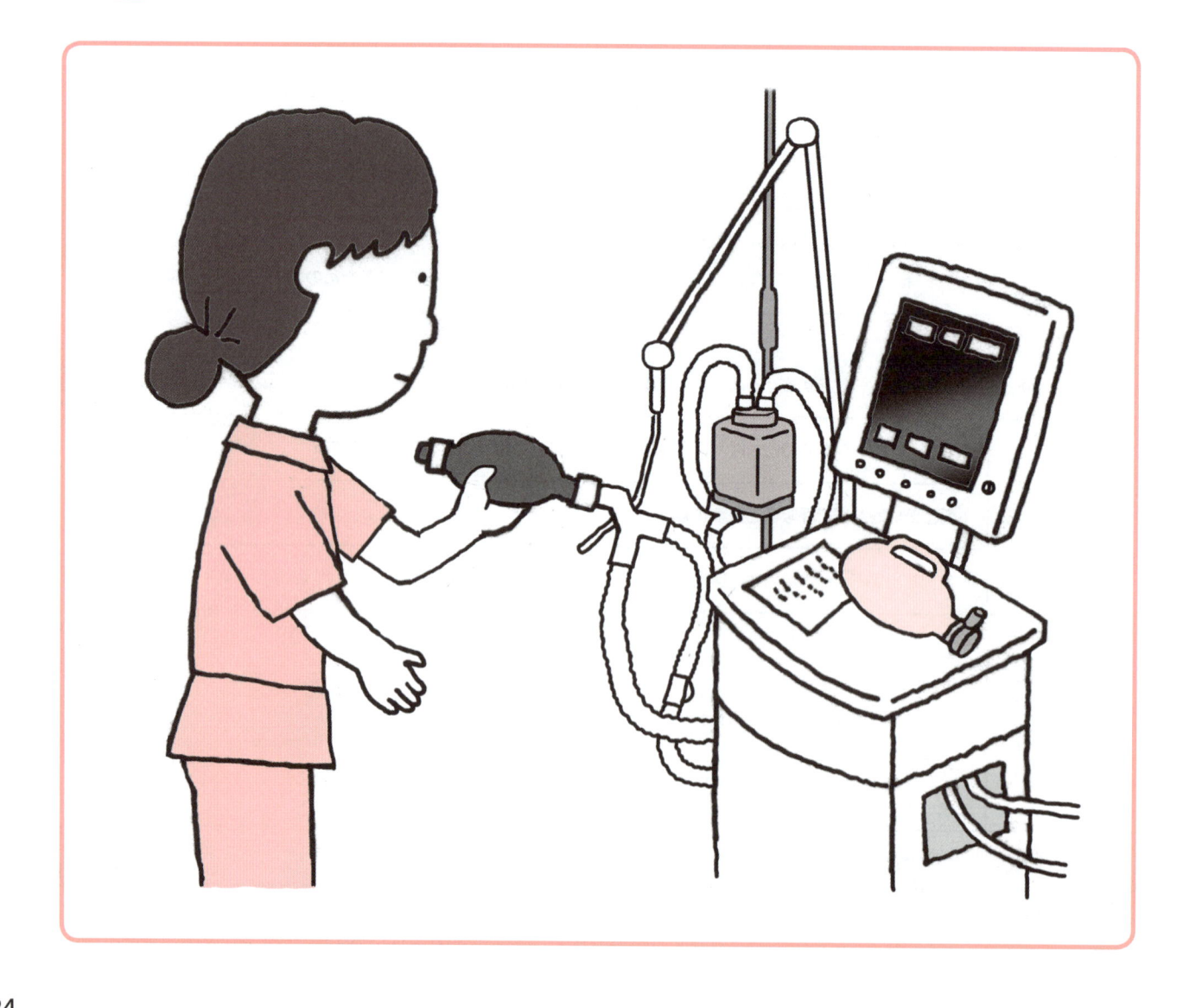

124

◆ 手順からみるリスク

人工呼吸器の作動前点検のステップと手順から、考えられるリスクを具体的に書いてみよう！

ステップ	手　順	起こりうるリスク
❶ 必要物品の準備	1. 作動前点検項目一覧の確認	
	2. テスト肺の確認	
	3. 酸素濃度計の準備	
❷ 人工呼吸器の準備	1. 蛇管の確認	
	2. 加湿器の確認と蒸留水の準備	
	3. 回路接続状況の確認	
❸ 作動確認の実施	1. 人員の確保（ダブルチェック）	
	2. 回路のリーク確認	
	3. 各設定値の確認	
❹ 確認終了	1. 点検内容の表示	
	2. 実施時間と実施者のサイン	

危険予知！スキルアップのための Lesson

　　人工呼吸器の作動前点検を行う場面です。特に危険だと考えられるのはどこでしょう。

　　作動前点検の場面じゃないでしょうか。作動前点検が正しく行われたものを使用しないといけないですよね。患者さんの呼吸状態に直接かかわってくるから、危険です。

　　そうですね。人工呼吸器の取り扱いは、直接呼吸状態にかかわりますから、手順に沿って一つひとつていねいに準備することが必要ですね。作動前点検時は、特にどのようなことに注意が必要だと考えていますか？

　　作動前点検の手順に従って、正しく設定どおりに作動するかどうかを確認することだと思います。

　　そのためには、やはり必要物品の準備ができていることが大切だと思うけど、どうですか？

　　点検作業は、一連の流れで行うので、作業の中断がないほうがよいと思います。

　　でも結構、途中で必要物品の不足に気づくことがあるんじゃないかしら。必要物品が不足なく準備できるためには、どのような段取りをしたらよいでしょうか？

　　必要物品のリストとか、点検作業を始める前に準備することが一覧できるようにしてあるとよいと思います。

　　それでは、それをもとにして点検を始めるとしましょう。でも、それだけで大丈夫かしら。看護師1人で行う点検というのは、確実といえるかしら？

　　ダブルチェックですね。他の看護師と一緒に点検することでお互い補えるし、安心できると思います。

　　そうです。ダブルチェックです。特に、経験年数の浅い看護師の場合は経験不足がミスにつながったり、点検方法が間違っていたためにミスが起きることもあるわね。単にダブルチェックといっても、2人で、どのタイミングに、どのような方法でダブルチェックをするのか決めておくとよいですね。また、これで点検ができたとしても、次に使う人が安全に使うことができることを確認しておくことも必要だと思います。確認した人と利用する人が異なることはよくあることです。そのことについては、どのように考えますか？

　　確認をしてくれた人が、利用開始時にいてくれればよいのですが、無理なこともあります。やっぱり、情報の共有がどれだけ正確にできているかが大切ということでしょうか。

　　大切なことに気づきましたね。たとえば、人工呼吸器の作動前点検時に、アラーム設定の上限と下限をテスト肺を用いて確認しますが、換気量が患者さんの利用する量でないこともあったりしませんか？　このようなときに、点検および確認が終了しているからと思って、使用開始時に設定条件の確認を怠ったらどうでしょうか。

　　人工呼吸器は作動しても、患者さんに必要な設定ではなかったり、異常の発見が遅れることもあると思います。

　　そうですね。だから、他者任せではなく、最終的に患者さんに人工呼吸器を取り付ける人がすべての確認を再度行う必要があります。人工呼吸器の作動前点検をしたら、実施者、実施時、確認した設定条件などを記録して、人工呼吸器に貼り付けておきましょう。また、加湿器の電源の入れ忘れや設定温度についてもダブルチェックしましょう。ほかにもまだまだ気になることが発見できると思うので、様々な場面の手順からリスクを抽出してみたらよいですね。

人工呼吸器の作動前点検

「人工呼吸器の作動前点検」のイラスト場面から、潜む危険についてKYT基礎4ラウンド法を用いて考えてみよう！

KYTシート（例）

実施	年　月　日	チーム名： リーダー：　　　　　書記： メンバー：

第1ラウンド どのような危険が潜んでいるか（思いつくまま、危険要因をあげてみよう）
第2ラウンド これが危険のポイントだ（危険発生確率と深刻さ：重要危険要因＝○、特に危険＝◎）

番号	要　因（〜なので）	行　動（〜して）	現　象（〜になる）
1 ◎	看護師は作動前点検後に点検設定表が手元にないため、「点検確認すみ」とだけ記載して、その場を離れたので	他の看護師が患者に使用するため、指示量以下のままの設定で接続して	低換気になる
2 ○	設定後の確認をした看護師が緊急対応中だったので	後で確認してもらおうと思っていたら、そのまま忘れて	設定ミスが起きる
3 ○	看護師は加湿器の電源が入っていると思い込んでいたので	そのまま患者に使用して	分泌物が粘稠になり、呼吸状態が悪化する
4			

第3ラウンド あなたならどうする（危険要因◎を解決するために、具体策を考えよう）
第4ラウンド 私たちはこうする（最も重要な実施項目※を絞り込み、それを実践するための"チーム行動目標"を設定）

◎No.	※印	具　体　策
1	※	人工呼吸器の作動前点検をするときは、看護師2名で行う
		作動前点検時は、点検設定表を準備してから点検を開始し、記載後にその場を離れる
		患者に人工呼吸器を装着する際に、再度2名でダブルチェックを行う

チーム行動目標	
〜するときは	人工呼吸器の作動前点検をするときは
〜して	点検設定表を準備し、看護師2名でダブルチェックして
〜しよう	人工呼吸器に貼り付けておこう
ヨシ！	ヨシ！
指さし呼称	人工呼吸器の作動前点検時、看護師2名でダブルチェック、確認設定条件貼り付け、ヨシ！
実施後の評価	

Ⅲ　さあ、始めよう！KYT

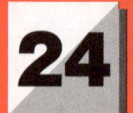

24　褥瘡の予防ケア

**安全に褥瘡の予防ケアを行うには、どのようなことに注意すべきでしょうか？
この場面に潜む危険を巻末のKYTシートに記入してみよう！**

場面　Aさん(70歳代、男性)は栄養状態が悪く、ベッド上仰臥位で輸液中です。これからクッションを入れ替えます。

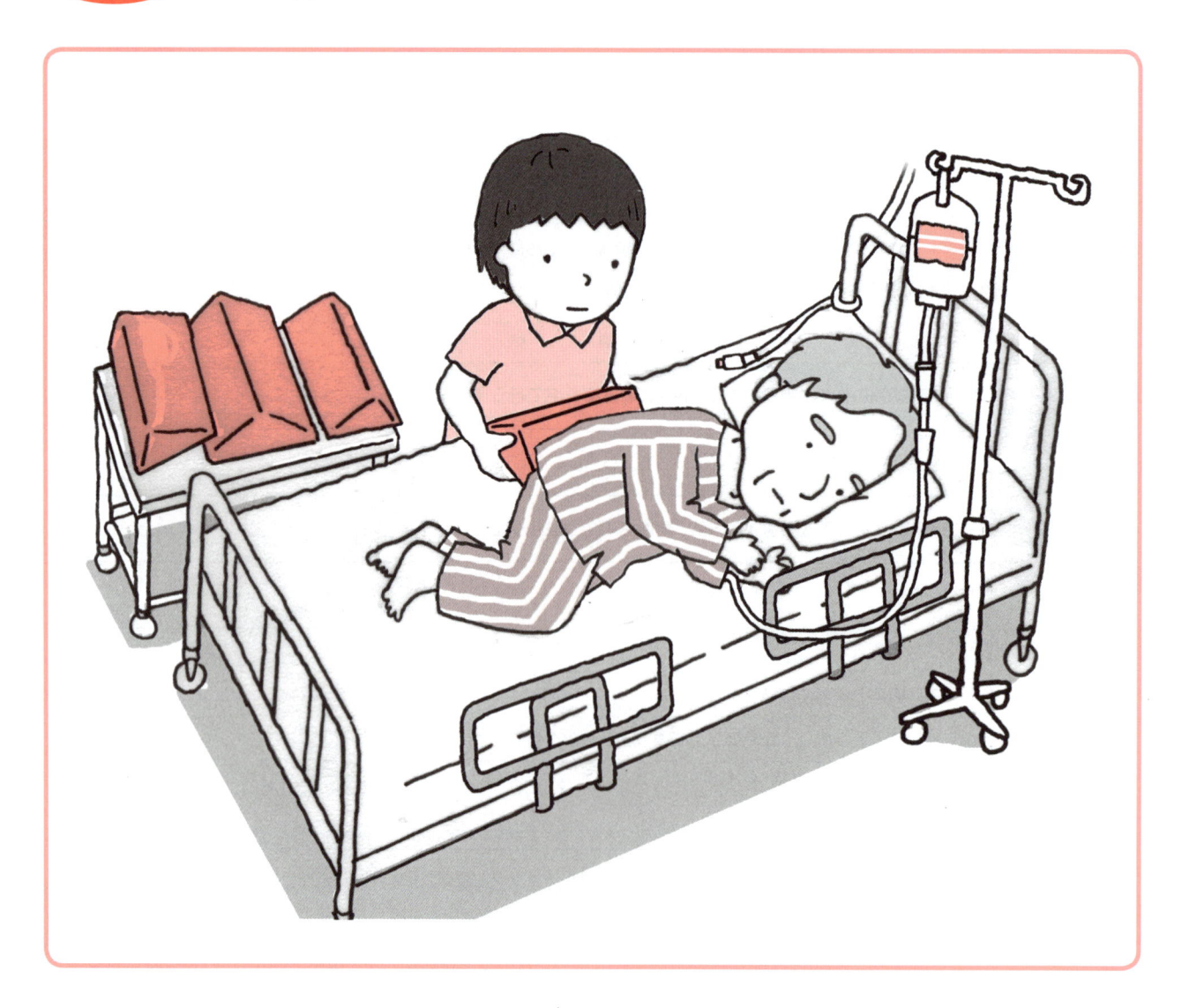

◆ 手順からみるリスク

褥瘡の予防ケアのステップと手順から、考えられるリスクを具体的に書いてみよう！

ステップ	手　順	起こりうるリスク
❶ 患者の状態の把握	1. バイタルサインの確認	
	2. 栄養状態の確認	
	3. 検査データの確認	
	4. 皮膚状態の確認	
❷ 必要物品の準備	1. 枕・クッションなどの選択	
	2. ベッド（マットレス）の確認と選択	
❸ 体圧分散の実施	1. 人員の確保	
	2. 30度ルールの実施	
	3. 着物、リネンの確認（しわ、たるみの除去）	
	4. 皮膚状態の確認（観察）	

危険予知！スキルアップのための Lesson

― 褥瘡の予防ケアを行う場面です。特に手順の抜け落ちや省略が考えられるのはどこでしょう。

― 体圧分散を実施する場面じゃないでしょうか。

― そうですね。患者さんの状態に合った体圧分散寝具の選択をすることが大事ですが、どのようなことに注意が必要だと考えていますか？

― 体圧分散を行う手順のなかで、抜け落ちや省略が起こりやすいのは、ほかの看護師をよぶことができなくて、自分1人で実施してしまうことです。これは、特に看護師の人数の少ない夜勤帯などに起こると思います。

― 大事なことに気づきましたね。看護師1人で実施した場合は、からだの下になっている着物のしわを伸ばすことや皮膚状態の観察を行う、といったステップが抜け落ちやすくなります。輸液のルートや酸素のチューブなどがからだの下敷きになっていることに気づかないなどもありますね。この点についてはいかがですか？

― 確かに手順の省略をしていることがあったと思います。

― 手順どおりに実施するためには、やはり人員の確保が必要ですね。人員を確保するためには、どのような対策が必要でしょうか。

― チーム内で気兼ねしないで手を借りられることが大切です。ほかの看護師に順番に声をかけるとか、勤務内はペアを組んで一緒に責任をもつなどといった方法です。

― なるほど、いい対策ですね。勤務内はペアの看護師と一緒に責任をもつというのは、わかりやすい方法ですね。2時間ごとに、体位を変えたり体圧の分散を行うことを情報共有すること、ペアで動くこと、責任を一緒にもつことなどは、担当看護師任せになりがちな問題点をカバーしてくれるようにも思いますね。

ほかに、褥瘡の予防として重要なことにどのようなことがありますか？

― 患者さんの全身状態にも関係しますが、栄養状態も悪く、病的骨突出がみられるような患者さんの場合、短時間で褥瘡を発生してしまう危険性があります。

― そのとおりです。患者さんが褥瘡を発症しやすい状況がありましたよね。たしか、栄養状態や病的骨突出のほかにも、摩擦やずれなどがあったように思いますが、いかがですか？

― 患者さんの体位が下方にずれることや、30度ルール*が徹底されないことによる同一部位への圧の継続や湿潤など、要因は様々です。

― そうですね。汗や分泌物、排泄物などの汚染も、皮膚組織の破たんを助長しますね。分泌物や栄養状態の確認なども、手順から抜け落ちそうではないですか？

― はい。貧血の有無、蛋白質量、コレステロールなどのデータも必要です。低蛋白血症や貧血だと、テープを剥がしただけで水疱を形成することがあります。

― そうですね。栄養状態を確保し、皮膚に合ったテープを選択し、正しい貼り方、剥がし方を守ってほしいですね。テープをピンと張ったまま貼ると、体動時に皮膚とテープとの間に緊張がかかり水疱の原因になりますね。テープを剥がすときは90度以上の角度をつけて周囲の皮膚を抑えながらゆっくりと剥がします。ただしフィルムドレッシングの場合は、皮膚と水平方向に引っ張ることで粘着剤の成分が壊れ、剥がれやすくなりますよ。ほかにもまだまだ気になることが発見できると思うので、様々な場面の作業手順からリスクを抽出してみたらよいですね。

*30度ルール：完全な側臥位にせず30度に保つことで体圧が分散し、ずれが生じにくいとされる。

褥瘡の予防ケア

「褥瘡の予防ケア」のイラスト場面から、潜む危険についてKYT基礎4ラウンド法を用いて考えてみよう！

KYTシート（例）

実施	年　月　日	チーム名： リーダー：　　　　　　書記： メンバー：

第1ラウンド どのような危険が潜んでいるか（思いつくまま、危険要因をあげてみよう）
第2ラウンド これが危険のポイントだ（危険発生確率と深刻さ：重要危険要因＝○、特に危険＝◎）

番号	要因（〜なので）	行動（〜して）	現象（〜になる）
1 ○	必要なマットレスがなく、看護師が残っていたマットレスを使用したので	患者は体圧の分散ができず	褥瘡になる
2 ◎	補助してくれる看護師が見つけられなかったので	1人で体圧分散を行って	患者は皮膚の摩擦とずれを起こし褥瘡になる
3 ○	看護師が輸液ルートの位置を確認しないままクッションを挿入したので	患者のからだの下に輸液ルートが入り込み	ルートの接続がはずれ、出血する
4			

第3ラウンド あなたならどうする（危険要因◎を解決するために、具体策を考えよう）
第4ラウンド 私たちはこうする（最も重要な実施項目※を絞り込み、それを実践するための"チーム行動目標"を設定）

◎No.	※印	具体策
2		体圧分散寝具を使用するときは、皮膚の摩擦とずれを起こさないように、患者のからだを持ち上げて動かす
		患者に対する褥瘡の予防ケアを実施するときは、勤務開始時に看護師同士のペアを組んでおく
	※	体圧分散実施時は、必ずペアの看護師に声をかけ、協力を求める

チーム行動目標	
〜するときは	体位変換などのケアを行うときは
〜して	勤務開始時に看護師同士でペアを組み
〜しよう	共通認識したうえで、お互いに声をかけよう
ヨシ！	ヨシ！
指さし呼称	体位変換時、人員確保し、体圧分散、摩擦・ずれなし、ヨシ！
実施後の評価	

25 創傷処置

安全に創傷処置を行うには、どのようなことに注意すべきでしょうか？
この場面に潜む危険を巻末のKYTシートに記入してみよう！

場面 殿部に褥瘡のあるAさん（70歳代、男性）の創傷処置を始めたところです。

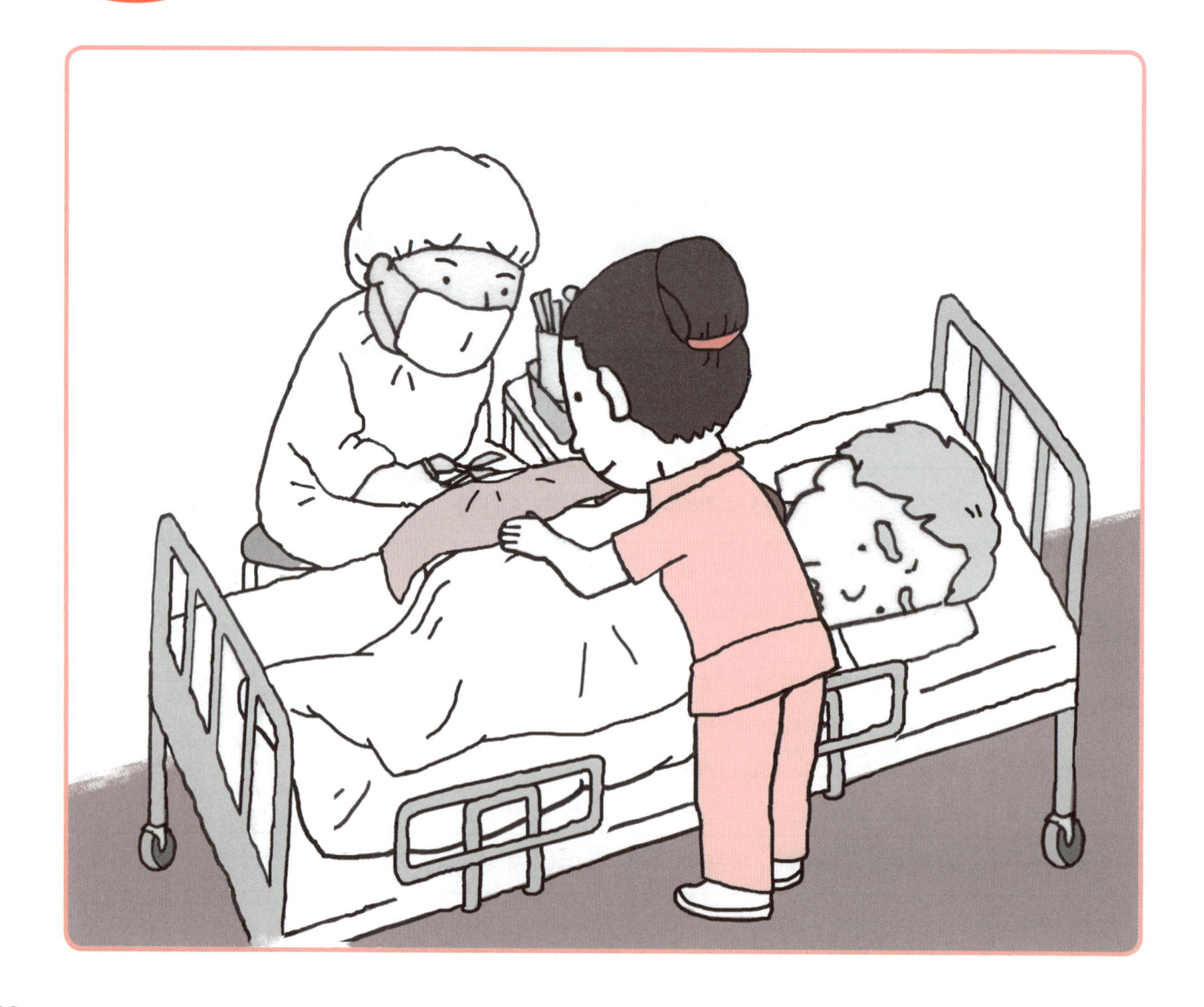

◆ 手順からみるリスク

創傷処置のステップと手順から、考えられるリスクを具体的に書いてみよう！

ステップ	手　順	起こりうるリスク
❶ 必要物品の準備	1. 衛生材料の確認（患者の処置に必要なもの）	
	2. 使用する器械の準備（剪刀など）	
	3. 包交車の準備（患者の処置に必要なもの）	
	4. 消毒液、洗浄液などの確認	
❷ 患者の準備	1. 体位の確認	
	2. 着衣を整え、処置の部位を露出する	
	3. リネンを整える（汚染防止）	
	4. モニター管理	
❸ 看護師の準備	1. 人員の確保	
	2. 服装の確認（不必要なものを身につけない）	
❹ 創傷処置の実施	1. 創洗浄	
	2. デブリードメント	

危険予知！スキルアップのための Lesson

- 創傷処置の介助を行う場面です。特に危険だと考えられるのはどこでしょう。

- 創傷処置の実施場面じゃないでしょうか。

- そうですね。特にどのようなことに注意が必要だと考えていますか？

- 創傷処置は、剪刀やメスなどの機器を用いるので、対象や周囲の人を傷つける危険性があります。

- なるほどね。確かに、創傷処置の方法によっては、様々な機器を使いますね。機器を用いるときに、どのような手順の抜け落ちや省略があるのかしら。

- たとえば、機器を用いて処置をしているとき、患者さんが予想外の動きをすることで、処置をしている医師の手元で傷つけることがあると思います。

- それは危険ですね。もし、メスを持っていたら、患者さんの健常部位や医師の手を傷つける危険性がありますね。患者さんが予想外に動きだすのは何が原因だと考えられますか？

- 寒かったり、排泄の希望があったり、処置の進行状況を理解できていなかったり、不安になったり。

- なるほどね。これらに対して、どのような準備をしておく必要があるでしょうか？

- 処置の目的や方法、使用する物品とその際の注意事項、処置にかかる時間などを説明し、患者さんが理解しておくことが必要だと思います。そのうえで、排泄を済ませておき、保温に努めることが必要です。

- そうね。患者さんには理解しにくいと思いますが、清潔に扱う場所や器械があること、患者さんが動くことによりそれらが不潔になったり、患者さん自身を傷つける可能性があることなどを説明しましょう。説明されていても、処置中に患者さんが動き出す可能性があるということは、説明方法や理解の確認方法ももっと改善すべきということですね。

- はい。医療用語は使わず、患者さんにはわかりやすいように説明することが重要ですが、一度は理解しても、忘れてしまうこともあるのではないでしょうか。

- そのとおりです。説明した内容を復唱してもらうことや、イラストやモデル人形などを利用してもよいかもしれませんね。ほかに、創傷処置時には迷走神経反射が起こることもあるので、バイタルサインや意識の確認をすることも必要だと思うけど、どうでしょうか？

- そうですね。患者さんによっては、恐怖を強く感じたり、疼痛に対する処置のときにバイタルサインの変化があるかもしれません。モニター管理をすることも必要かもしれません。

- 本当ですね。モニター管理で全員が患者さんの状態を把握できることは意味がありますね。ほかにも患者さんの体位を固定している看護師だから気づくこともあるかもしれませんよ。

- 近くにいるので、患者さんの反応を確認しやすいと思います。深い呼吸をしているとか、冷汗がみられるとか、緊張が解けてきたとか、そういったことです。

- そうですね。患者さんの状態を観察して察することができれば、予想外の動きも理解できるかもしれません。ほかにもまだまだ気になることが発見できると思うので、様々な場面の手順からリスクを抽出してみたらよいですね。

25 創傷処置

創傷処置

「創傷処置」のイラスト場面から、潜む危険について KYT 基礎 4 ラウンド法を用いて考えてみよう！

KYTシート（例）

実施	年　月　日	チーム名： リーダー：　　　　　　書記： メンバー：

第1ラウンド ▶ どのような危険が潜んでいるか（思いつくまま、危険要因をあげてみよう）
第2ラウンド ▶ これが危険のポイントだ（危険発生確率と深刻さ：重要危険要因＝○、特に危険＝◎）

番号	要　因（〜なので）	行　動（〜して）	現　象（〜になる）
1 ○	看護師は患者が動くことはないと思って、患者の体位の保持を軽く行ったので	患者が動いて	医師の持っていた器械で（患者は）傷つく
2 ○	看護師は清潔野について、患者に具体的に場所を説明できていなかったので	患者が動いて	清潔野が不潔になる
3 ◎	患者に実施の手順や方法について、理解できるよう十分な説明ができていなかったので	患者が動いて	患者は傷つく
4			

第3ラウンド ▶ あなたならどうする（危険要因◎を解決するために、具体策を考えよう）
第4ラウンド ▶ 私たちはこうする（最も重要な実施項目※を絞り込み、それを実践するための"チーム行動目標"を設定）

◎No.	※印	具　体　策
3		処置に伴い患者の体位を固定するときは、患者が動くかもしれないことを意識して固定する
	※	処置の目的や所要時間などを患者に伝え、正しく伝わっているか、復唱してもらう
		患者が、医療者に何か伝えたいときの方法を決めておく

チーム行動目標	
〜するときは	創傷処置をするときは
〜して	患者に処置の目的や所要時間、方法を伝え
〜しよう	その内容を復唱してもらう
ヨシ！	ヨシ！
指さし呼称	創傷処置時、目的、方法、時間を伝え、患者に復唱してもらう、ヨシ！
実施後の評価	

135

Ⅲ さあ、始めよう！KYT

26 医療廃棄物の片づけと処理

安全に医療廃棄物の片づけと処理を行うには、どのようなことに注意すべきでしょうか？
この場面に潜む危険を巻末のKYTシートに記入してみよう！

場面 創傷処置の後片づけをしています。

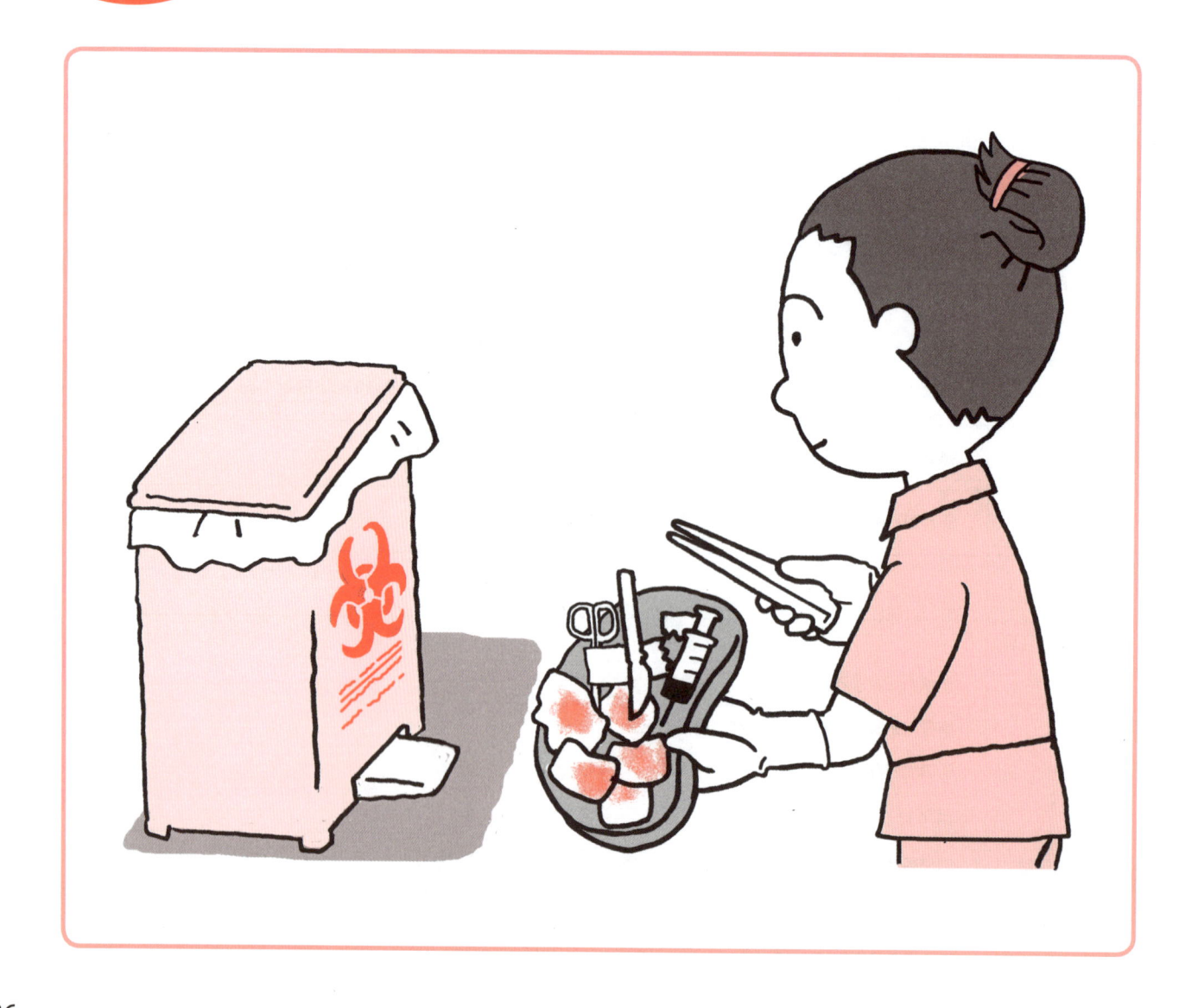

◆ 手順からみるリスク

医療廃棄物の片づけと処理のステップと手順から、考えられるリスクを具体的に書いてみよう！

ステップ	手 順	起こりうるリスク
❶ 片づけの準備	1. 手袋、鑷子、鉗子、エプロンなどの準備	
	2. セーフティーボックスの準備（すでに廃棄物が入っている場合は、量を確認、必要時廃棄する）	
❷ 使用後の機器の片づけ	1. 準備した機器と、片づけのときの機器の種類と数の確認	
	2. 使用後の機器を指示された場所に返却	
❸ 使用後のゴミの分別	1. 一般ゴミ、感染ゴミなど施設の基準に合わせて分別確認	
	2. バイオハザードマークのシールを貼る	

危険予知！スキルアップのための Lesson

👩‍🏫 処置後の後片づけを行う場面です。単なる片づけではなく、準備の手順があることがわかりましたね。これらの場面のなかで、特に危険だと考えられるのはどこでしょう。

👦 使用後の機器の片づけの場面じゃないでしょうか。

👩‍🏫 そのとおりです。やはり使用後の機器を片づける場面が危険ですね。特にどのようなことが予測されるからでしょうか？

👦 そもそも処置に使用する機器なので、取り扱い方によってはけがをすることも考えられます。

👩‍🏫 そうですね。鋭利な物や刃物を扱ったりするので、けがの可能性はありますね。では、これらを片づける際には、どのような注意が必要だと考えていますか？

👦 素手で片づけるのではなく、鑷子などを使用することや、あらかじめ処置中からゴミを分別することが重要だと思います。

👩‍🏫 確かに、素手での片づけは危険ですね。安全に片づけるためには、片づけの前に手袋や鑷子などを準備しないといけないですね。

👦 セーフティーボックス付近に手袋や片づけ用の鑷子などが設置されていると、段取りよく片づけができるのではないかと思います。

👩‍🏫 なるほど、そうですね。必要な物が必要な場所に準備されていないと、取りに行ったり探したりすることで「面倒」とか、「まあ、いいか」という気持ちになるのかもしれませんよ。確実に把持するために、今、鑷子で持つということでしたが、鑷子だけでなく把持する物品に応じて鑷子と鉗子の使い分けができたらよいですね。

👦 確かに、使用後の機器は血液や体液、時には脂肪分などの付着で、非常に滑りやすくなっている場合もあります。滑って落として自分がけがをしたり、機器の破損につながるかもしれません。

👩‍🏫 よく気づきましたね。自分を守ること、他者を守ること、どちらも体液が付着した物品の片づけの際に必要なことですね。片づけるときには、気を抜かずに手元をよく見て安全に確実に行いましょう。片づけは、看護師が処置終了後に行うことが多いと思いますが、処置の前に医師にも片づけの方法を伝えて、協力してもらうことも可能なのではないでしょうか？

👦 医師に片づけの協力を求めるというのは、どういったことですか？

👩‍🏫 たとえば、一般ゴミはここ、使用後の縫合針はここ、剪刀などの機器はここ、血液汚染のあるガーゼは膿盆のなか、といったように、定位置にあらかじめ分類してもらうことです。協力が可能かもしれないわ。

👦 なるほど。そうすることによって、ゴミや使用後の機器の分別が、よりスムーズに行えますね。

👩‍🏫 さらには、準備した機器の種類や数の確認もしやすいし、処置が終了した時点で、ある程度の片づけも並行して終了していることになりますよね。処置後のゴミの分別が終わったあとに、忘れてはいけないことがあります。施設のルールによって異なりますが、バイオハザードマークのシールを貼っておきましょう。

👦 バイオハザードマークとは、国際的に統一されている感染性廃棄物の種類を示すマークですね。

👩‍🏫 そうです。ほかにもまだまだ気になることが発見できると思うので、様々な場面の手順からリスクを抽出してみたらよいですね。

医療廃棄物の片づけと処理

「医療廃棄物の片づけと処理」のイラスト場面から、潜む危険についてKYT基礎4ラウンド法を用いて考えてみよう！

KYTシート（例）

実施	年　月　日	チーム名： リーダー：　　　　　書記： メンバー：

> **第1ラウンド** どのような危険が潜んでいるか（思いつくまま、危険要因をあげてみよう）
> **第2ラウンド** これが危険のポイントだ（危険発生確率と深刻さ：重要危険要因＝○、特に危険＝◎）

番号	要因（〜なので）	行動（〜して）	現象（〜になる）
1 ◎	看護師は鑷子を用いたゴミの分別をする際に、素手で行っていたので	鑷子で把持したメスが滑って	左手をけがする
2 ○	看護師がゴミの分別を途中で行わず、最後にまとめて行ったので	一般ゴミや血液汚染ゴミが混在して	血液がほかの物に付着し、感染の危険が増える
3 ○	看護師は、医師に使用後の機器を別にして保管してほしいと言っていなかったので	血液汚染されたガーゼを入れた膿盆に機器が入り	機器（剪刀）が紛失する
4			

> **第3ラウンド** あなたならどうする（危険要因◎を解決するために、具体策を考えよう）
> **第4ラウンド** 私たちはこうする（最も重要な実施項目※を絞り込み、それを実践するための"チーム行動目標"を設定）

◎ No.	※印	具体策
1	※	使用後の機器を片づけるときは、手袋を着用する
		使用後の鋭利なものを片づけるときは、鑷子や鉗子を使用する
		ゴミの分別時は、手元をよく見て廃棄する

チーム行動目標	
〜するときは	処置後の片づけをするときは
〜して	手袋着用、鑷子や鉗子を使用して
〜しよう	手元を見て廃棄しよう
ヨシ！	ヨシ！
指さし呼称	処置後の片づけ時、手袋・鉗子あり、手元危険物なし、ヨシ！
実施後の評価	

Ⅲ　さあ、始めよう！KYT

27　配薬準備

安全に配薬準備を行うには、どのようなことに注意すべきでしょうか？
この場面に潜む危険を巻末のKYTシートに記入してみよう！

場　面　スタッフステーション内で、担当チームの患者の配薬準備をしています。

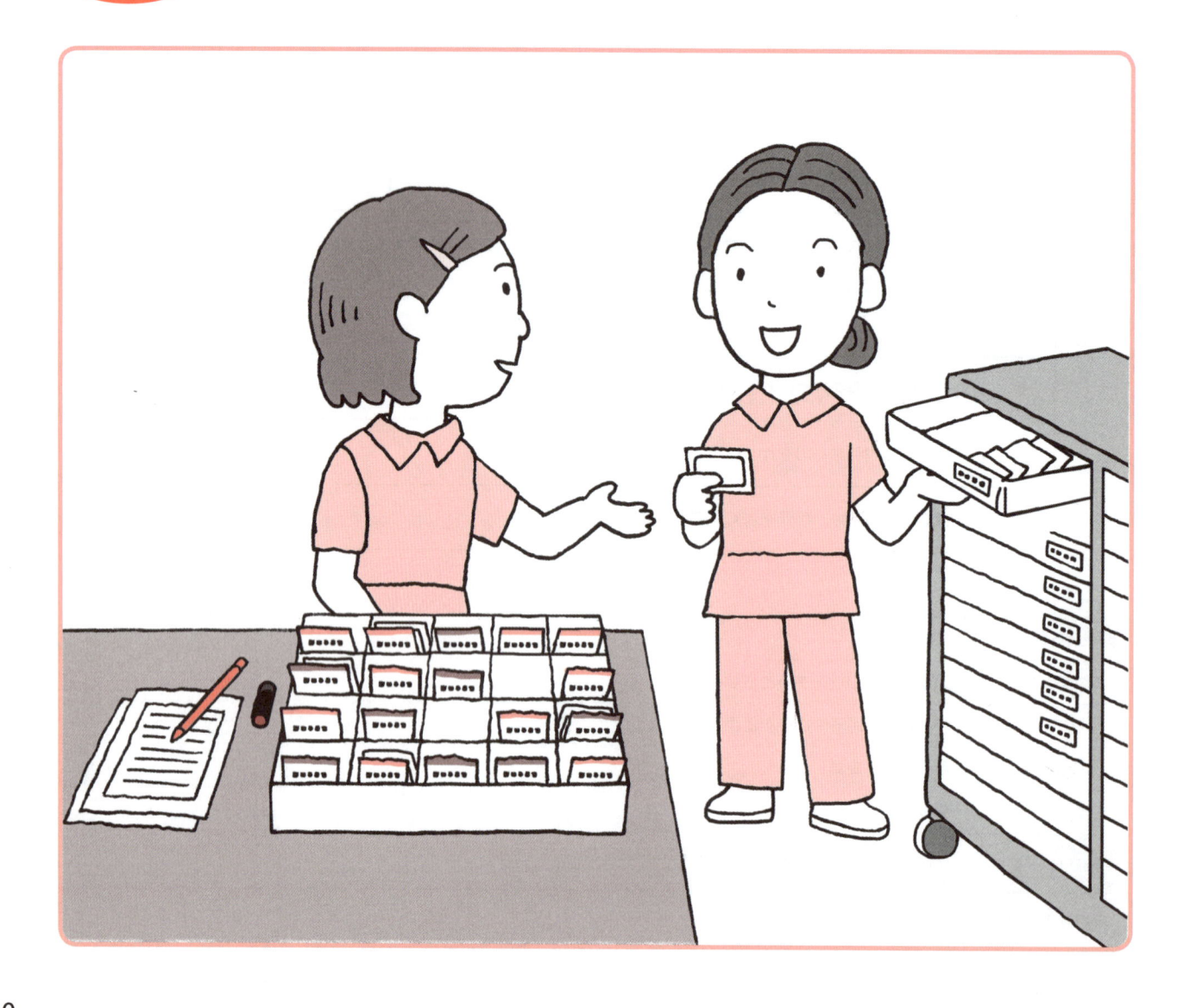

◆ 手順からみるリスク

配薬準備のステップと手順から、考えられるリスクを具体的に書いてみよう！

ステップ	手　順	起こりうるリスク
❶ 保管場所から薬袋を取り出す	1. 人員の確保（ダブルチェック）	
	2. 処方箋での確認（ダブルチェック） 　① 患者と薬の照合（薬品名、量、服薬の方法、服薬の時間など） 　② 中止薬の有無の確認 　③ 変更薬の有無の確認	
❷ 薬袋から薬を取り出す	1. ダブルチェック 　・正しい患者 　・正しい薬 　・正しい目的 　・正しい用量 　・正しい用法 　・正しい時間	
	2. 薬袋に押印する（責任の明確化）	
❸ 薬袋を保管場所に戻す	1. 処方箋での確認（ダブルチェック） 　・患者と薬の照合（薬品名、量、服薬の方法、服薬の時間など）	

危険予知！スキルアップのための Lesson

🧑‍🦰 配薬準備を行う場面です。特に危険だと考えられるのはどこでしょう。

🧑 薬を準備する場面ではないでしょうか。

🧑‍🦰 そうですね。特にどのような危険が予測されますか？

🧑 薬の間違いです。薬は、直接患者さんのからだに作用し、使い方によっては循環や腎機能などに作用するものもあります。

🧑‍🦰 そのとおりです。薬は治療法の1つですし、医師から出された指示を正しく実施するのは基本的なことですね。では、内服薬の準備の際にどのような注意が必要だと考えていますか？

🧑 1人で確認して内服薬の準備をするのではなく、ほかの看護師と一緒にダブルチェックをすることが基本だと思います。でも、十分でないときもあります。

🧑‍🦰 十分でないとは、どういったことですか？

🧑 ダブルチェックを開始してすぐに、ほかの業務によばれたりして、確認作業を中断することがあります。

🧑‍🦰 なるほど。それではダブルチェックを行っている意味がないですね。作業の中断は作業工程の混乱や見落としなどにつながっていきますよ。どうしたらよいでしょうね？

🧑 確認作業が終わるまでは、中断しないで一貫して行えたらよいと思います。たとえば、この薬に関する作業が始まったら、基本的にはほかの業務や医師の指示も受けない、などができたらよいです。

🧑‍🦰 とても大切なことですね。看護師だけでなく、医師やほかの職種のスタッフにも共通認識してもらうことによって可能となるかもしれませんね。では、確認はどのような方法で行いますか？

🧑 処方箋と薬の照合をし、患者さんのフルネームを確認し、6R確認をします。「正しい患者、正しい薬剤、正しい目的、正しい量、正しい時間、正しい方法」この6つが6Rです。ダブルチェックでの確認が終わったら、患者さんの配薬トレイに入れてベッドサイドに行きます。

🧑‍🦰 そうですね。同姓同名の患者さんや、よく似た名前の患者さんがおられる場合もあります。誰が見ても注意できるように配薬準備をする場所や、患者さんの袋棚に"同姓同名注意！"などの喚起表示をしておくことも大切です。また、薬剤の規格単位にも注意しましょう。同じ薬剤でも、規格（含有量）単位が異なるものがありますね。6Rを3回確認することは基本ですね。①保管場所から薬を出すとき、②薬袋から1回分の薬剤を取り出すとき、③薬袋をもとの場所に戻すときの3回です。

🧑 3回確認しても間違えることがあるんです。準備している配薬トレイを担当看護師が確認して、どうにか気づくことができています。

🧑‍🦰 それぞれが、それぞれの立場で確認することが必要ですね。

🧑 確かに、各自、担当看護師も処方箋で照合するようにしています。患者さんにも服薬指導がされており、自分の薬を理解している方もいらっしゃいます。

🧑‍🦰 そうですね。ほかには、中止薬の取り扱いについても考えてみてください。内服中の薬と一緒に保管しない、中止薬には、中止開始日と中止理由を薬袋に直接マジックで記載しておくなど、細やかな手順が重要になります。こうしておけば、間違って服用中止になった薬を投与することもありません。ほかにもまだまだ気になることが発見できると思うので、様々な場面の手順からリスクを抽出してみたらよいですね。

配薬準備

「配薬準備」のイラスト場面から、潜む危険について KYT 基礎 4 ラウンド法を用いて考えてみよう！

ＫＹＴシート（例）

実施	年　月　日	チーム名： リーダー：　　　　　　　書記： メンバー：

第1ラウンド どのような危険が潜んでいるか（思いつくまま、危険要因をあげてみよう）
第2ラウンド これが危険のポイントだ（危険発生確率と深刻さ：重要危険要因＝○、特に危険＝◎）

番号	要因（〜なので）	行動（〜して）	現象（〜になる）
1 ○	看護師はダブルチェックをしていたが、途中で他の業務によばれたので	中断して他の業務を済ませた後、1人で続きの作業を行って	薬を間違える
2 ○	日頃から薬ケースのなかに、中止薬も一緒に保管していたので	中止薬が混入してしまい	薬を間違える
3 ◎	中止薬（降圧剤）の明示をしていたメモがとれて	中止薬だと気づかず配薬して	患者の血圧が下降する
4 ○	入院患者に同姓同名者がいることの掲示がなく、把握できていなかったので	薬をトレイに入れるときに、異なる患者（同姓者）のトレイに入れて	間違った薬を配薬する

第3ラウンド あなたならどうする（危険要因◎を解決するために、具体策を考えよう）
第4ラウンド 私たちはこうする（最も重要な実施項目※を絞り込み、それを実践するための"チーム行動目標"を設定）

◎No.	※印	具　体　策
3		中止薬の管理をするときは、現在内服中の薬とは異なる棚に保管する
		中止薬は、薬袋に直接、赤色のマジックで中止開始日と中止理由を記載する
	※	現在、内服中の薬のみ薬品カートに置く
		処方箋を用いてダブルチェックする

チーム行動目標	
〜するときは	配薬の準備をするときは
〜して	現在、服薬中の薬のみが薬品カートにあることを確認して
〜しよう	処方箋を用いてダブルチェックしよう
ヨシ！	ヨシ！
指さし呼称	配薬準備時、処方箋でダブルチェックしよう、ヨシ！
実施後の評価	

Ⅲ さあ、始めよう！KYT

28 筋肉注射

安全に筋肉注射を行うには、どのようなことに注意すべきでしょうか？
この場面に潜む危険を巻末のKYTシートに記入してみよう！

場面 抗菌薬をAさんに筋肉注射するところです。

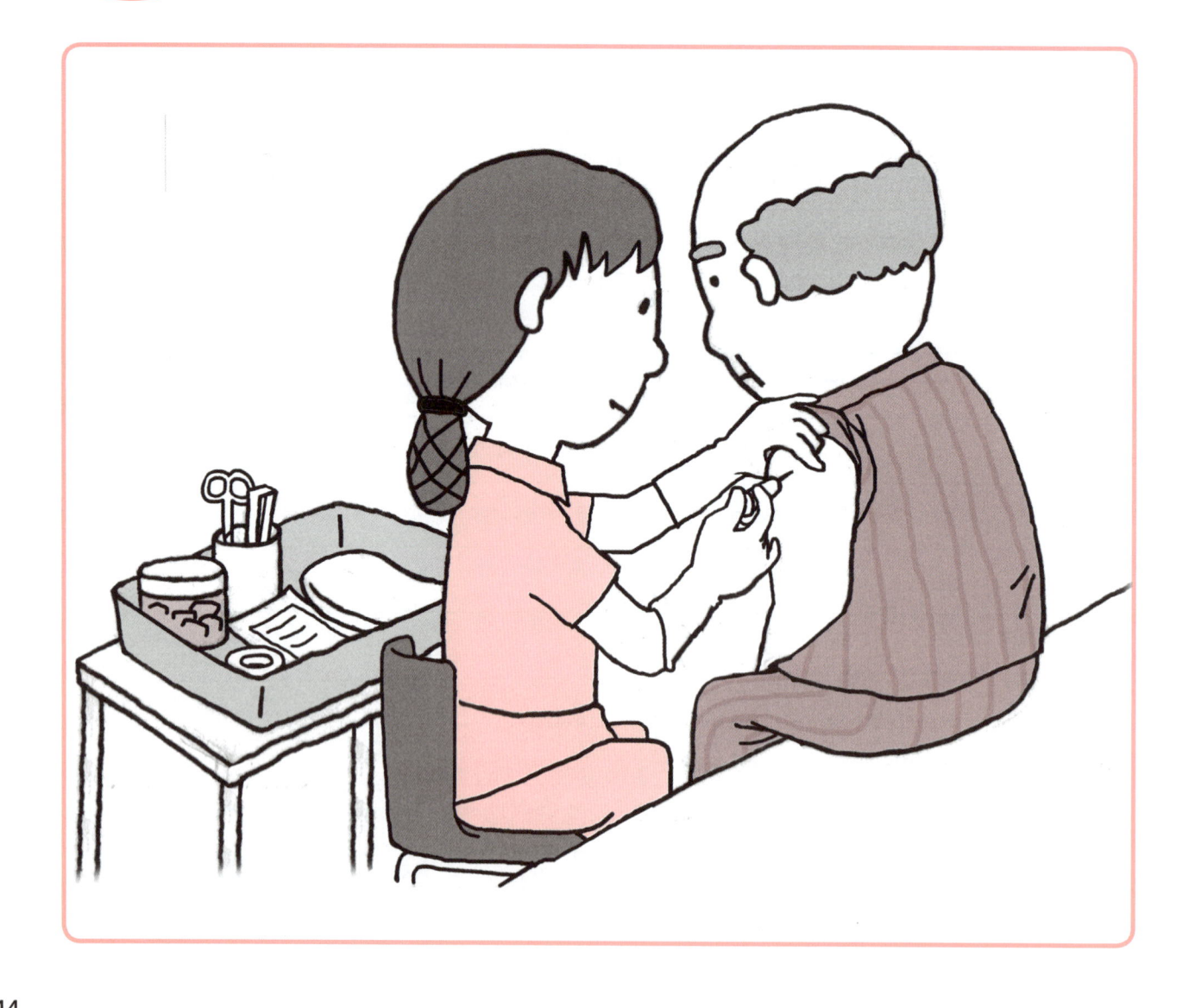

◆ 手順からみるリスク

筋肉注射のステップと手順から、考えられるリスクを具体的に書いてみよう！

ステップ	手　順	起こりうるリスク
❶ 必要物品の準備	1. 薬品の準備 （薬品、注射指示箋の確認）	
	2. 物品の準備 （シリンジ、注射針、手袋、膿盆、アルコール綿、セーフティーボックスなど）	
	3. 実施場所の確認（いす、処置台）	
❷ 患者の準備	1. 目的を説明し、同意を得る	
	2. 実施部位の確認	
	3. バイタルサインの確認	
❸ 実施	1. 薬品の確認	
	2. シリンジと針の接続	
	3. 準備したシリンジ内の薬品量の確認	
	4. 神経障害の確認	
	5. 声かけ	
	6. 薬液浸透のためのマッサージ	
❹ 片づけ	1. 針、シリンジの片づけ	
	2. 実施後の部位の確認 （出血、硬結など）	

危険予知！スキルアップのための Lesson

👩‍🏫 注射には目的によって様々な方法があります。筋肉注射を行う場面ですが、一連の手順がありましたね。特に危険だと考えられるのはどこでしょう。

👧 注射の実施場面じゃないでしょうか。

👩‍🏫 そうですね。注射の実施場面ですね。注射は針を使った患者さんの身体侵襲を伴う処置ですからね。特にどのようなことに注意が必要だと考えていますか？

👧 注射の実施で危険なことは、神経損傷だと思います。筋肉注射だけではありませんが、必ず、針を挿入した時点で確認すべきことです。

👩‍🏫 そうですね。この神経損傷の有無の確認は、抜け落ちやすい手順ですか？

👧 いいえ。患者さんの協力もあるので、しびれや違和感など落ち着いて聞くことができます。しかし、注射に対する不安がある場合など、患者さんによっては確認しにくいこともあります。

👩‍🏫 なるほどね。でも、確認ができないのはよくないですね。なぜ、不安な患者さんの場合、落ち着いて確認ができないのかしら。

👧 早く終わらせたいという気持ちがあったり、興奮状態になったりするからだと思います。

👩‍🏫 そうね。実施前に手順や方法、体位や協力してほしいことなどを患者さんに伝えておくとよいですね。説明が不十分で、同意が得られていないと安全に実施できなくなることもあります。また、迷走神経反射で意識消失をする人もいるかもしれないですね。そうすると、看護師1人で実施するということが難しいかもしれませんね。どうしますか？

👧 患者さんの観察をして、注射に対する反応や印象、訴えなどから介助が必要か判断します。

👩‍🏫 そのとおりです。介助者がいれば、患者さんの体位を固定することも可能でしょうし、そばに人がいることで安心感につながったり、迷走神経反射を起こしてもすぐに対応ができますね。また、実施の際に看護師は手袋を使用すると思いますが、看護師の手のサイズに合った手袋を選択しましょう。なぜだか、わかりますか？

👧 安全に確実に実施するために必要だからです。

👩‍🏫 ほかに、筋肉注射の実施の手順で気になるところはないですか？

👧 実施後の針の取り扱いが気になります。手順としては、セーフティーボックスに入れれば安心なのですが、時々、セーフティーボックスが使用後の針でいっぱいになっていることがあります。

👩‍🏫 それはいけませんね。セーフティーボックスは8割程度になった時点で新しいものを準備しないといけません。そうすると、注射の実施以前に必要物品の準備段階で手順が抜け落ちているということですね。

👧 どうしても処置を実施することに意識が向いてしまって。注射の実施はできたとしても、スムーズに使用後の針の処理ができないと、かえって時間をロスすることになったりします。時間だけでなく、無理やり針を入れようとして使用後の針が飛び出してきたこともあります。

👩‍🏫 なるほど。手順を守って実施することは手間のかかることですが、安全に実施するために必要なことですね。間違いなく実施したことで安心してしまいがちですが、筋肉注射の場合、施行部位の確認も大事です。患者さんは痛みによって、しっかりマッサージできないこともあるので、忘れず看護師が行いましょう。ほかにもまだまだ気になることが発見できると思うので、様々な場面の作業手順からリスクを抽出してみたらよいですね。

筋肉注射

「筋肉注射」のイラスト場面から、潜む危険について KYT 基礎 4 ラウンド法を用いて考えてみよう！

KYTシート（例）

実施	年　月　日	チーム名： リーダー：　　　　　　　　書記： メンバー：

> **第1ラウンド** どのような危険が潜んでいるか（思いつくまま、危険要因をあげてみよう）
> **第2ラウンド** これが危険のポイントだ（危険発生確率と深刻さ：重要危険要因＝○、特に危険＝◎）

番号	要　因（〜なので）	行　動（〜して）	現　象（〜になる）
1 ◎	看護師は患者に実施方法を詳しく説明していなかったので	患者が急に動いて	針が深部に刺さり、神経損傷を起こす
2 ○	痛みに対する不安の強い患者に対し、看護師の適切な対応が遅れたので	患者の緊張が高まり	失神する
3 ○	看護師の手袋が大きくシリンジの固定が不十分だったので	シリンジを落として	患者がけがをする
4			

> **第3ラウンド** あなたならどうする（危険要因◎を解決するために、具体策を考えよう）
> **第4ラウンド** 私たちはこうする（最も重要な実施項目※を絞り込み、それを実践するための"チーム行動目標"を設定）

◎No.	※印	具　体　策
1	※	注射をするときは、患者に目的や必要性を説明して同意を得る
		看護師が患者の体位を保持するよう介助する
		実施方法・過程をよく説明する
		実施前に排泄を促し、保温に努める

チーム行動目標	
〜するときは	注射を実施するときは
〜して	看護師が介助について
〜しよう	目的を説明し、患者の同意を得て実施しよう
ヨシ！	ヨシ！
指さし呼称	注射実施時、患者に説明、看護師介助、ヨシ！
実施後の評価	

28　筋肉注射

147

Ⅲ さあ、始めよう！KYT

29 点滴静脈内注射の輸液準備

安全に点滴静脈内注射の輸液準備を行うには、どのようなことに注意すべきでしょうか？
この場面に潜む危険を巻末のKYTシートに記入してみよう！

場 面 点滴静脈内注射の輸液準備をしています。

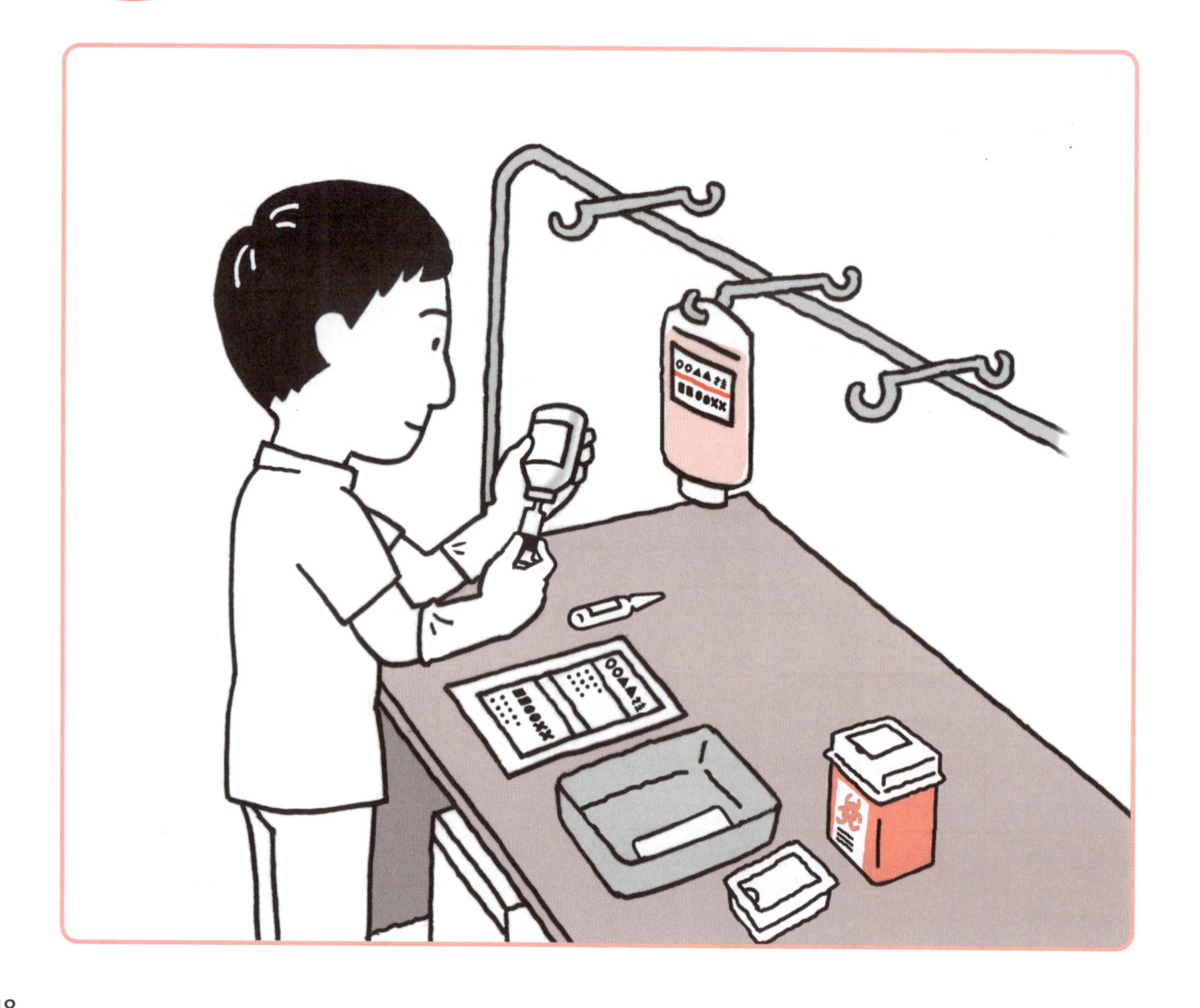

◆ 手順からみるリスク

点滴静脈内注射の輸液準備のステップと手順から、考えられるリスクを具体的に書いてみよう！

ステップ	手　順	起こりうるリスク
❶ 必要物品の準備	1. 薬剤の調合のための作業台の整理整頓	
	2. 人員の確保（ダブルチェック）	
	3. 注射指示伝票と薬品の照合（6R3回）	
	4. 消毒、手袋、シリンジ、針の選択と準備	
❷ 看護師の準備	1. 手洗いおよび手指消毒	
	2. 手袋着用	
❸ 薬剤の調合の実施	1. 注射指示伝票と薬品の照合	
	2. 清潔操作での実施	
	3. 輸液への混注（混注時、針挿入の向き、場所の確認など）	
❹ 片づけ	1. 注射指示伝票と薬品の照合	
	2. 針、シリンジ、アンプル、バイアルなどを決められた場所へ廃棄	
	3. 薬剤の調合のための作業台の整理および後片づけ	

危険予知！スキルアップのための Lesson

👩‍🦰 点滴静脈内注射の輸液準備を行う場面です。特に危険だと考えられるのはどこでしょう。

👨 薬剤の調合実施の場面じゃないでしょうか。

👩‍🦰 そうですね。薬剤の調合実施の場面ですね。現在では、薬局で準備済みの状態にしてくれる施設もありますが、どんなことに特に注意が必要だと考えていますか？

👨 薬剤の調合で危険なことは、やはり薬品の投与量の間違いだと思います。

👩‍🦰 確かに、薬品の投与量の間違いは命に直結する危険なことですね。なぜ、そのような薬品の量の間違いが起こるのだと思いますか？ 何か、手順に問題があるのかしら？

👨 そうですね。2人の看護師でダブルチェックはできています。しかし声を出すこと、伝票と薬品を指さすことができていない場面を見かけます。声を出すこと、指さすことをなんとなく気恥ずかしいと思ったり、またそれを気にしている看護師もいました。

👩‍🦰 それは困ったことですね。指さしながら声に出すことで意識が集中するし、確実に目で追わなくちゃならないから、間違いを見つけやすいのに。指さすことや声に出すことの目的や意味を理解できていないのかもしれないわね。

👨 そうかもしれません。ダブルチェックの方法も、基本に戻って行えるように広めないといけないですね。

👩‍🦰 そうね。ほかに、薬剤の調合を実施する場面で、基本手順の抜け落ちや省略など、気になるところはないかしら？

👨 手袋を付けて薬剤の調合をするんですが、あらかじめ作業台に準備してあるものを使ってしまって、手のサイズに合わないこともあります。これも省略の1つでしょうか。

👩‍🦰 そうね。その手袋は、実施者の手のサイズに合ってなくてよいのかしら？

👨 いいえ。手にフィットしたものがよいです。小さなガラス製のアンプルを持って、薬品を指示量吸い上げる作業をするのですから。大きすぎる手袋では、アンプルを落として割れてしまったこともあります。

👩‍🦰 そうすると、手に合った手袋を準備することは重要ですね。あらかじめ設置してある手袋は1種類ですか？

👨 S・M・Lの3種類が準備してあるんですが、同じサイズの物がよくなくなっているようです。

👩‍🦰 補充ができていないというわけですね。それは、やはり実施前の準備の手順の抜け落ちでしょう。使い切る前に補充をするという工程表を作成したほうがよいかもしれませんね。混注後のボトルに輸液ルートを刺す際には、混注した部分とは別のゴム部分に刺すようにしましょう。同じところを何度も刺していると、そこから輸液が漏れてしまうことがありますよ。ほかはどうですか？

👨 作業台が整理整頓できていなくて、伝票が散らかっている場合があります。

👩‍🦰 伝票が散らかっていると、なぜよくないのかしら。

👨 伝票を探すことによって余計な時間がかかり、そのために薬品の確認を急ぎ、エラーしやすくなります。作業空間の確保は、どのようなケア場面でも必要なことだと思います。

👩‍🦰 そうすると、薬剤の調合終了後に後片づけができることも重要ですね。後片づけができていたら、次に輸液準備を行う看護師の実施前の準備もスムーズでしょうね。ほかにもまだまだ気になることが発見できると思うので、様々な場面の作業手順からリスクを抽出してみたらよいですね。

点滴静脈内注射の輸液準備

「点滴静脈内注射の輸液準備」のイラスト場面から、潜む危険について KYT 基礎 4 ラウンド法を用いて考えてみよう！

KYTシート（例）

実施	年　月　日	チーム名： リーダー：　　　　　　　書記： メンバー：

> **第1ラウンド** どのような危険が潜んでいるか（思いつくまま、危険要因をあげてみよう）
> **第2ラウンド** これが危険のポイントだ（危険発生確率と深刻さ：重要危険要因=○、特に危険=◎）

番号	要　因（～なので）	行　動（～して）	現　象（～になる）
1 ○	近くにあった手袋を使ったので、看護師の手のサイズに合わず	アンプルを落として	薬液が飛散する
2 ◎	頼りになる先輩とのダブルチェックだったので、先輩の言葉をうのみにして	薬液の量を薬剤の調合をする看護師が確認しないまま、輸液ボトルに混注して薬液量を間違え	患者さんの具合が悪くなる
3 ○	輸液ボトルに混注する際、混注と輸液ルートの穿刺を同じところで行っていたので	輸液ボトルのゴム栓穿刺部が大きく開いて	輸液が漏れる
4			

> **第3ラウンド** あなたならどうする（危険要因◎を解決するために、具体策を考えよう）
> **第4ラウンド** 私たちはこうする（最も重要な実施項目※を絞り込み、それを実践するための"チーム行動目標"を設定）

◎ No.	※印	具　体　策
2	※	ダブルチェックをするときは、相手が誰でも基本に忠実に実施する
		声を出して、指さし、2人で一緒に照合する
		薬剤の調合を行う際は、再度薬液の量を確認する

チーム行動目標	
～するときは	輸液を準備するときは
～して	声を出し、指をさして伝票と薬剤を照合して
～しよう	他者に依存しないで確認しよう
ヨシ！	ヨシ！
指さし呼称	輸液準備時、声出し、指さし、伝票薬品照合、ヨシ！
実施後の評価	

Ⅲ　さあ、始めよう！KYT

30　点滴静脈内注射の管理

安全に点滴静脈内注射の管理を行うには、どのようなことに注意すべきでしょうか？
この場面に潜む危険を巻末のKYTシートに記入してみよう！

場　面　輸液実施中のAさんのベッドサイドに、輸液の確認に来ました。

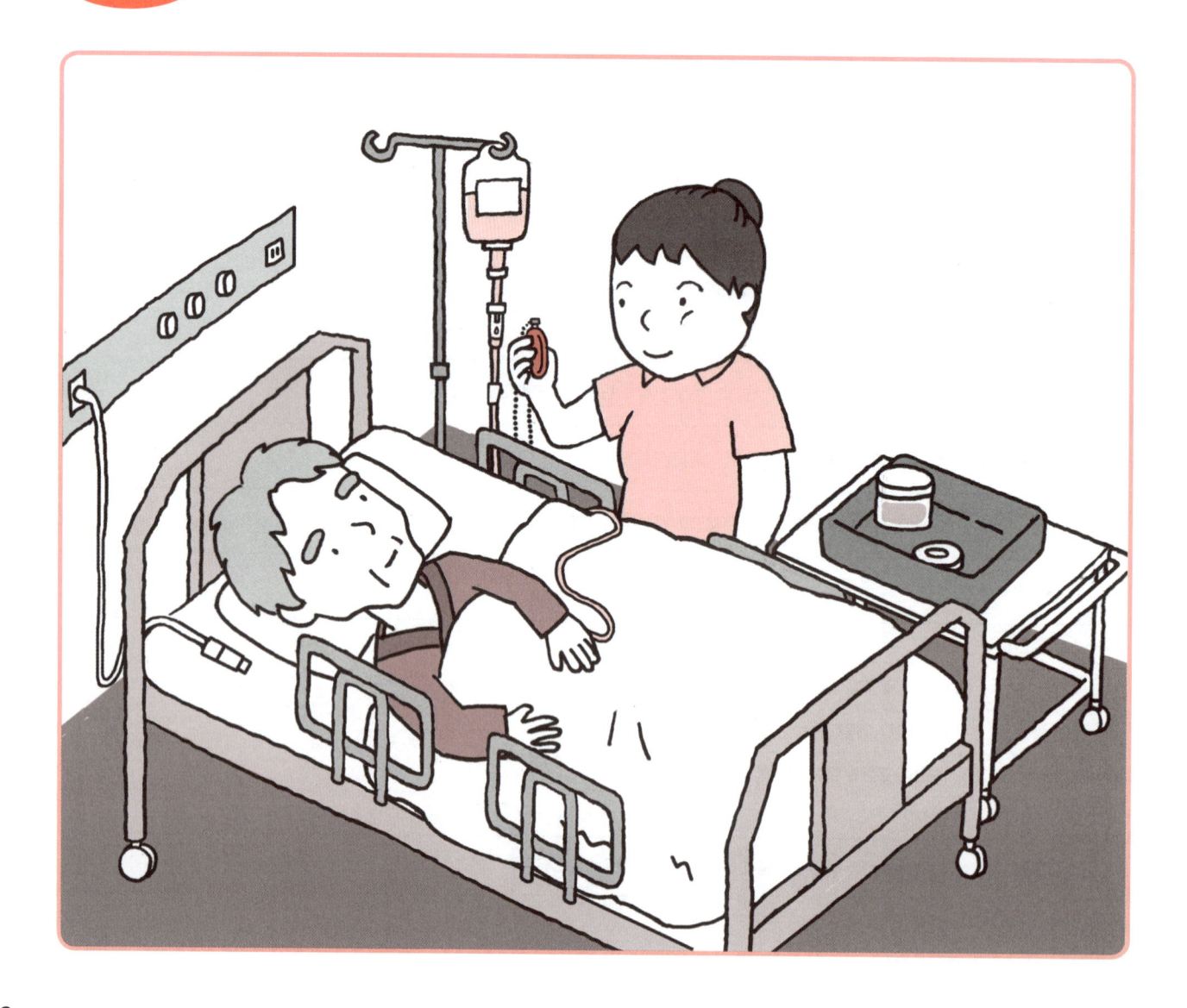

30 点滴静脈内注射の管理

◆ 手順からみるリスク

点滴静脈内注射を管理するときのステップと手順から、考えられるリスクを具体的に書いてみよう。

ステップ	手　順	起こりうるリスク
❶ 訪室前の準備	1. 必要物品の準備 　① 輸液指示伝票 　② 時計 　③ ワゴン 　　（アルコール綿、シリンジ、生理食塩水、固定用テープなど）	
	2. 患者の把握	
	3. 部屋の把握	
❷ 輸液の確認と実施	1. 輸液の内容と患者の照合	
	2. 輸液の滴下状態と滴下速度の照合	
	3. 輸液ルートの確認 　（接続の状態、挿入部の状態、三方活栓の向きなど）	
	4. 患者の訴えの把握	
❸ 退室	1. ベッドサイドの環境整備 　（輸液ルートの位置、オーバーテーブルの位置、ベッド柵、布団など）	

153

危険予知！スキルアップのための Lesson

　点滴静脈内注射の管理を行う場面です。特に危険だと考えられるのはどこでしょう。

　ベッドサイドに行って輸液の確認をする場面じゃないでしょうか。

　そうですね。輸液の確認項目は多くありますが、特にどのようなことに注意が必要だと考えていますか？

　輸液の確認では、正しい輸液内容で正しい量が、予定された時間で患者さんに投与されることが重要です。それが守られていないと、危険な状態になる患者さんもいます。

　そうですね。確かに、輸液の管理は重要ですね。あなたが指摘するように、過剰輸液や輸液量の不足は、患者さんの治療にかかわってくることです。命に直結する危険なことですね。ここには、どのような手順の抜け落ちや省略が隠れているのでしょうか。

　目的をもって訪室していると思いますが、大切なのは、患者さんに必要な正しい輸液が準備されており、輸液の滴下状況と実施状況を確認することです。まずは、予定量が投与されているかが気になります。予定量と現在の投与量の状況によって、輸液の滴下数を調整する必要があります。ただ、滴下の調整の前に、患者さんの留置針の挿入部の観察が行えないと、エラーにつながります。また、看護師の判断で安易に輸液の滴下速度を変更しては危険なので、医師に報告をし、指示をもらいます。

　輸液の実施状況だけを見て、滴下の調整をしてしまうとなぜ問題なのかしら？

　留置針の挿入部が屈曲していたり、輸液ルートの三方活栓の向きがずれていたりすることがあります。三方活栓のずれについては、その場で直してその他の接続なども確認することが必要です。留置針については、特に関節に近い部分が挿入部になっている場合、屈曲位で滴下数を調整していて、その後伸展位になったら、滴下数の速度が変化する場合があります。

　よく学習しましたね。つまり、挿入部が屈曲していないか、動きにより滴下数は変化するのかを確認するということですね。屈曲部に挿入されている場合は閉塞しやすいので、頻回に滴下状況を観察しましょう。ところで、三方活栓にはどのようなものがあるのかしら。

　三方活栓は、180度回転するタイプや360度回転するタイプがあります。三方活栓の向きにより、①2方向からの輸液実施（A・B）、②1方向のみ（A）、③1方向のみ（B）、④輸液中断と使い分けます。ですから、三方活栓の向きは重要ですね。

　ほかには何かありませんか？　私は、輸液ルートの位置も気になります。たとえば、輸液の自己抜去があります。それは、患者さんの理解状況や協力の程度によっても変わるのではないでしょうか。顔の前に輸液ルートがあったり、輸液ルートによって行動制限が出たりすると、患者さんはそれを邪魔だと思ってしまうのではないかしら。その辺はどう考えますか？

　患者さんの活動制限や煩わしさが自己抜去に関係すると思います。患者さんのからだの下敷きにならないように注意してルートを確認していますが、患者さんに労をねぎらう言葉や、輸液実施中に困っていることはないかなどを聞くことがなかったように思います。

　輸液は必要な治療ですが、患者さんの立場になってみると、不便であり不自由ですよね。だからこそ、退室時には、Aさんが使いやすいようにベッドサイドの環境を整備する必要がありますね。具体的には、看護師がベッドサイドで輸液の確認を行った際に動かした輸液ルートの位置、オーバーヘッドテーブルの位置、ベッド柵、患者さんの布団（掛けもの）などです。また、いつまで輸液が継続されるのか、次の予定はあるのかなども伝えておくとよいですね。ほかにもまだまだ気になることが発見できると思うので、様々な場面の手順からリスクを抽出してみたらよいですね。

点滴静脈内注射の管理

「点滴静脈内注射の管理」のイラスト場面から、潜む危険についてKYT基礎4ラウンド法を用いて考えてみよう！

KYTシート（例）

実施	年　月　日	チーム名： リーダー：　　　　書記： メンバー：

第1ラウンド どのような危険が潜んでいるか（思いつくまま、危険要因をあげてみよう）
第2ラウンド これが危険のポイントだ（危険発生確率と深刻さ：重要危険要因＝○、特に危険＝◎）

番号	要因（〜なので）	行動（〜して）	現象（〜になる）
1 ◎	通常の確認時、留置針挿入部位の動きと滴下状態の観察を合わせて行わなかったので	屈曲の解除により輸液の滴下速度が速くなり	予定より短時間で多量の輸液が体内に入り、患者の具合が悪くなる
2 ○	輸液の滴下の確認と調整をしてくるように先輩看護師にいわれ、輸液の滴下の確認と調整を行い退室したので	留置針挿入部の観察を怠って	皮下に輸液が漏れて患者が静脈炎を起こす
3 ○	輸液が済んでも、次の輸液があることを患者に伝え忘れていたので	輸液を確認に訪室したら、輸液が終了していて	ルートが閉塞し、再度、留置針を刺し直すことになる
4			

第3ラウンド あなたならどうする（危険要因◎を解決するために、具体策を考えよう）
第4ラウンド 私たちはこうする（最も重要な実施項目※を絞り込み、それを実践するための"チーム行動目標"を設定）

◎ No.	※印	具体策
1		輸液を実施しているときは、注意事項を患者に伝える
	※	輸液の確認は、滴下状況、実際に入った量、留置針の挿入部位の確認をするとともに、患者の動きによる滴下数の変化を確認する
		ルートが屈曲したり、閉塞していないかシリンジで生理食塩水を通して確認する
		屈曲する部位にルートが挿入されているときは、万一のことも考え20分おきに確認する

チーム行動目標	
〜するときは	点滴静脈内注射を管理するときは
〜して	滴下状況と速度、残量を確認して
〜しよう	患者の動きによる滴下数の変化を把握しよう
ヨシ！	ヨシ！
指さし呼称	輸液管理時、滴下数、挿入部、屈曲、動きによる変化なし、ヨシ！
実施後の評価	

Ⅲ　さあ、始めよう！KYT

31 輸液ポンプの準備

安全に輸液ポンプの準備を行うには、どのようなことに注意すべきでしょうか？
この場面に潜む危険を巻末のKYTシートに記入してみよう！

場　面　器材物品倉庫に輸液ポンプを取りに来ました。

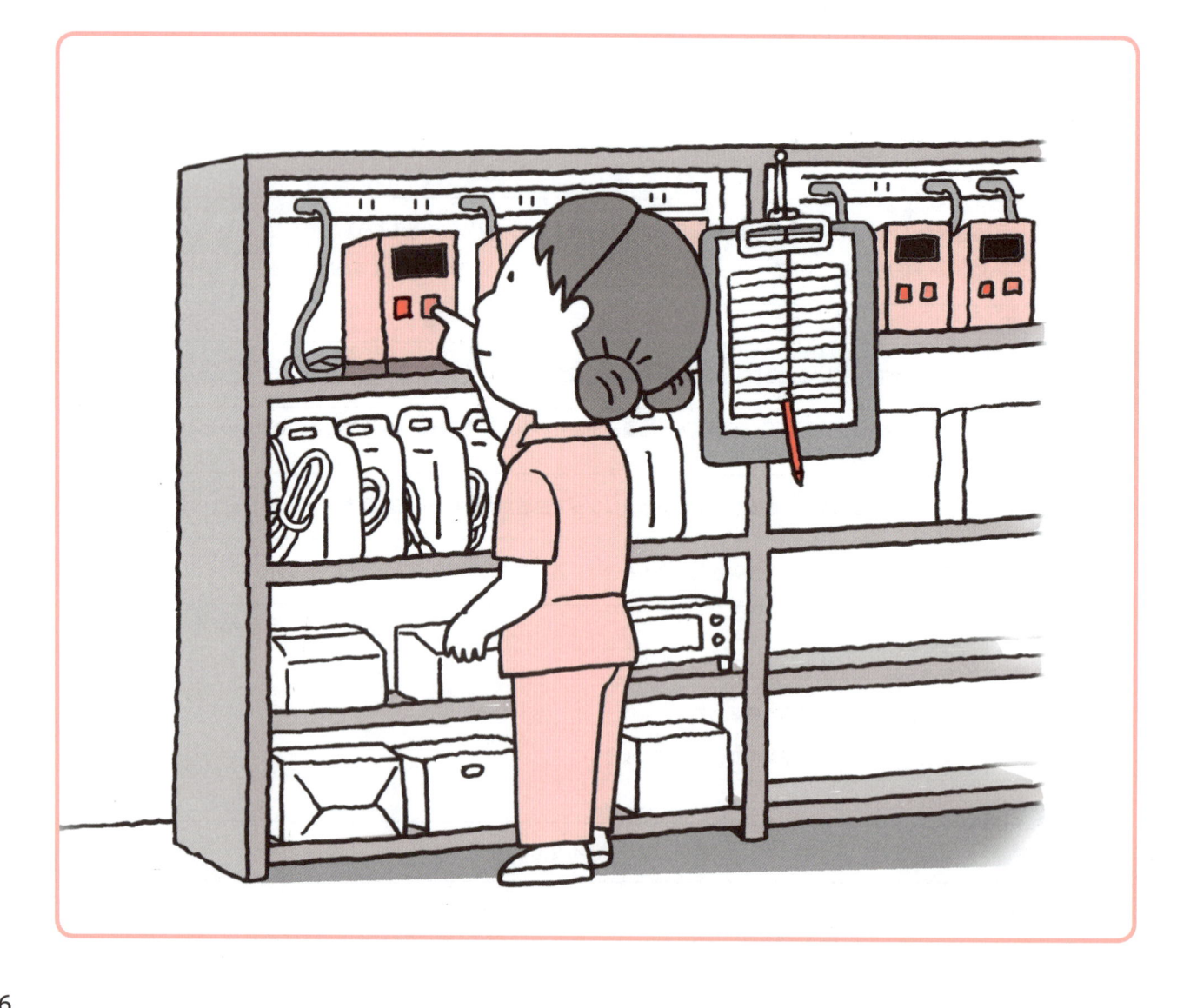

◆ 手順からみるリスク

輸液ポンプの準備のステップと手順から、考えられるリスクを具体的に書いてみよう！

ステップ	手　順	起こりうるリスク
❶ 輸液ポンプを選択する	1. 使用するポンプのタイプを確認（輸液ポンプ or 輸注ポンプ：シリンジポンプ）	
	2. 借用伝票の記入	
	3. 外観の確認（破損、曲がり、亀裂、汚れなど）	
❷ 輸液ポンプの作動確認	1. コードと本体を接続する	
	2. 電源を入れる（バッテリー稼働でないことを確認）	
	3. 充電の残量の確認	
❸ ルートの準備	1. 輸液ポンプに対応するポンプ用輸液ルートの準備	
	2. ルートの接続	
	3. アラームの確認	

危険予知！スキルアップのための Lesson

　輸液ポンプの準備を行う場面です。輸液ポンプは日頃から利用することの多いME機器ですから、準備することも多いと思います。特に危険だと考えられるのはどこでしょう。

　輸液ポンプの作動確認の場面じゃないでしょうか。

　そうですね。特にどのようなことに注意が必要だと考えていますか？

　作動確認では、バッテリーの充電量の確認だけでなく、実際に電源を入れて通電によって稼働できることや、輸液ポンプ用のルートを通して動きを確認することなどがあります。ポンプを利用するときというのは、緊急時だったり、治療方法が変更になってポンプ管理での投薬が必要になった場合などが多いと思います。

　なるほどね。そうすると、じっくり確認作業をすること自体が難しいということですね。じっくり確認ができないとなると、どうしても手順の抜け落ちや省略が出やすくなりますね。それについて、どのように考えますか？

　そうですね。急いでるので、ていねいに手順どおりにできないことがあります。時には、借用伝票も十分記載できないことがあったりします。

　ポンプの作動確認ではどうでしょうか？

　電源が入るか、破損していないかくらいは確認しますが、あとは、ベッドサイドで準備しながら確認することにして、そのまま実施することが多いです。

　なるほど。時間がないんですね。でも、必要な確認は10分間で行うことを決めておき、10分間で確認する技術を身につける訓練を取り入れるのはどうですか？　さらに、医師にも協力を得ると安心ですね。検査に行く患者さんに使うために、輸液ポンプの作動確認もしないで急いで持って行き、充電ができておらず、結局また取りに行ったことがありましたよ。

　そうですよね。ポンプに対応した輸液ポンプ用ルートを準備できなくて、指示量が投与されないこともありました。この場合、物品在庫の管理にも問題があったのですけど。

　どうしても目の前にあるもので対応してしまいがちですね。「まあいっか。あとで直そう」と思うことがあるかもしれないですね。でも、忙しくて忘れてしまって、何か問題が発生したあとで「ああ、そうだった」ということもあるのではいないかしら？

　はい。確かにそうです。

　だから、緊急時に使用するような物品については、特に日頃からの確認や物品管理の方法を週間計画に入れておくとよいですね。たとえば、確認する項目と曜日、担当者などを決めて取り組むことも可能ではないですか？　また、高いところからポンプを取ろうとしていますが、これは問題ないですか？

　確かに、足台を利用せずに手を伸ばしたまま取ろうとしていますね。足台があれば利用したと思います。こんな状態で取ったら、落下の危険があります。

　そうね。ポンプの落下でけがをするかもしれないし、破損してしまうかもしれないですよね。本来は足台を使うはずですが、準備不足のために近くになかったり、急いでいるため手順を省略してしまうなどが危険を招くことになるのですね。ほかにもまだまだ気になることが発見できると思うので、様々な場面の手順からリスクを抽出してみたらよいですね。

輸液ポンプの準備

「輸液ポンプの準備」のイラスト場面から、潜む危険についてKYT基礎4ラウンド法を用いて考えてみよう！

KYTシート（例）

実施	年　月　日	チーム名： リーダー：　　　　　　書記： メンバー：

第1ラウンド　どのような危険が潜んでいるか（思いつくまま、危険要因をあげてみよう）
第2ラウンド　これが危険のポイントだ（危険発生確率と深刻さ：重要危険要因＝○、特に危険＝◎）

番号	要　因（〜なので）	行　動（〜して）	現　象（〜になる）
1 ○	看護師は高い位置に輸液ポンプが置いてあったが、足台を使うのが面倒だったので	そのまま取り出そうとして手を滑らせ	輸液ポンプが落ちて看護師がけがをする
2 ○	輸液ポンプに対応しているポンプ用ルートがなく、対応していない輸液ポンプ用ルートをそのまま使用したので	正しい指示量を入れることができず	患者の状態が悪化する
3 ◎	看護師は急いで輸液ポンプを持ってくるよう言われ、ポンプの作動確認をせずにベッドサイドに持って行ったので	検査に行くのに充電ができておらず、再度別のポンプを準備して	患者が検査に遅れる
4			

第3ラウンド　あなたならどうする（危険要因◎を解決するために、具体策を考えよう）
第4ラウンド　私たちはこうする（最も重要な実施項目※を絞り込み、それを実践するための"チーム行動目標"を設定）

◎No.	※印	具　体　策
3	※	輸液ポンプを準備するときは、充電のできているものを準備する
		急いでいても、手順に沿った確認が必要であることをチーム内で認識する
		器材物品倉庫内で保管中に、充電が定期的に行えるよう管理する担当者を決めておく

チーム行動目標	
〜するときは	輸液ポンプを準備するときは
〜して	充電のできているものを準備し
〜しよう	チーム内で指さし確認しよう
ヨシ！	ヨシ！
指さし呼称	輸液ポンプ準備時、充電および指さし確認、ヨシ！
実施後の評価	

Ⅲ　さあ、始めよう！KYT

32 輸液ポンプ・シリンジポンプの管理

安全に輸液ポンプ・シリンジポンプの管理を行うには、どのようなことに注意すべきでしょうか？
この場面に潜む危険を巻末のKYTシートに記入してみよう！

場　面　　Aさん（70歳代、男性）は、輸液ポンプとシリンジポンプを使って薬物療法中です。ポンプの確認をしています。

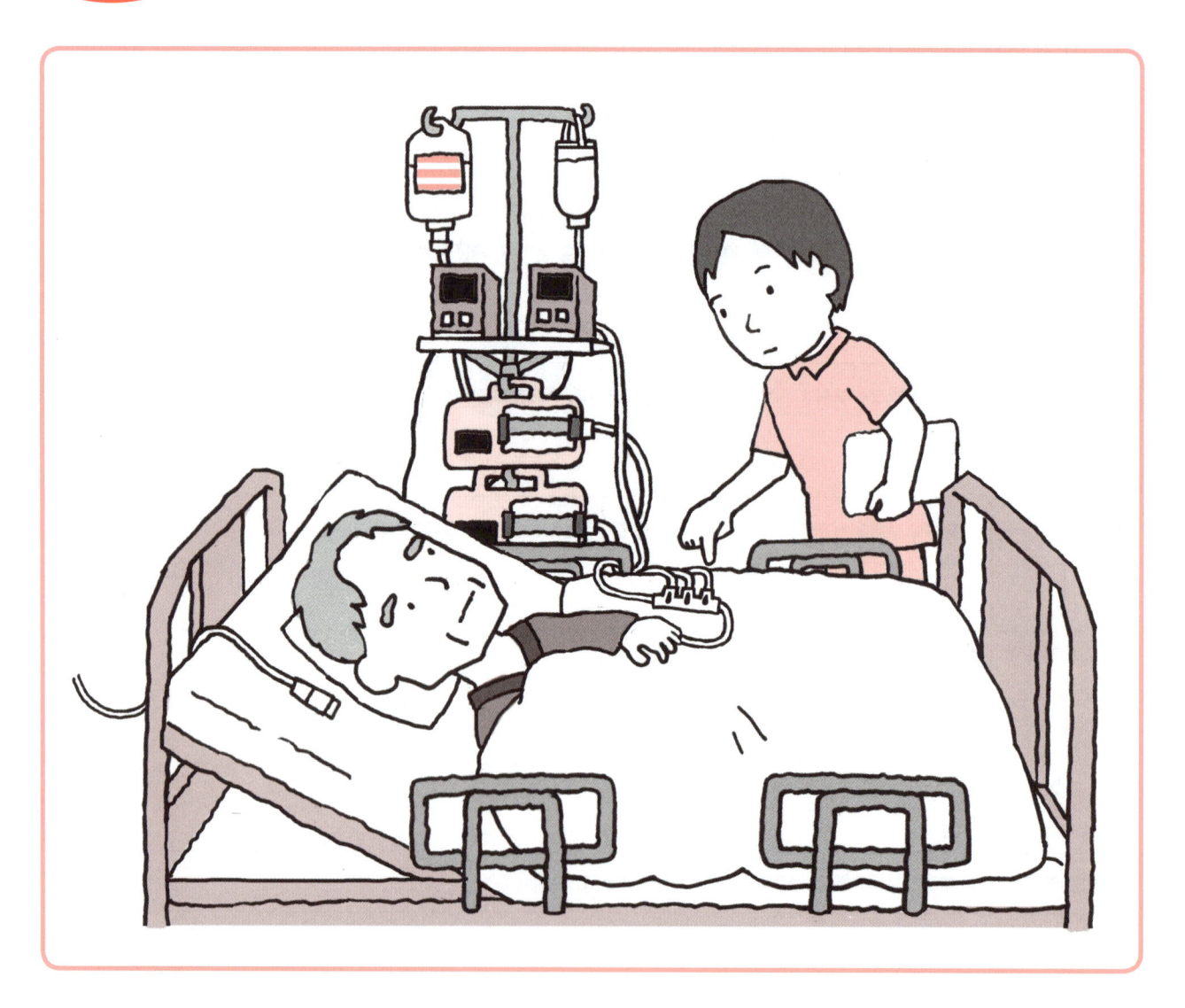

◆ 手順からみるリスク

輸液ポンプ・シリンジポンプ使用のステップと手順から、考えられるリスクを具体的に書いてみよう！

ステップ	手　順	起こりうるリスク
❶ 輸液ポンプ使用中の確認	1. 薬液および輸液の内容確認（注射指示箋）	
	2. 投与指示量の確認（注射指示箋）	
	3. ルートの準備 　① 薬液のプライミング 　② ポンプの設定（投与量、予定量）	
❷ 輸液ポンプの作動状況の確認	1. 現在の投与量と注射指示箋との照合	
	2. 投与時間と残量の照合	
	3. 電源の確認（電源が入っておりバッテリー稼働でないこと）	
	4. 輸液ポンプの外観（破損、曲がり、亀裂、異常音、汚れなど）	
❸ 輸液ルートの確認	1. ルート内の確認（混濁、屈曲、漏れ）	
❹ 患者の確認	1. 留置針挿入部の確認	
	2. 患者の訴えの把握（疼痛、腫脹）	

危険予知！スキルアップのための Lesson

- 輸液中にポンプの管理を行う場面です。特に危険だと考えられるのはどこでしょう。

- 輸液ポンプの作動状況を確認する場面じゃないでしょうか。

- そうですね。特にどのようなことに注意が必要だと考えていますか？

- 輸液ポンプの管理で大切なことは、指示どおりに薬液が投与されていることです。そのために、設定流量と実際の輸液量を比較し、正常に作動していることを確認します。

- よく理解できていますね。機器に頼らず実際注入された量を確認し、経過時間から入るべき量を照合するということですね。訪室し確認した際に、薬液の入っている注入中のシリンジに時間と印をつけておくとよいですね。次に訪室した際に、経過した時間から正しい量の薬液が入っているかを確認することが可能になります。あるいは、ポンプの積算量を控えておく方法もありますね。

- はい。機器本体、電源コードなどの破損と、初期動作の確認をします。バッテリーではなく、主電源の接続を確認します。輸液セットは専用のものを用います。これをおろそかにすると、患者さんの生命にかかわります。

- とても大切なことに気づけていますね。開始時には指示に従った輸液の流量と予定量をセットし、ほかの看護師とダブルチェックしますよね。輸液の流量と予定量の間違いを防ぐことが重要ですね。

- 特にシリンジポンプでは、輸液ポンプよりさらに微量の薬剤を輸液するときに利用するので、間違いは許されませんね。

- だからこそ、1人で確認し実施するのではなく、ほかの看護師と一緒にダブルチェックするとよいですね。ポンプの設置についてはいかがですか？

- 輸液架台の転倒防止のために、ポンプは重心がかからない低い位置に取り付けます。移動式架台の場合は、キャスターのある方向を考えてバランスよく取り付けます。

- ポンプの高さはどうしたらよいでしょうか。

- 基本的に患者さんの穿刺部の高さにします。これはサイフォニング現象（高低落差による過剰輸液）を防ぐ目的があり、シリンジポンプの表示も確認しやすく、安定します。

- よく理解できていますね。さらに、スリット、押し子、クランプは正しくセットされているか、シリンジとチューブの接続は確実か、三方活栓の向きは正しいかなども確認する必要がありますね。さて、輸液ポンプと輸液ルートのセットについてはどのように考えますか？

- 輸液セットは確実にポンプ回路に装着できているか、クレンメが閉じたままの状態になっていないか、クレンメの位置はポンプと患者の間にあるか、ドリップセンサーとドリップチャンバーは正しく設置されているかなども確認し、輸液開始時に滴下の確認を行います。

- そうですね。滴下状況には三方活栓の管理も重要ですね。三方活栓や輸液ラインが患者さんの下敷きになっていると、三方活栓が動いてしまいアラームが鳴ることもあります。輸液ラインが閉塞すると輸液ラインの内圧が高くなります。しかし、そのまま閉塞障害を取り除くと薬液が一時的に過剰輸液されてしまい危険です。三方活栓による閉塞の場合は、ラインをはずし、過剰な薬剤を除去してから再開すると安全ですね。ほかにもまだまだ気になることが発見できると思うので、様々な場面の手順からリスクを抽出してみたらよいですね。

輸液ポンプ・シリンジポンプの管理

「輸液ポンプ・シリンジポンプの管理」のイラスト場面から、潜む危険についてKYT基礎4ラウンド法を用いて考えてみよう！

KYTシート（例）

実施	年　月　日	チーム名： リーダー：　　　　　書記： メンバー：

第1ラウンド ▶ どのような危険が潜んでいるか（思いつくまま、危険要因をあげてみよう）
第2ラウンド ▶ これが危険のポイントだ（危険発生確率と深刻さ：重要危険要因＝○、特に危険＝◎）

番号	要　因（〜なので）	行　動（〜して）	現　象（〜になる）
1 ○	輸液ポンプのセット位置を気にせず、高い場所に付けてしまったので	看護師がベッドサイドで処置をする際に、輸液架台に触れて不安定になり	輸液架台ごと転倒する
2 ◎	ポンプによる輸液が、医師の指示量どおりになっていることしか確認する習慣がなかったので	輸液ポンプのモニター部分の指示量のみ確認して	実際には時間指示量が入っておらず、患者の血圧が下降する
3 ○	指示量は確認したが、電源を確認する習慣がなかったので	電源をはずし、検査のために出棟して	途中ポンプのバッテリーが切れて、薬液が投与されず患者の状態が悪化する
4			

第3ラウンド ▶ あなたならどうする（危険要因◎を解決するために、具体策を考えよう）
第4ラウンド ▶ 私たちはこうする（最も重要な実施項目※を絞り込み、それを実践するための"チーム行動目標"を設定）

◎No.	※印	具　体　策
2	※	ポンプでの輸液中は、指示量の設定のみでなく、実際に注入された量の印をつける
		ポンプの使用においては、実際量を確認することをマニュアル化する

チーム行動目標	
〜するときは	ポンプでの輸液を管理するときは
〜して	現在の投与量と実際に入った量を照合して
〜しよう	印をつけよう
ヨシ！	ヨシ！
指さし呼称	ポンプでの輸液管理時、指示量と実際量照合、印チェック、ヨシ！
実施後の評価	

Ⅲ さあ、始めよう！KYT

33 中心静脈カテーテル挿入の介助

安全に中心静脈カテーテル挿入の介助を行うには、どのようなことに注意すべきでしょうか？
この場面に潜む危険を巻末のKYTシートに記入してみよう！

場面 Aさん(70歳代、男性)は、中心静脈カテーテルを挿入することになりました。中心静脈カテーテル挿入の介助についています。

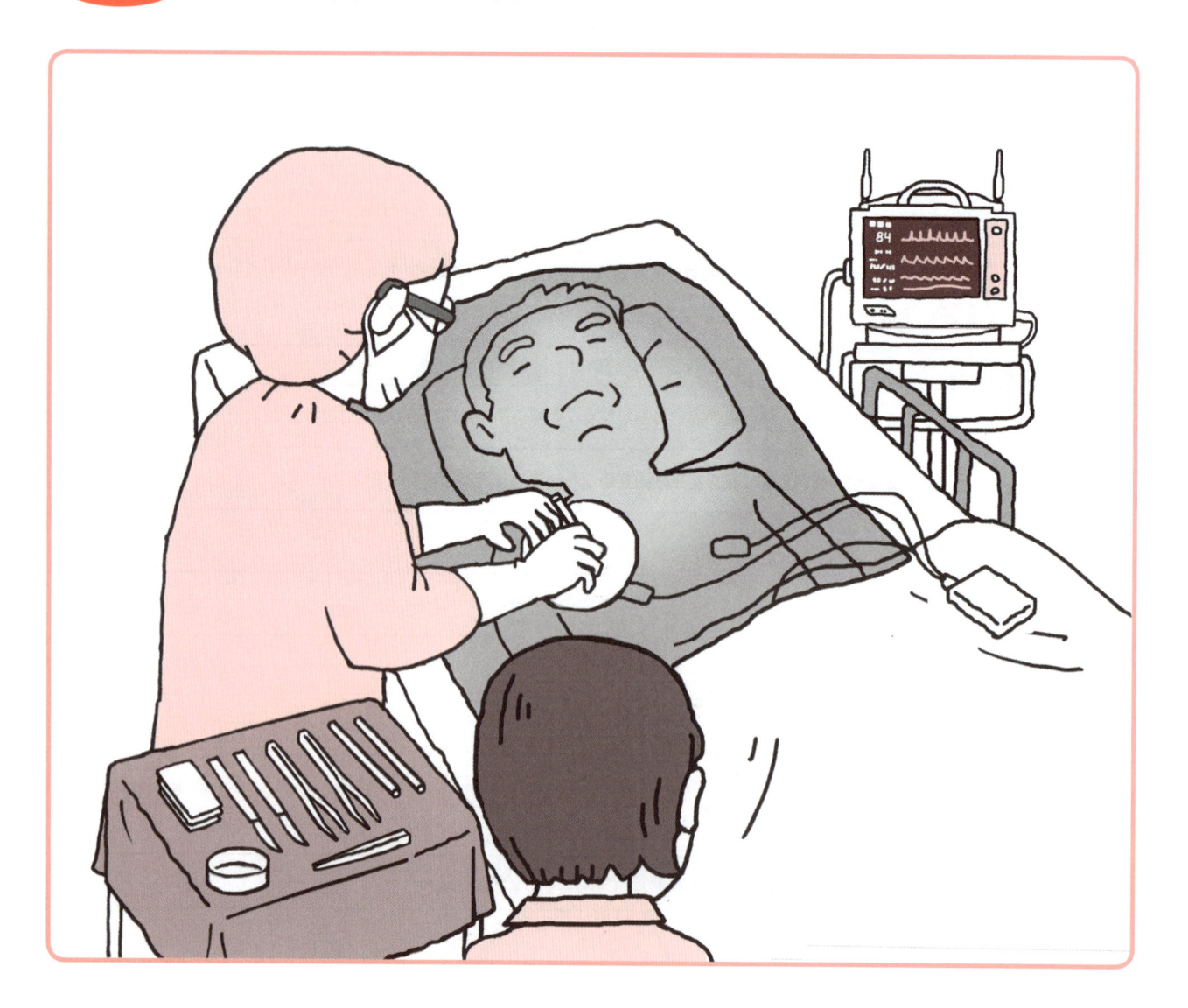

◆ 手順からみるリスク

中心静脈カテーテル挿入の介助のステップと手順から、考えられるリスクを具体的に書いてみよう！

ステップ	手　順	起こりうるリスク
❶ 必要物品の準備	1. 穿刺部位および挿入するカテーテルサイズの確認	
	2. 処置台および清潔布の準備	
	3. 包交車、医師用ガウン、手術用手袋、マスク、キャップなどの準備	
	4. 輸液の準備	
❷ 患者の準備	1. 患者への説明と同意	
	2. 薬剤アレルギーの確認	
	3. バイタルサイン・モニター装着の確認	
❸ カテーテル挿入	1. 医師のガウン着用の介助	
	2. 清潔野の準備、物品出し	
	3. バイタルサインの確認（モニタリング）	
	4. 体位の保持	
❹ 片づけ	1. 使用後の物品の片づけ	
	2. 医療廃棄物の取り扱い	

危険予知！スキルアップのための Lesson

😊 中心静脈カテーテル挿入の介助を行う場面です。物品、患者さん、医師の準備が整って実施になるのですが、特に注意が必要だと考えられるのはどこでしょう。

🙂 必要物品を準備する場面じゃないでしょうか。

😊 そうですね。必要物品が準備されていないと、どのような影響が出ると考えていますか？

🙂 必要な物品がそろっていないと、患者さんにも医師にも迷惑がかかりますし、時間のロスにもつながります。

😊 確かに、事前に準備が整っていることが大切ですね。準備の段階で、手順が抜け落ちたり、省略されることはありますか？

🙂 必要物品の準備は、わりとできていると思います。最低限、この準備ができていないと実施できませんから。ただ以前、患者さんの薬物アレルギーについての確認ができていないことがありました。局所麻酔薬を使用するのですが、それについて確認ができておらず、ショック状態になったことがあります。

😊 それは大変でしたね。そのときは、なぜ確認ができなかったのかしら？

🙂 まだ、中心静脈カテーテル挿入の介助に数回しかついたことがなく、物品や処置室の準備をしているうちに予定時間になってしまったんです。急いで患者さんをお連れして、横になってもらいました。そのまま処置が始まってしまった感じです。

😊 自分1人で対応するには、無理があったのですね。振り返ってみてどのようにすればよかったと思いますか？

🙂 自分でできることと、これ以上はできないことを明確にして、もっと早めに先輩看護師に助けてもらうべきだったと思います。

😊 本当ね。患者さんも、バタバタ始まったら不安でしょう。説明だってもう一度確認したかったかもしれないですよね。それについてはどう思いますか？

🙂 確かに、患者さんの協力の有無によって処置がスムーズに進んだり、時間がかかったりすることはよくあります。この前も、清潔野について説明はしてあったのですが、患者さんは頭がかゆかったらしく手を動かしてしまって、処置が中断したことがあります。

😊 メスや剪刀、針などを使用する場合は、特に危険が伴いますね。患者さんが理解できるように、何度でも、イメージできるまで説明することが必要かもしれません。

🙂 はい。中心静脈カテーテルの挿入時には、清潔操作で行われること、メスや針などを使用しながらの処置であること、挿入付近には手を出したり、布団が触れることで準備からやり直さなければならないことがあるなどを説明して、理解してもらうことが大切です。

😊 私たちは何度か経験している処置でも、患者さんにとっては初めてのことばかりですからね。処置の開始前には、トイレ誘導もしておくことが必要ですよ。ほかにも、多くの必要物品を使用する場合、処置台のスペースや、処置がスムーズにできるような空間の確保も、必要になりますね。

🙂 処置を行う医師に合わせた空間づくりをしたいと思います。

😊 そうですね。医師が使いやすいように十分な広さの処置台に清潔野をつくり、物品をセットする必要がありますね。ほかにもまだまだ気になることが発見できると思うので、様々な場面の手順からリスクを抽出してみたらよいですね。

中心静脈カテーテル挿入の介助

「中心静脈カテーテル挿入の介助」のイラスト場面から、潜む危険についてKYT基礎4ラウンド法を用いて考えてみよう！

KYTシート（例）

実施	年　月　日	チーム名： リーダー：　　　　　書記： メンバー：

第1ラウンド → どのような危険が潜んでいるか（思いつくまま、危険要因をあげてみよう）
第2ラウンド → これが危険のポイントだ（危険発生確率と深刻さ：重要危険要因＝○、特に危険＝◎）

番号	要因（〜なので）	行動（〜して）	現象（〜になる）
1 ○	看護師は患者に清潔野についてわかりやすく説明できていなかったので	患者が処置中に手を動かし	患者がけがをする
2 ○	カテーテル挿入の準備をするのに時間がかかり、患者の排泄誘導ができなかったので	患者が処置の途中で尿意を催し	必要な薬の投与が遅れる
3 ◎	処置を行う十分な広さの処置台がなく、小さい処置台で清潔野を準備したので	必要物品が床に落ちて使えなくなり、再度準備から始めて	患者の血圧が下降する
4			

第3ラウンド → あなたならどうする（危険要因◎を解決するために、具体策を考えよう）
第4ラウンド → 私たちはこうする（最も重要な実施項目※を絞り込み、それを実践するための"チーム行動目標"を設定）

◎No.	※印	具体策
3	※	中心静脈カテーテル挿入の介助を行うときは、作業空間の確保を行う
		物品が十分に収まる大きさの処置台で、清潔野を確保する
		必要物品を整理・準備する

チーム行動目標	
〜するときは	中心静脈カテーテル挿入の介助をするときは
〜して	作業空間を十分に確保して
〜しよう	物品が収まる大きさの処置台を準備しよう
ヨシ！	ヨシ！
指さし呼称	中心静脈カテーテル挿入の介助時、作業空間の確保、処置台の広さ、ヨシ！
実施後の評価	

34 胸腔ドレーン管理

安全に胸腔ドレーン管理を行うには、どのようなことに注意すべきでしょうか？
この場面に潜む危険を巻末のKYTシートに記入してみよう！

場 面　Aさん（70歳代、男性）は、胸腔ドレナージ中です。排液バッグの交換を行っています。

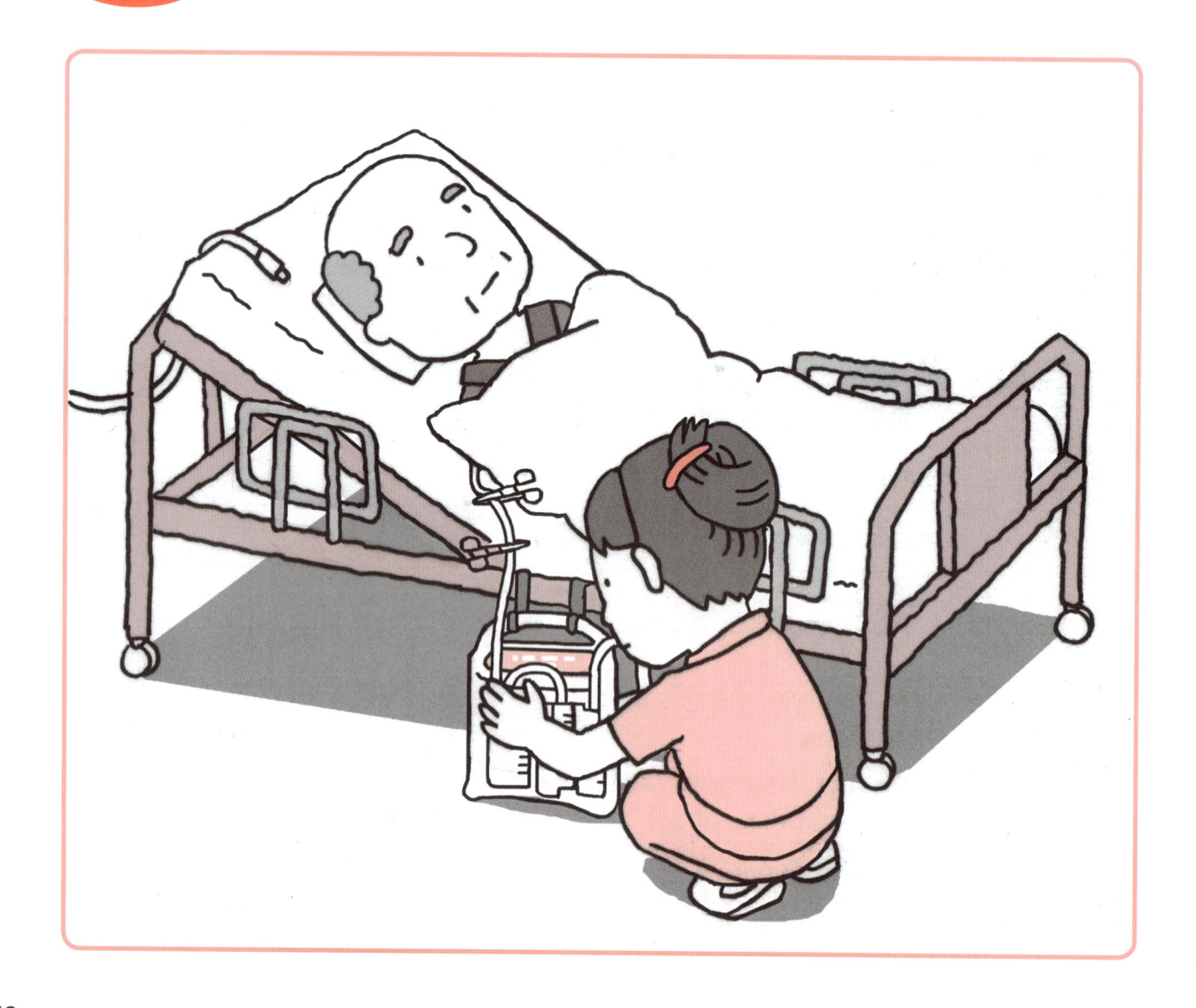

34 胸腔ドレーン管理

◆ 手順からみるリスク

胸腔ドレーンの管理（バッグ交換）のステップと手順から、考えられるリスクを具体的に書いてみよう！

ステップ	手　順	起こりうるリスク
❶ 必要物品の準備	1. 消毒および交換用バッグの準備	
	2. 現在の低圧持続吸引圧の確認	
❷ 患者の準備	1. バイタルサインの確認	
	2. 処置の説明	
❸ バッグの交換	1. ドレナージ中のチューブを閉鎖（鉗子の使用）	
	2. 接続部の消毒	
	3. 新しいバッグの接続（鉗子のはずし忘れに注意）	
	4. 呼吸状態の確認	
	5. バッグ交換後の低圧持続吸引器の圧の設定確認	
❹ 片づけ	1. 交換した排液バッグの処理	
	2. 排液の量と性状の確認	

危険予知！スキルアップのための Lesson

― 胸腔ドレーンの管理で排液バッグの交換を行う場面です。特に注意が必要だと考えられるのはどこでしょう。

― 排液バッグを交換する場面じゃないでしょうか。

― そうですね。特にどのような注意が必要だと考えていますか？

― ドレーンの閉鎖が不十分になってしまうことだと思います。

― 胸腔内は常に陰圧に保たれているので、外気と直接胸腔内が交通し陽圧になることは非常に危険ですね。どのような手順が抜け落ちたり、省略された場合に、ドレーンの閉鎖が不十分となって、胸腔内の陰圧が保てなくなりますか？

― バッグ交換時は、陽圧にならないようにするために、低圧持続吸引器に2本の鉗子を準備するように決められています。1本がはずれても、もう1本で閉鎖できているという安全策をとっています。ただ、利用の状況によっては鉗子が不足することや、準備してあったものが不明になっていることもしばしばです。

― 安全策のために2本準備するのはよいですよね。それで、鉗子が1本しかなかった場合、あなたはどうしますか？

― 本当は、2本の鉗子で閉鎖してバッグ交換をしないといけないのですが、つい1本で交換してしまうのではないかと。

― そうね。「つい」「これくらいなら大丈夫だろう」「面倒だから」「今までも大丈夫だった」というような気持ちがあると、手順を守ることができなくなりますね。鉗子は互い違いにしてチューブに2本かけるようにしましょう。さて、ほかにはどのような危険がありそうですか？

― 同じく、バッグの交換のときに、交換時のアラームが騒々しいという理由で電源をオフにして交換をする人がいました。バッグ交換は問題なくできたようですが、交換終了時に医師によばれて、その場を離れたようです。結局、アラームも鳴らず、異常の発見が遅れるところでした。たまたま回診があって、主治医が気づいて再開したため大事には至りませんでしたが。

― これは本当に危険ですね。どのようにすればよかったでしょうか。

― 基本的に電源を落とさないようにします。電源を落としてしまうと、このような危険も発生しますし、再開するにしても、低圧持続吸引圧を再度設定し直すことになります。そこで間違った圧に設定してしまうことも考えられます。

― そのとおりですね。ほかには、胸腔ドレナージ中の管理という点で気をつけることはありませんか？

― 胸腔ドレーンが抜けないように管理することが重要です。そのためには、固定を何度でも見直し、ゆるい場合は固定を直さないといけません。清拭などのケアのときには、必ず観察が必要です。

― そうですね。清拭のときにはテープの貼り替えを行いますね。今回のように、バッグ交換のときはどうでしょうか。やはり、交換したことによる患者さんへの影響として、呼吸状態や胸郭の動きなどの観察をすると思いますが、そのときに固定も確認できるとなおよいでしょうね。ほかにもまだまだ気になることが発見できると思うので、様々な場面の手順からリスクを抽出してみたらよいですね。

胸腔ドレーン管理

「胸腔ドレーン管理」のイラスト場面から、潜む危険について KYT 基礎 4 ラウンド法を用いて考えてみよう！

KYTシート（例）

実施	年　月　日	チーム名： リーダー：　　　　　書記： メンバー：

第1ラウンド　どのような危険が潜んでいるか（思いつくまま、危険要因をあげてみよう）
第2ラウンド　これが危険のポイントだ（危険発生確率と深刻さ：重要危険要因＝○、特に危険＝◎）

番号	要　因（〜なので）	行　動（〜して）	現　象（〜になる）
1 ◎	いつもは鉗子を2本かけて、ドレナージ中のチューブを閉鎖するが、1本しかなくそのまま1本で閉鎖したので	完全に閉鎖できず	患者の呼吸状態が悪化する
2 ○	排液バッグの交換時に、ドレーン挿入部やチューブの固定を観察せずに排液バッグのみ交換して	患者の胸腔ドレーンの固定がゆるんで	ドレーンが抜ける
3 ○	いつも鉗子で閉鎖した後に、低圧持続吸引器の電源をオフにしていたので	バッグ交換後に医師によばれたため、鉗子で閉鎖したまま電源も入れず離れて	患者の呼吸状態が悪化する
4			

第3ラウンド　あなたならどうする（危険要因◎を解決するために、具体策を考えよう）
第4ラウンド　私たちはこうする（最も重要な実施項目※を絞り込み、それを実践するための"チーム行動目標"を設定）

◎ No.	※印	具　体　策
1	※	胸腔ドレーンのバッグ交換をするときは、鉗子2本で行う
		鉗子は、互い違いにチューブを挟む
		勤務交代時には、胸腔ドレーン用の鉗子が2本あることを確認する

チーム行動目標	
〜するときは	胸腔ドレーンのバッグ交換をするときは
〜して	鉗子2本を確認して
〜しよう	ドレーンを交互に挟むようにしよう
ヨシ！	ヨシ！
指さし呼称	胸腔ドレーンのバッグ交換時、鉗子2本、交互に挟む、ヨシ！
実施後の評価	

35 バイタルサインの測定

安全にバイタルサインの測定を行うには、どのようなことに注意すべきでしょうか？
この場面に潜む危険を巻末のKYTシートに記入してみよう！

場　面　Bさん（70歳代、女性）に、継続したバイタルサインの測定を行っています。

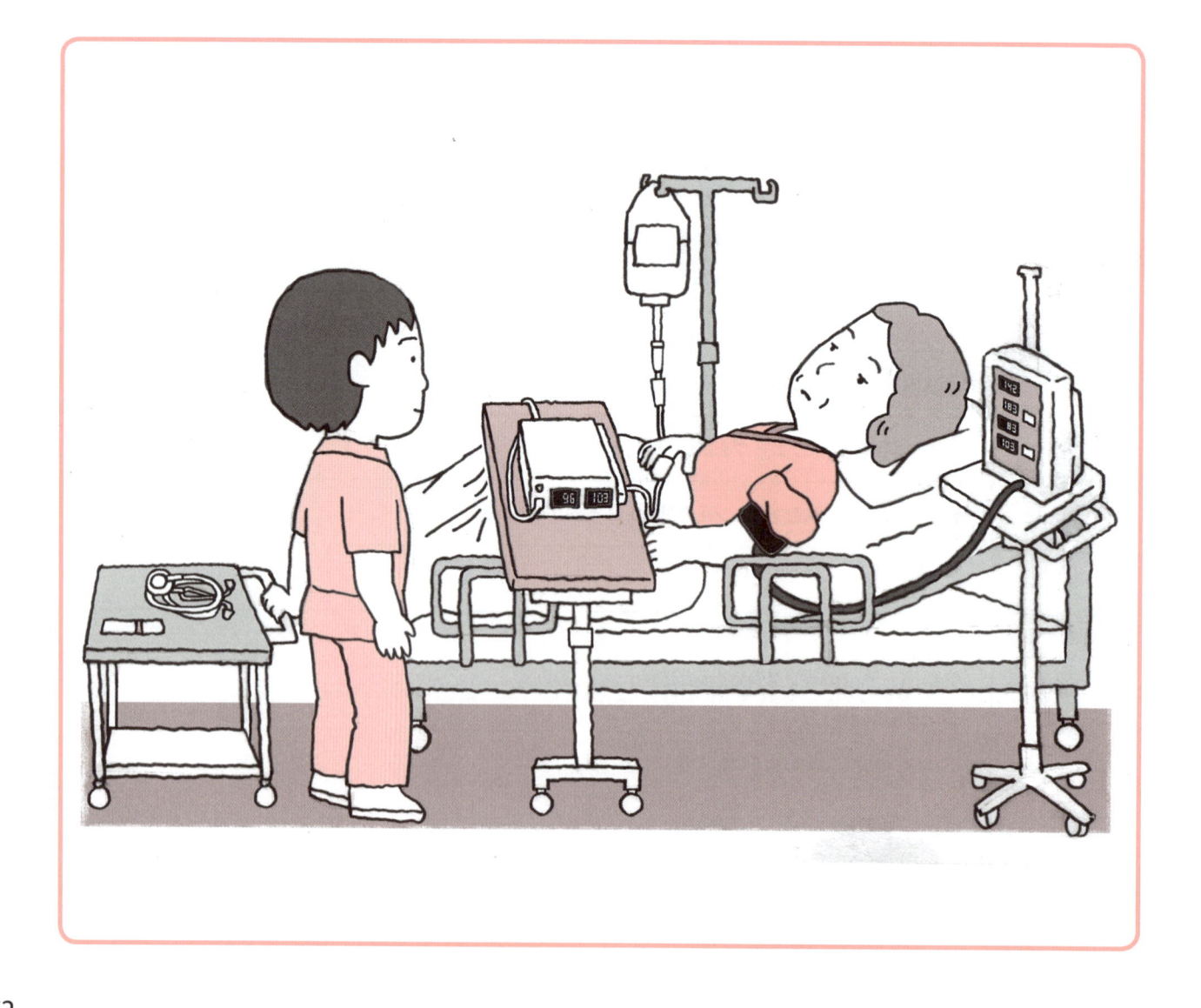

◆ 手順からみるリスク

バイタルサインの測定のステップと手順から、考えられるリスクを具体的に書いてみよう！

ステップ	手　順	起こりうるリスク
❶ バイタルサイン測定前の患者の状態を把握	1. バイタルサインの経過確認	
	2. 観察ポイントの確認	
❷ 患者の準備	1. 必要物品の準備（血圧計、体温計、酸素飽和度測定器）	
	2. 実施内容の説明	
❸ 測定の実施	1. 測定部位および測定物品の選択 ・自動血圧計 ・聴診器による測定 ・表面温（腋窩温） ・深部温（直腸温）	
	2. 測定値の評価	
	3. 患者の訴えおよび症状観察 ・身体計測 ・視診 ・聴診 ・触診 ・打診　など	
❹ 片づけ	1. 体温計の消毒と収納	

危険予知！スキルアップのための Lesson

👩 バイタルサインの測定を行う場面です。継続したバイタルサインの観察が必要な患者さんで多くのモニターが装着されています。特に注意が必要だと考えられるのはどこでしょう。

👦 正しい方法で正確なバイタルサインを測定することが大切だと思います。毎日どの患者さんにも行われている看護ケアの1つですが、この患者さんの場合、継続して測定しているあたりに危険がありそうです。

👩 そうですね。やはりバイタルサイン測定を継続して行っているというところですかね。特にどのようなことに注意が必要だと考えていますか？

👦 継続してバイタルサインを観察するためにモニター機器を使用することが多いのですが、器械任せになってしまうことがあります。たとえば、自動血圧計はマンシェットを正しく巻きさえすれば、指定した時間の間隔で自動的に測定し、記録を残し、圧の解除を行ってくれます。数時間の使用なら問題ないのかもしれませんが、何日もこの状態で上腕が圧迫されていると、皮下出血が起こることがあります。

👩 そうですね。いくら圧の解除を行っても、汗や着衣のしわまで解除することはできないですよね。そのまま測定し続けるというのは皮膚の破たんを起こすので危険ですね。出血傾向の強い患者さんは、特に注意が必要です。血圧測定の実施間隔についても、医師の指示どおりになっているか確認しましょう。患者さんの状態に合わせて変更することはありますよ。ほかにも、継続して測定しているという面から、気になることは何かありませんか？

👦 患者さんは酸素飽和度についても継続して測定していますから、これも注意が必要です。酸素飽和度を測定するセンサーの部分で、まれに熱傷負ってしまう場合があるようです。

👩 なるほどね。酸素飽和度測定器は、爪の下の毛細血管の血流から酸素飽和度を測定するものですよね。この熱傷を防ぐためにも、自動血圧計使用時と同様に、測定前に一度はずしてから皮膚の状態を観察したほうよいですね。必要に応じて、清潔ケアをするのもよいと思いますよ。具体的には、バイタルサインの測定時に温タオルを準備して、指や爪などの汚れを取り除き、皮膚の色やしわなどを観察するとよいですね。

👦 患者さんもそのほうが気持ちがよいですね。また、モニターを装着している患者さんの場合、どうしても「モニターが付いているから安心」という部分があって、自分で確認することを省略してしまいがちです。

👩 そうですね。たとえば脈拍数ですが、自動血圧計や酸素飽和度測定器に値が表示された場合、その値で記載しますか？

👦 はい。本当は、実測して再確認したらよいのでしょうけど、時間がないのと機器を信頼しているので、ほとんど実測はしません。

👩 忙しくて時間がないからですか。しかし、不整脈がある場合はどうでしょうか。確かに、酸素飽和度測定器のリズム音が不整になり、発見することもできるとは思いますが。

👦 そうでした。結滞を発見したり、脈の強弱は、実測でしかとらえられません。体温計も電池の消耗による値の異常がありますし、実際に患者さんに触れることが重要です。

👩 そうですね。ほかにもまだまだ気になることが発見できると思うので、様々な場面の手順からリスクを抽出してみたらよいですね。

バイタルサインの測定

「バイタルサインの測定」のイラスト場面から、潜む危険について KYT 基礎 4 ラウンド法を用いて考えてみよう！

KYTシート（例）

実施	年　月　日	チーム名： リーダー：　　　　　　　書記： メンバー：

第1ラウンド どのような危険が潜んでいるか（思いつくまま、危険要因をあげてみよう）
第2ラウンド これが危険のポイントだ（危険発生確率と深刻さ：重要危険要因＝○、特に危険＝◎）

番号	要　因（〜なので）	行　動（〜して）	現　象（〜になる）
1 ◎	看護師はずっとマンシェットを巻いたまま血圧の測定をしていたので（患者からの訴えもなかったので）	加圧しすぎて	患者のマンシェット部位に皮下出血を起こす
2 ○	継続した酸素飽和度測定の指示があったので	パルスオキシメーターを持続して使用し	患者の指先に熱傷を負った
3 ○	患者の血圧がいつもより高く、自動血圧計の値ばかり注目していたので	患者の苦痛表情を見逃して	患者が嘔吐する
4			

第3ラウンド あなたならどうする（危険要因◎を解決するために、具体策を考えよう）
第4ラウンド 私たちはこうする（最も重要な実施項目※を絞り込み、それを実践するための"チーム行動目標"を設定）

◎ No.	※印	具　体　策
1	※	自動血圧計で継続して血圧を測定するときは、測定前にマンシェットをはずし、皮膚の性状を確認する
		自動血圧計で継続して血圧を測定するときは、測定間隔が指示どおりにセットされているか確認する
		患者に対する声かけも忘れずに行う
		バイタルサイン測定時、温タオルで皮膚の部分清拭を行う

チーム行動目標	
〜するときは	自動血圧計で継続して血圧測定するときは
〜して	測定前にマンシェットをはずして
〜しよう	皮膚の状態を観察しよう
ヨシ！	ヨシ！
指さし呼称	自動血圧計使用で測定前、マンシェットはずす、皮膚状態観察、ヨシ！
実施後の評価	

Ⅲ　さあ、始めよう！KYT

36 気管挿管の介助

**安全に気管挿管の介助を行うには、どのようなことに注意すべきでしょうか？
この場面に潜む危険を巻末のKYTシートに記入してみよう！**

場　面　Aさん（70歳代、男性）が急変したため、気管挿管の介助を行っています。

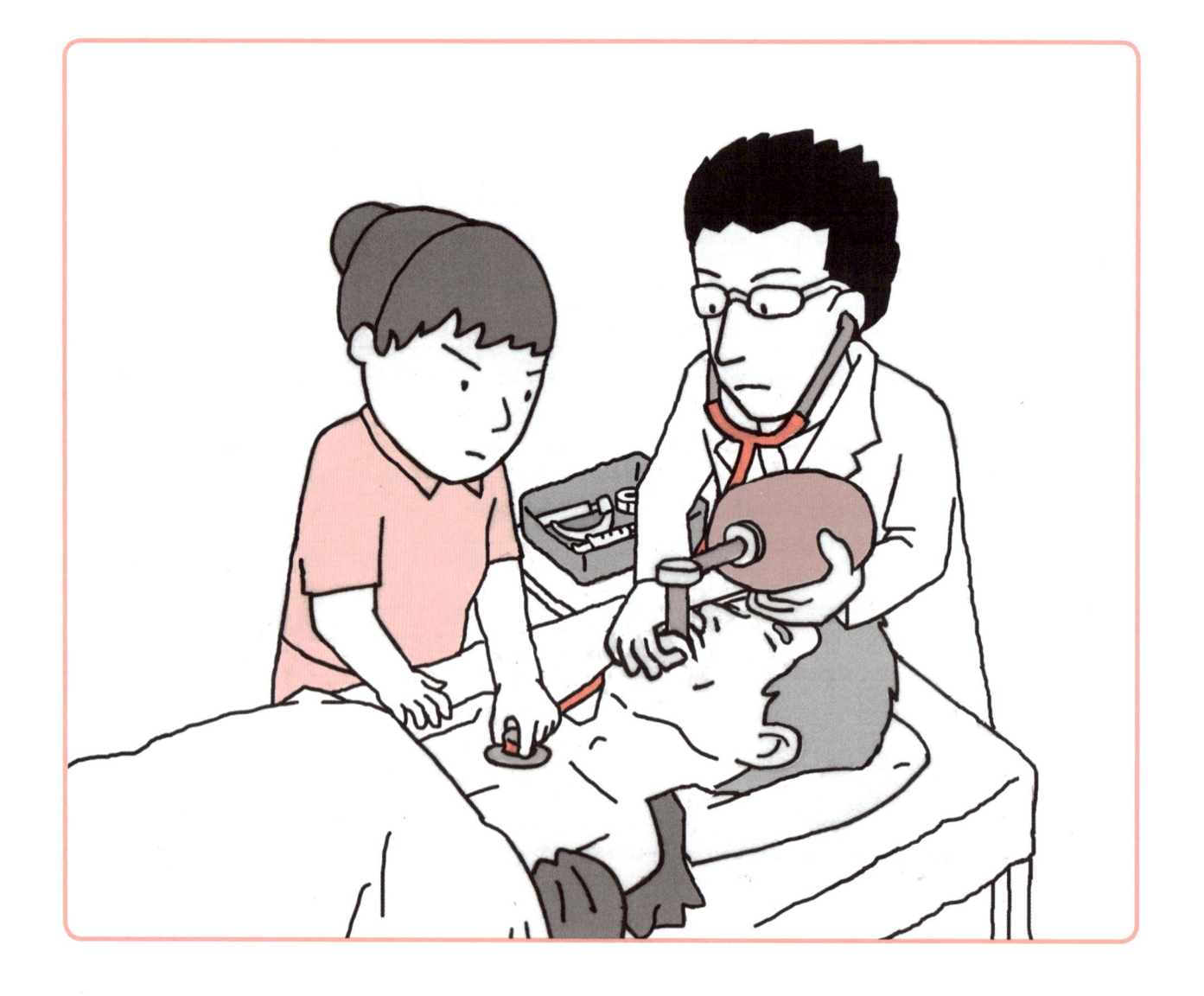

◆ 手順からみるリスク

気管挿管の介助のステップと手順から、考えられるリスクを具体的に書いてみよう！

ステップ	手　順	起こりうるリスク
❶ 必要物品の準備	1. 挿入するチューブの種類とサイズ確認	
	2. 使用する薬剤の確認	
	3. 麻酔器の作動と準備	
	4. 吸引器の作動と準備	
	5. 喉頭鏡の作動と確認	
	6. その他必要物品の準備（聴診器、固定用テープ、バイトブロック、カフ用シリンジなど）	
❷ 患者の準備	1. 患者への説明と同意	
	2. 口腔・鼻腔ケア	
	3. 静脈路の確保（必要時）	
	4. モニター装着、バイタルサインの確認（呼吸状態）	
❸ 気管挿管の実施	1. 挿入の介助、挿入後の確認介助	
	2. チューブの固定	
❹ 片づけ	1. 使用後の物品の片づけ（麻酔器、吸引器）	

危険予知！スキルアップのための Lesson

　気管挿管の介助を行う場面です。気管挿管の介助は、緊急時の対応で求められることが多いので、安全に確実に実施できるような手順と準備をしておきたいですね。特に注意が必要だと考えられるのはどこでしょう。

　気管挿管の実施場面じゃないでしょうか。

　そうですね。特にどのようなことが危険だと考えていますか？

　気管挿管の介助は、速やかにチューブの挿入が完了し、呼吸状態が安定することが大切です。そのためには、完璧な準備が必要です。ただ、緊急時に使用する物品に限って、日頃使用しないので準備が不十分だったりするんです。緊急時に必要なものがないことは非常に危険です。

　なるほどね。確かに、いつ使うかわからないものだけど、緊急時だからこそ確実に実施できるような準備が必要ですよね。たとえば、どのような物品の準備ができていないことがありますか？

　一番多いのは、使用した挿管チューブの補充ができていないことです。使用頻度の多いサイズは2本準備するようにしているのですが、それでもないときがありました。ほかには、バイトブロックやカフ用シリンジ、固定用テープなどですね。

　そうですね。シングルユース（単回使用）になっているものがほとんどですし、消耗品ですから補充を定期的に行う必要がありますね。喉頭鏡のライトも定期的に点検しておく必要がありますし、固定用テープも十分な長さのあるものを準備しておくようにしましょう。このときも、看護師2名で準備するとダブルチェックができて安心ですね。完全な準備ができていたとして、手順の抜け落ちや省略などで気になることはありませんか？

　緊急時の対応になることが多いので、緊張します。手順や、次に使用する物品のことを考え配置ができなかったことがありました。配置が悪いと取りやすい自分側に次に使う物がなくて、無理に手を伸ばして取ることになります。そのため、挿入したばかりで固定していないチューブに引っかかって、抜けそうになったことがありました。

　それは危なかったですね。緊張感のある場面だからこそ、お互いに声をかけて協力し合うことが重要ですね。チューブを挿入したあとの確認は、聴診法で肺のエア入りを確認していると思います。これについては何か問題はありませんか？

　医師がチューブを固定しながら、バッグバルブマスク（BVM）で換気を行い、看護師が聴診器の誘導を行います。さらに確実に確認するために、カプノメーターを使用することが勧められています。しかし、いつも準備ができているわけではなく、聴診器での確認が最も手軽に行われていることが問題だと思います。

　たしかにカプノメーターがあるとよいですよね。また、片肺挿管の予防も必要ですね。口角から22cm入ったところが、成人での標準的な挿管チューブの位置ですが、挿管チューブは、カフを膨らませた状態であっても、首の向きなどで最大5cm近く動きます。このため、確実に挿管しても声門からチューブが抜けることがあるんです。気管挿管後は必ず胸部X線を撮影し、気管とチューブの位置関係を確認したあとに、医師によって挿管チューブが固定されます。看護師は挿入後の挿管チューブを管理する役割があり、抜去されないように定期的に挿入部位、固定位置を確認しましょう。カフ圧にも注意が必要ですね。だいたい耳たぶの硬さ程度といわれています。カフ圧が高すぎると、軟部組織の損傷につながるので必ず確認しましょう。ほかにもまだまだ気になることが発見できると思うので、様々な場面の手順からリスクを抽出してみたらよいですね。

気管挿管の介助

「気管挿管の介助」のイラスト場面から、潜む危険について KYT 基礎 4 ラウンド法を用いて考えてみよう！

KYTシート（例）

実施	年　月　日	チーム名： リーダー：　　　　　　　書記： メンバー：

第1ラウンド どのような危険が潜んでいるか（思いつくまま、危険要因をあげてみよう）
第2ラウンド これが危険のポイントだ（危険発生確率と深刻さ：重要危険要因＝○、特に危険＝◎）

番号	要　因（〜なので）	行　動（〜して）	現　象（〜になる）
1 ○	必要物品を準備する際に、近くにあった20mLのシリンジを準備して	カフを固定するときに、空気を入れ過ぎて	カフ圧が高くなり、患者の軟部組織を傷つける
2 ◎	カプノメーターがなかったので	聴診器による肺のエア入りだけで、チューブの挿入を確認して	片肺挿管になり、呼吸状態が悪化し、再度挿管することになる
3 ○	トレイを置く場所が医師の右側にしかなく、自分の反対側に必要物品を置いてしまい	挿入されたチューブの固定をするため、反対側のテープを取ろうとして医師にぶつかり	患者に装着していたチューブが抜ける
4			

第3ラウンド あなたならどうする（危険要因◎を解決するために、具体策を考えよう）
第4ラウンド 私たちはこうする（最も重要な実施項目※を絞り込み、それを実践するための"チーム行動目標"を設定）

◎ No.	※印	具　体　策
2	※	気管挿管の介助をするときは、必要物品を準備して他の看護師と一緒に確認する
		気管挿管後は、必ず胸部 X 線撮影を行い、医師が位置の確認を行う
		気管挿管後は、チューブの位置を明示し、全員が共通認識できるようにする

チーム行動目標	
〜するときは	気管挿管の介助をするときは
〜して	必要物品をほかの看護師と確認して
〜しよう	「チューブの位置○cm固定」と復唱しよう
ヨシ！	ヨシ！
指さし呼称	気管挿管介助時、必要物品一緒に確認、チューブの位置○cm固定、ヨシ！
実施後の評価	

Ⅲ さあ、始めよう！KYT

37 静脈血採血と検体の取り扱い

安全に静脈血採血と検体を取り扱うには、どのようなことに注意すべきでしょうか？
この場面に潜む危険を巻末のKYTシートに記入してみよう！

場 面 　Aさん（70歳代、男性）からの採血が終了しました。

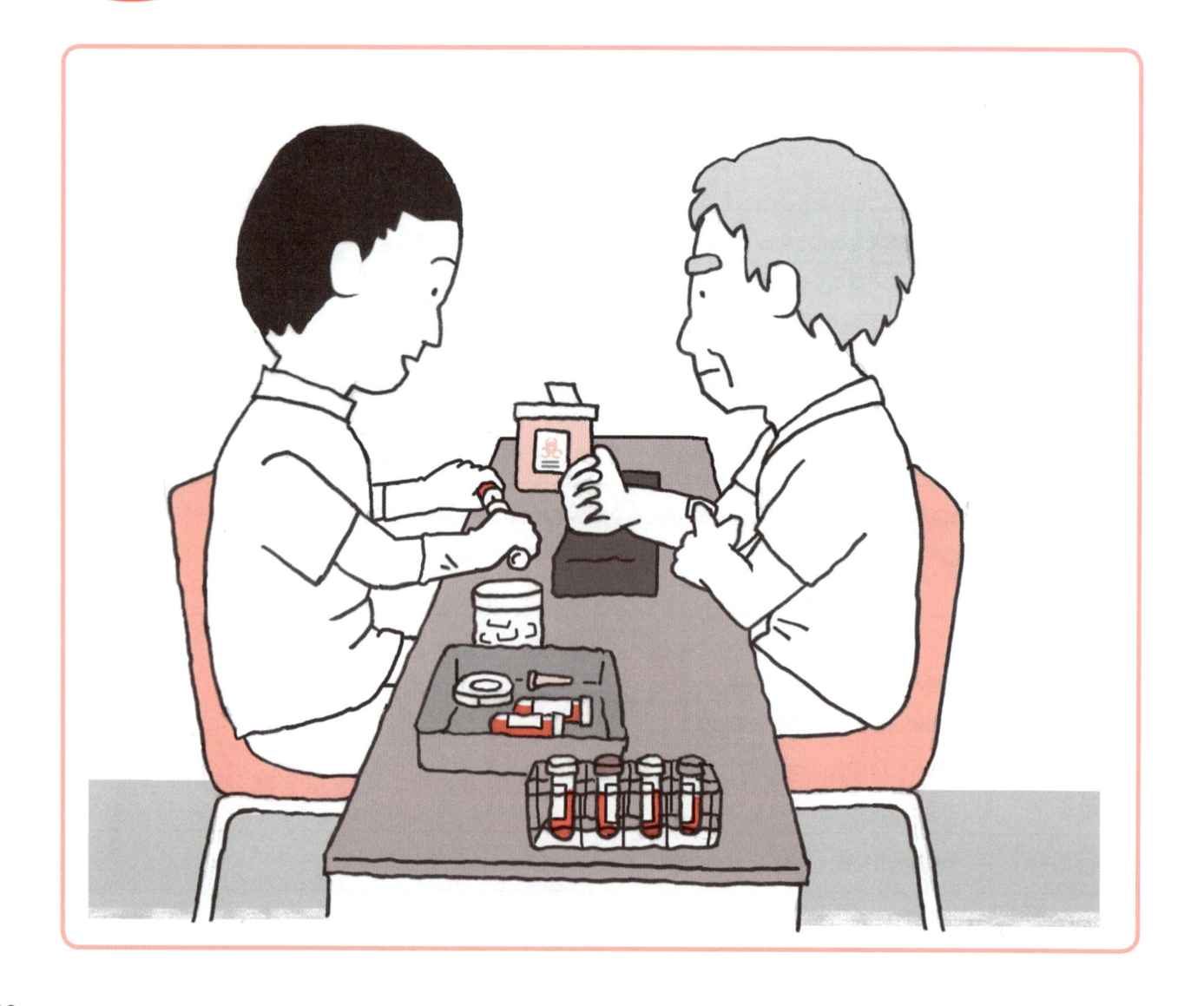

◆ 手順からみるリスク

静脈血採血と検体の取り扱いのステップと手順から、考えられるリスクを具体的に書いてみよう！

ステップ	手　順	起こりうるリスク
❶ 必要物品の準備	1. 採血の指示伝票の確認（採血内容、実施日、患者氏名）	
	2. スピッツの準備と検体ラベルの確認（採血指示伝票との照合）	
	3. 物品の準備（採血量に合わせたシリンジの選択、針、消毒、テープ、駆血帯、手袋、セーフティーボックスなど）	
❷ 患者の準備	1. 患者への説明	
	2. 採血部位の選択と決定	
	3. ポジショニング	
❸ 看護師の準備	1. 手指消毒	
	2. 手袋の着用	
	3. シリンジと針の準備	
❹ 採血の実施	1. 神経症状出現の有無	
	2. 患者の状態観察	
❺ 検体の取り扱いと片づけ	1. スピッツへ血液分注	
	2. 針やシリンジの処理	
	3. 止血および穿刺部位の確認	

危険予知！スキルアップのための Lesson

👩‍🏫 静脈血採血と検体を取り扱う場面です。この場面は、いろいろなリスクが潜んでいますね。特に注意が必要だと考えられるのはどこでしょう。

👧 採血実施の場面じゃないでしょうか。

👩‍🏫 そうですね。特にどのような注意が必要だと考えていますか？

👧 採血の実施で注意することは、検体の間違いと針刺し事故だと思います。

👩‍🏫 大切なことに気づきましたね。確かに、検体の間違いに気がつかなかったら、採血された人に大きな迷惑がかかりますね。具体的にはどのような手順がエラーにつながると考えていますか？

👧 やはり、検体立てに複数のスピッツが準備してあることが非常に危険だと思います。通常、検体採取の日時や対象者などと検査指示箋の照合を行い、正確に準備してあるものと思いますが、最終的にスピッツへの入れ間違いを起こすかもしれません。

👩‍🏫 そのとおりですね。最終的に間違ってしまったら、それまでの確認をどれだけ完璧に行っていたとしてもエラーになりますよね。

👧 1人分ずつ、トレイに準備するなどの方法をとるとよいのではないでしょうか。そして、採血後の血液を検体スピッツに分注するときにも入れる順番に注意が必要です。出血傾向や血球成分を調べるための検査では、速やかに適量を分注しなければいけません。また、特殊な保存方法で血液を検査室まで提出する検査もあります。また、針刺し事故原因の一番はリキャップですから、リキャップをしなくてよいように、手元にセーフティーボックスを準備するとよいと思います。

👩‍🏫 よく学習できていますね。なるべく早く、血液のついた針は処理したほうがよいでしょう。キャップをせずにトレイ内にあれば、それはそれで危険ですよね。採血や注射は苦痛を伴う処置ですが、それについてはどう思いますか？

👧 患者さんによっては、不安がかなり強い方もいます。以前、急に不安が強くなった患者さんが興奮状態になって、泣き出したり暴れ出したことがありました。採血の説明を行ったときの患者さんの様子を観察することが大切だと思います。その際、不安の強い場合には処置室やベッド上で採血をするとよいのではないかと思います。

👩‍🏫 細かい点まで気づけていますね。ベッド上なら、仮に意識消失しても転倒・転落のリスクは減少しますね。私は、採血後の内出血も気になるんですよ。患者さんの状態にもよりますが、出血傾向が強い場合、採血によって穿刺部周囲に内出血を起こすことがあると思いませんか？

👧 確かにそうですね。患者さんに「押さえておいてください（穿刺部を止血する目的で）」と伝えていても、止血が不十分だったり、一度は止血したとしても、しばらくして再出血することがあります。再出血する可能性のある患者さんには、看護師が止血を確認するまで、責任をもつべきだと思います。

👩‍🏫 特に出血傾向の強い患者さんの採血は慎重に行う必要がありますね。また、看護師は行いませんが、動脈血の採血があった場合、その穿刺部位の内出血にはさらに注意が必要です。ほかにもまだまだ気になることが発見できると思うので、様々な場面の手順からリスクを抽出してみたらよいですね。

静脈血採血と検体の取り扱い

「静脈血採血と検体の取り扱い」のイラスト場面から、潜む危険についてKYT基礎4ラウンド法を用いて考えてみよう！

KYTシート（例）

実施	年　月　日	チーム名： リーダー：　　　　　書記： メンバー：

第1ラウンド　どのような危険が潜んでいるか（思いつくまま、危険要因をあげてみよう）
第2ラウンド　これが危険のポイントだ（危険発生確率と深刻さ：重要危険要因＝○、特に危険＝◎）

番号	要　因（〜なので）	行　動（〜して）	現　象（〜になる）
1 ◎	他の患者のスピッツも一緒に準備してあったので	スピッツに貼ってある患者氏名を確認せずに、血液を入れて	検体の間違いが起こり、再検査となる
2 ○	「前回は大丈夫だった」といわれていた患者だったので	そのままいすに座ってもらって採血を行い	意識消失を起こす
3 ○	患者が理解できるような説明がたりなかったので	患者がすぐに止血を中止してしまって	内出血を起こす
4			

第3ラウンド　あなたならどうする（危険要因◎を解決するために、具体策を考えよう）
第4ラウンド　私たちはこうする（最も重要な実施項目※を絞り込み、それを実践するための"チーム行動目標"を設定）

◎ No.	※印	具　体　策
1	※	患者の採血をするときは、1人分ずつ別々にトレイを準備する
		採血後に血液を入れるときは、患者の氏名とIDナンバーを確認する
		採血時には、患者自身にも氏名を名乗ってもらい、スピッツの氏名と相違ないか確認する

チーム行動目標	
〜するときは	採血をするときは
〜して	1人ずつスピッツをトレイに準備して
〜しよう	スピッツの氏名とIDナンバーを確認しよう
ヨシ！	ヨシ！
指さし呼称	採血時、患者氏名とIDナンバー読み上げ、ヨシ！
実施後の評価	

38 心電図モニター管理

安全に心電図モニター管理を行うには、どのようなことに注意すべきでしょうか？
この場面に潜む危険を巻末のKYTシートに記入してみよう！

場　面　これからAさん（70歳代、男性）の心電図モニター管理を開始します。

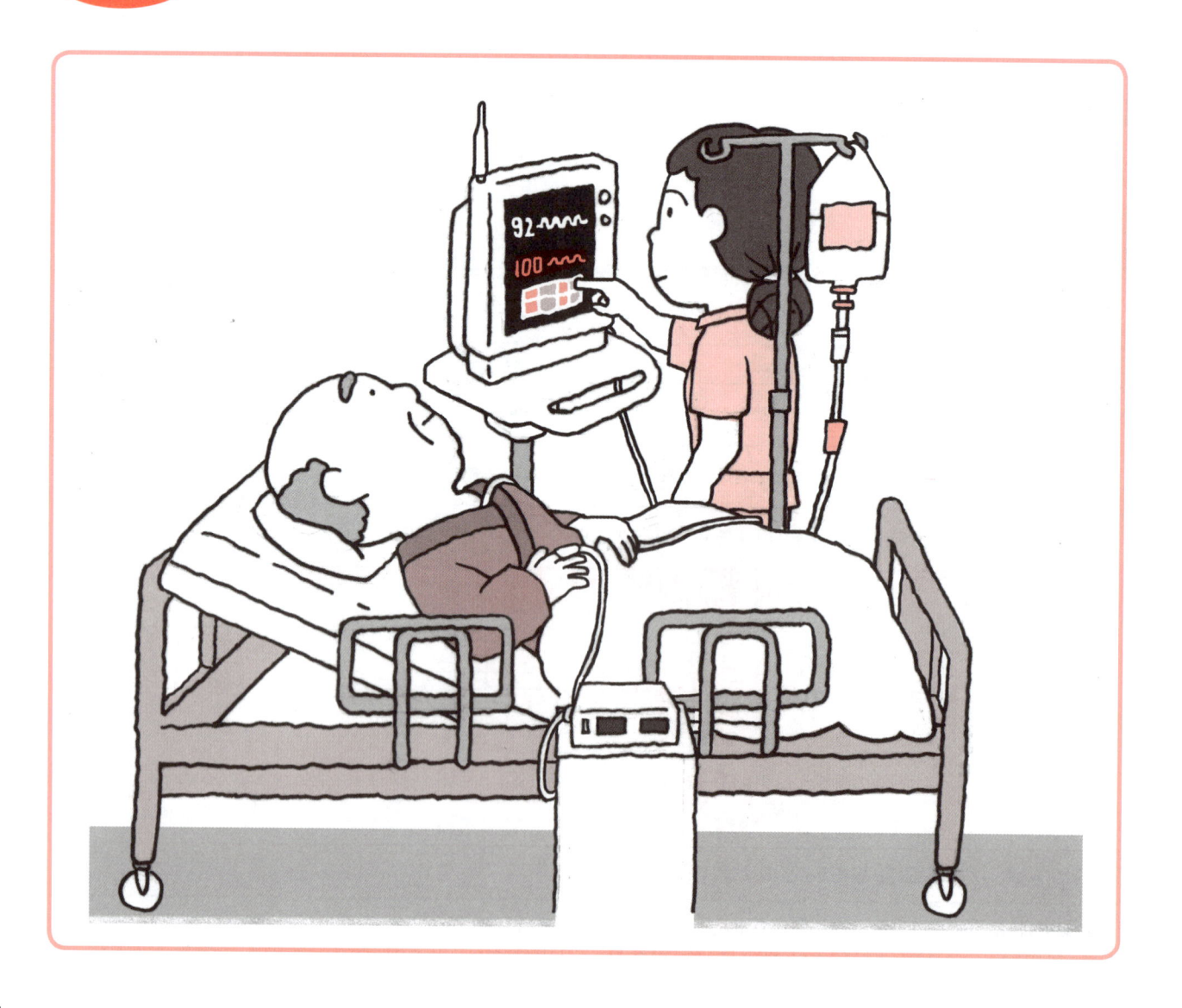

◆ 手順からみるリスク

心電図モニター管理のステップと手順から、考えられるリスクを具体的に書いてみよう！

ステップ	手　順	起こりうるリスク
❶ 心電図モニターの準備	1. モニターの選択と準備	
	2. 作動確認	
	3. リードの準備	
❷ 患者の準備	1. モニター装着の説明	
	2. 皮膚状態の観察と除毛（必要時）	
❸ モニター装着	1. 誘導の確認	
	2. リードの貼付	
❹ モニター設定確認	1. 波形の確認	
	2. 異常アラームの設定	
	3. モニタリングの設定	

危険予知！スキルアップのための Lesson

👩 心電図モニターの管理を行う場面です。特に注意が必要だと考えられるのはどこでしょう。

👦 モニターの設定確認の場面じゃないでしょうか。

👩 そうですね。特にどのようなことに注意が必要だと考えていますか？

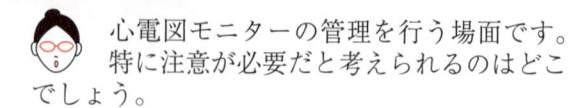

👦 モニターを装着することで心電図の波形やバイタルサインなど、新たな情報が得られます。その情報から、新たな治療や処置などの対応が必要となる場合があります。その対応を優先することで、心電図モニター装着開始時に本来行うべきアラーム設定の手順が抜けることがあり、注意が必要です。

👩 なるほどね。だから、異常時のアラームの設定を行うという手順が抜け落ちるというのですね。これは、どうしたらよいでしょう。

👦 自分1人では1つのことしかできないので、役割を分担する必要があるのではないでしょうか。

👩 そうですね。モニター装着に伴って患者さんの新しい情報を得た場合、異常時のアラーム設定を行う人、医師に報告に行く人という分担ですね。あるいは、2人で異常時のアラーム設定を行うルールにしておけば、1人が忘れていても、もう1人が思い出して一緒に設定することができるかもしれませんよ。これらは機器の機能を利用して、患者さんの異常を一刻も早く発見するために必要なことですね。ほかにはどのようなことに注意が必要ですか？

👦 モニター管理を開始するときに、患者さんにしっかり説明を行います。たとえば、どんな音がするとか、コードがあるので動きが制限されるといったことです。

👩 そうですね。心電図モニターの場合は、昼夜に関係なく、異常波形が出現するとアラームが鳴りますね。夜間の睡眠が中断されることにもなりますから、あらかじめ伝えておきましょう。

👦 まさかと思うようなこともありました。コードの長さに伴って行動制限が生じますが、遠くへ移動したため無理に動いてコードが断線したことがありました。看護師の説明不足だったのでしょうか。

👩 確かに説明も不足していたかもしれません。しかし、そのようなことのないようにたびたび訪室するとか、無線モニターに変えるとかの手段を考えてもよいかもしれませんね。

👦 そういう方法もあったのですね。もっと患者さんの立場に立って考えることが必要だと思いました。それでもモニターが倒れなくてよかったです。

👩 さて、心電図モニターはある一定期間継続して使用されることがありますが、モニター電極の貼付について注意しておくことはわかりますか？

👦 基本的には、しっかり貼付できる場所を選択して、状況によっては除毛するなどの処置をして貼ります。そうしないと、すぐにはずれてしまいます。でも、長期間貼り続けていると、皮膚のトラブルをきたす可能性があります。

👩 そうですね。瘙痒感が出現し、最終的には皮膚のトラブルの可能性まであbr りますね。

👦 日々のケア時には、電極の貼り替えと皮膚の観察を行う必要があります。

👩 そうですね。ほかにもまだまだ気になることが発見できると思うので、様々な場面の手順からリスクを抽出してみたらよいですね。

心電図モニター管理

「心電図モニター管理」の場面から、潜む危険について KYT 基礎 4 ラウンド法を用いて考えてみよう！

KYTシート（例）

実施	年　月　日	チーム名： リーダー：　　　　　書記： メンバー：

第1ラウンド どのような危険が潜んでいるか（思いつくまま、危険要因をあげてみよう）
第2ラウンド これが危険のポイントだ（危険発生確率と深刻さ：重要危険要因＝○、特に危険＝◎）

番号	要　因（～なので）	行　動（～して）	現　象（～になる）
1 ○	モニター装着に伴う行動制限について、患者への説明ができていなかったので	患者がモニターコードの範囲以上に動いてコードが引っ張られ	患者がけがをする
2 ○	しっかりモニターの電極が貼られていて、きれいな波形が出ていたので	モニターの電極を貼り続けて	皮膚のトラブルが起こる
3 ◎	異常アラームの設定をしたことがなく、先輩看護師に聞くこともなく、アラームを設定しなかったので	そのままの状態が経過して	患者の異常の発見が遅れる
4			

第3ラウンド あなたならどうする（危険要因◎を解決するために、具体策を考えよう）
第4ラウンド 私たちはこうする（最も重要な実施項目※を絞り込み、それを実践するための"チーム行動目標"を設定）

◎ No.	※印	具　体　策
3	※	モニター装着開始時は、看護師2人で異常時のアラーム設定を行う
		勤務の交代時には、モニター管理をしている患者の異常時のアラーム設定を、指示票と照合する

チーム行動目標	
～するときは	モニター装着するときは
～して	看護師2人で異常時のアラーム設定をして
～しよう	勤務交代時に再度設定を照合しよう
ヨシ！	ヨシ！
指さし呼称	モニター装着時、看護師2人で指示票照合、勤務交代時再度照合、ヨシ！
実施後の評価	

III　さあ、始めよう！KYT

39　MRI 検査の準備

安全に MRI 検査の準備を行うには、どのようなことに注意すべきでしょうか？
この場面に潜む危険を巻末の KYT シートに記入してみよう！

場面　Cさん（40歳代、女性）は MRI 検査のために、検査室に来ています。

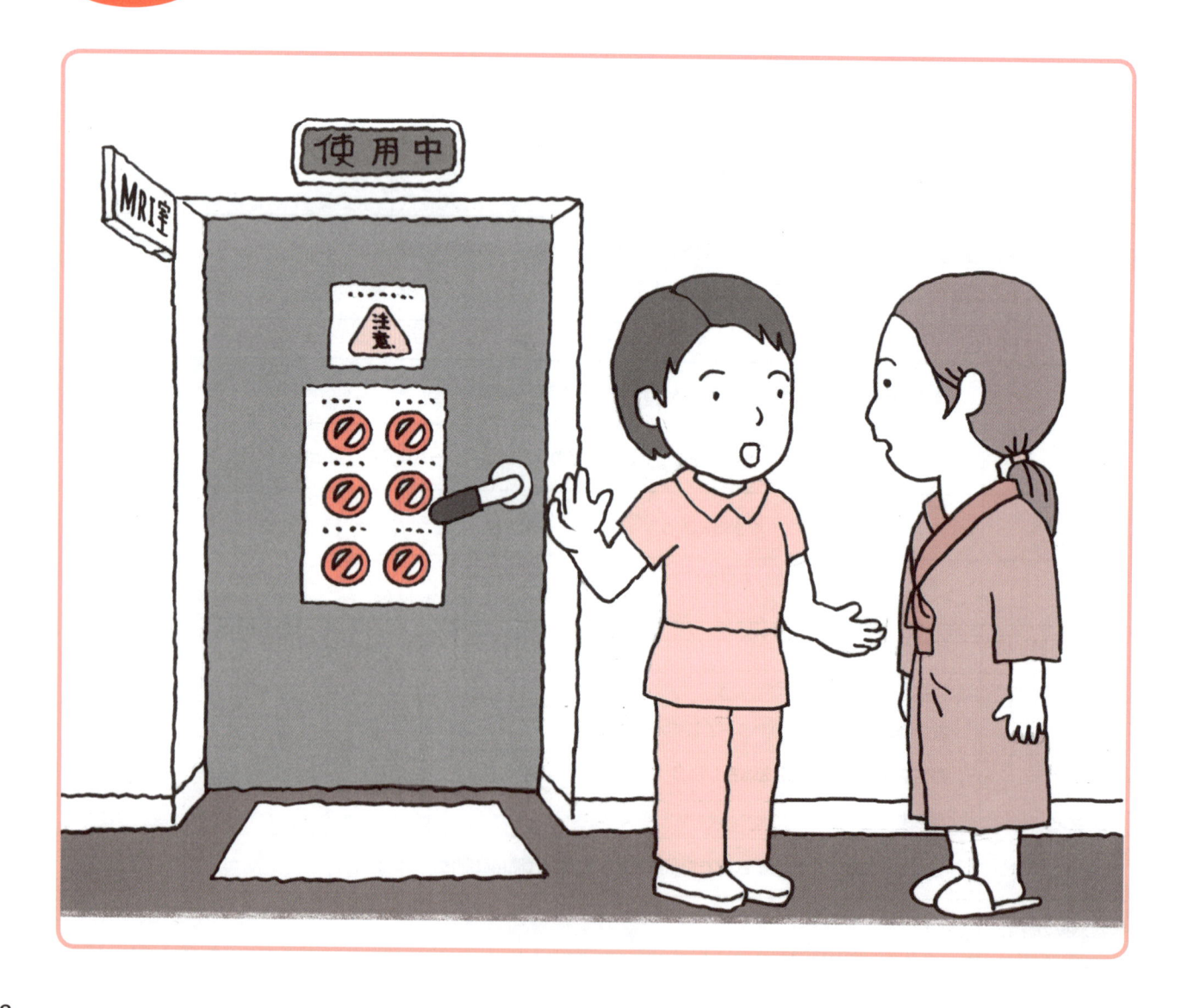

◆ 手順からみるリスク

MRI検査の準備のステップと手順から、考えられるリスクを具体的に書いてみよう！

ステップ	手　順	起こりうるリスク
❶ 病棟での準備	1. 検査の目的、方法の説明	
	2. 持ち込み不可物品の説明（財布、時計、義歯、ベルトなど）	
	3. 身体チェック	
	4. カルテチェック（既往歴、手術歴の確認、ペースメーカー、ステントなど）	
	5. トイレ誘導	
❷ MRI室での準備	1. 身体チェック	
	2. 着衣の確認（必要時、更衣）	
❸ MRIの実施	1. 保温	
	2. ヘッドホンの使用（または耳栓）	
	3. 声かけ	

危険予知！スキルアップのための Lesson

👩 MRI検査の準備を行う場面です。MRI検査は、強力な磁石の間（MRI装置のトンネル）にからだを入れて電波を当てると、からだから電波が放出する現象（核磁気共鳴現象）を利用した画像診断装置ですね。特に危険だと考えられるのはどこでしょう。

👦 MRI室に入室するまでの準備の場面じゃないでしょうか。

👩 そうですね。特にどのようなことに注意が必要だと考えていますか？

👦 MRIは超強力な磁石と電波を使ってからだの内部を撮影しますので、磁場での物品管理のエラーが危険につながると思います。

👩 そのとおりです。MRI検査では、持ち込み不可物品について、しっかり説明されているようですね。しかし、どのような手順の抜け落ちや省略がエラーにつながると考えていますか？

👦 説明は行っていても、持ち込みしやすいものに義歯があります。時計や財布などははずしている患者さんがほとんどです。しかし義歯がないと言葉を話すことが不便だという場合や、表情が変わってしまうから直前まで付けておきたい患者さんもいます。もちろん、説明時にははずして検査に行くつもりなのですが、そのときに忘れてしまうこともあるようです。

👩 なるほどね。説明もされて、理解もできているけれど、直前まではずしたくないということですね。看護師がチェックするはずですが、その辺はどうなっているのかしら？

👦 看護師も確認するのですが、説明して理解度も高い場合は、口頭での確認しかしないこともあります。実際に目で見て確認するとか、誰かと一緒に確認するとよいのだと思います。

👩 病棟では看護師が2人で確認し、MRI室入室時には、放射線技師と一緒に確認するとよいですね。この手順なら複数名で時間を追った確認ができますね。具体的にはずしておく必要のある物に何がありますか？

👦 義歯のほかにも金属類なら、時計、メガネ、ライター、鍵、アクセサリー類など、磁気カードならキャッシュカード、テレホンカード、クレジットカード、定期券などがあります。見落としがちなのが衣類です。ブラジャー・スリップ・チャックの付いたもの・ベルト・金具の付いたボタンなどです（化粧品もアイシャドウ、マスカラなど金属成分を含む物がありますから、注意が必要です。そのほかエレキバン、カイロ、コルセット、補聴器なども高齢者では特に注意が必要です。また、看護師が必ず確認しておく情報としては、ペースメーカーやステントなどの植え込みの有無についてです。

👩 そうですね。そのほか気をつけなければならないことは、輸液施行中の患者さんでは、ポンプや機器類がつながっていないこと、酸素使用中の患者さんではMRI室に備え付けの酸素に付け替えるなどの手順が必要になります。そのほか、検査中に注意することはどこでしょうか。

👦 かなりの騒音になるので、耳栓をするなどの対応が必要です。

👩 そうですね。ヘッドホンの場合は、静かな音楽が通常流れていて、医療者の説明などを伝えるときには、ヘッドホンから話が聞こえるようになっていますね。ほかにも情報としてもっていてほしいのは「閉所恐怖症、暗所恐怖症」です。不安になってパニック発作を起こしたり、身体症状が出現することがありますので事前に把握しておきましょう。また、検査前にはトイレ誘導を行うとともに、検査中の保温にも留意しましょう。ほかにもまだまだ気になることが発見できると思うので、様々な場面の手順からリスクを抽出してみたらよいですね。

MRI 検査の準備

「MRI 検査の準備」のイラスト場面から、潜む危険について KYT 基礎 4 ラウンド法を用いて考えてみよう！

KYTシート（例）

実施	年　月　日	チーム名： リーダー：　　　　　　書記： メンバー：

第1ラウンド どのような危険が潜んでいるか（思いつくまま、危険要因をあげてみよう）

第2ラウンド これが危険のポイントだ（危険発生確率と深刻さ：重要危険要因＝○、特に危険＝◎）

番号	要　因（〜なので）	行　動（〜して）	現　象（〜になる）
1 ○	自分で排尿を済ませてくるだろうと思って、検査前にトイレ誘導をしていなかったので	検査途中で尿意を催し	検査が中断され、診断が遅れる
2 ◎	病棟で持ち込み不可物品の説明と口頭での確認を行い、大丈夫だろうと思っていたので	そのまま MRI 室に誘導しようとして部分義歯が残っていることに気づき	患者の検査が遅れる
3 ○	カルテにも記載がなく、患者が閉所恐怖症であることを看護師が理解していなかったので	そのまま検査が開始され	患者はパニック状態になる
4			

第3ラウンド あなたならどうする（危険要因◎を解決するために、具体策を考えよう）

第4ラウンド 私たちはこうする（最も重要な実施項目※を絞り込み、それを実践するための"チーム行動目標"を設定）

◎ No.	※印	具　体　策
2	※	MRI 検査時には、説明した内容を患者と一緒に目で確かめる
		入室時には、最終的に放射線技師と一緒に持ち込み不可物品と身体チェックを行う

チーム行動目標	
〜するときは	MRI 検査をするときは
〜して	持ち込み不可物品がないことを病棟では他の看護師と一緒に身体チェックして確認し
〜しよう	MRI 室前では放射線技師と確認しよう
ヨシ！	ヨシ！
指さし呼称	MRI 検査時、持ち込み物品なし、放射線技師と一緒に誘導、ヨシ！
実施後の評価	

Ⅲ　さあ、始めよう！KYT

40　検査出棟

安全に検査出棟を行うには、どのようなことに注意すべきでしょうか？
この場面に潜む危険を巻末のKYTシートに記入してみよう！

場面　Aさん（70歳代、男性）を車いすで検査室に連れて来ました。検査室担当の看護師に引き継ぎを行っています。

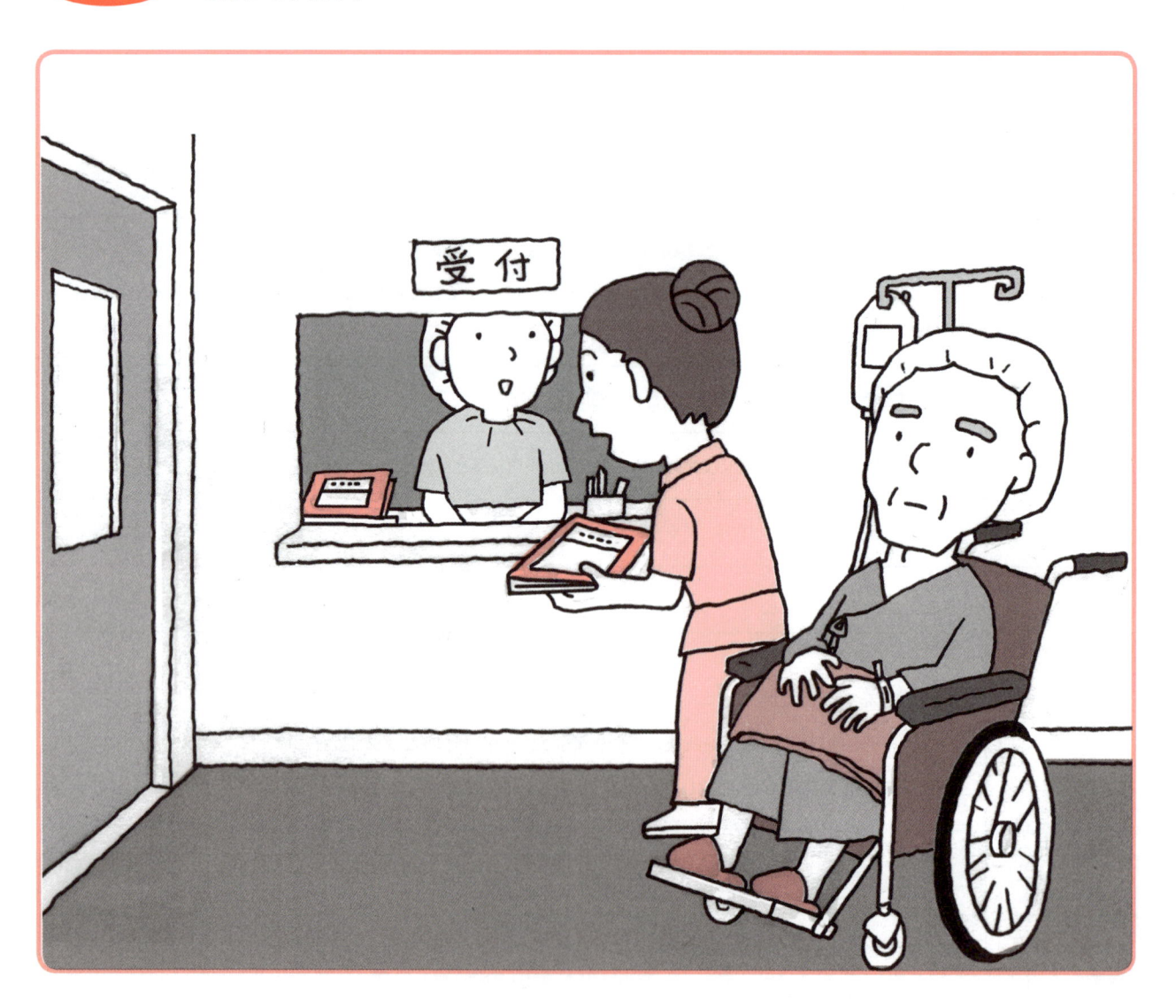

◆ 手順からみるリスク

検査出棟のステップと手順から、考えられるリスクを具体的に書いてみよう！

ステップ	手　順	起こりうるリスク
❶ 病棟での準備	1. 検査の目的と方法の患者への説明	
	2. 持参物品の患者への説明と準備（カルテ、輸液、同意書など）	
❷ 患者の準備	1. 検査用病衣への更衣（排泄誘導、保温：上着、掛け物など）	
❸ 移送	1. 移動方法の確認	
❹ 検査室入室	1. 検査室看護師への引き継ぎ（カルテ、持参物品など）	
	2. 患者の移動	

危険予知！スキルアップのための Lesson

👩‍🏫 検査へ出棟する場面です。検査や手術の際は、患者さん1人に対して看護師1人が対応することになり、患者さんの誤認については改善策がとられるようになってきています。特に危険だと考えられるのはどこでしょう。

👩 検査室の看護師への引き継ぎの場面じゃないでしょうか。

👩‍🏫 そうですね。特にどのようなことに注意が必要だと考えていますか？

👩 検査室の看護師への引き継ぎで注意すべきことは、確実に患者と患者情報を引き継ぐことだと思います。

👩‍🏫 確実に患者を引き継ぐことが重要ですね。この場面では、どういったことがエラーにつながる可能性があると考えますか？

👩 患者さんの誤認防止については、患者認証のための患者ネームを付けていたり、名札を付けたりしていますが、検査室にカルテが残っているのが気になります。カルテが残っていると、患者さんとカルテが連動して動いていないのではないかと心配になることがあります。

👩‍🏫 なるほどね。つまり、患者情報と一緒に患者さんを正しく引き継いでも、引き継いだ先から検査室に入るまでの間に、カルテと患者さんが入り混じってしまうということですね。確かに、それは危険ですね。本来の手順はどのようになっているのかしら？

👩 患者さん1人に対し1人の看護師が同行したあと、検査室の看護師に引き継ぎます。検査室の看護師も1人が担当し、引き継ぎが終了したら患者さんと一緒にカルテが検査室に運ばれると思います。今回カルテだけが残っていたのは、もしかしたら患者さんが先に医師と一緒に検査室に入ってしまっているのかもしれません。

👩‍🏫 そういうことがあるかもしれませんね。もし、医師が早めに患者さんと入室するのなら、カルテも一緒に動くと混同しなくてよいでしょうから、医師に協力を依頼するのはどうかしら？

👩 そうすれば患者さんとカルテは一緒に動きますね。ほかには、カルテに患者さんの写真を貼る方法もあるかもしれません。

👩‍🏫 そうですね。写真があれば、どのようなときも確認できますね。ところで、患者さんは引き継ぎの間ずっと待っているんですよね。

👩 はい。患者さんの引き継ぎが終了したら検査室の看護師が同行するので、その間は待ってもらうことになります。

👩‍🏫 そうですね。病室を出てから案外時間がかかるのではないでしょうか。その間、検査用病衣だけとなると、どうでしょうか。寒くありませんか？

👩 患者さんによっては寒く感じる方もいらっしゃると思います。上着や掛け物などがあったほうがよいと思います。

👩‍🏫 そうですね。検査用病衣は、下着の上に1枚だけ着用することが多いと思います。検査中の体温低下の予防は注意されていると思いますが、検査前から体温を下げない工夫が必要ですね。

👩 仮に上着を着て検査室に入ってしまった場合、また上着を着て確実に病棟に戻るようにしないといけないですね。検査室内の物品管理は病棟の看護師にはわからないことですが、病棟の看護師は、何を検査室内に持参したのかを明らかにして、検査室からの引き継ぎに備える必要がありますね。

👩‍🏫 そうですね。ほかにもまだまだ気になることが発見できると思うので、様々な場面の手順からリスクを抽出してみたらよいですね。

検査出棟

「検査出棟」のイラスト場面から、潜む危険について KYT 基礎 4 ラウンド法を用いて考えてみよう！

KYTシート（例）

実施	年　月　日	チーム名： リーダー：　　　　　　　　書記： メンバー：

第1ラウンド どのような危険が潜んでいるか（思いつくまま、危険要因をあげてみよう）
第2ラウンド これが危険のポイントだ（危険発生確率と深刻さ：重要危険要因＝○、特に危険＝◎）

番号	要　因（〜なので）	行　動（〜して）	現　象（〜になる）
1 ◎	検査室の看護師に患者情報を引き継ぐ場所が1か所しかないので	持ち込み物品とカルテを一緒に引き継ぎ場所に持参して	ほかの患者のカルテと混同して誤認する
2 ○	短時間で済むと思い、検査用病衣の上に上着を着用させないまま待機してもらったので	患者は寒気がして	かぜをひく
3 ○	検査室に持参する必要物品が、急に変更になったので	必要になったものを詰所に取りに戻って	検査が遅れる
4			

第3ラウンド あなたならどうする（危険要因◎を解決するために、具体策を考えよう）
第4ラウンド 私たちはこうする（最も重要な実施項目※を絞り込み、それを実践するための"チーム行動目標"を設定）

◎ No.	※印	具　体　策
1	※	検査室で引き継ぎをするときは、患者とカルテを離さない
		患者のカルテに顔写真を貼る

チーム行動目標	
〜するときは	検査室に引き継ぎをするときは
〜して	患者とカルテを一緒に動かし
〜しよう	カルテの顔写真で本人を照合しよう
ヨシ！	ヨシ！
指さし呼称	検査引き継ぎ時、患者とカルテは一緒に動く、顔写真で照合、ヨシ！
実施後の評価	

Ⅲ さあ、始めよう！KYT

41 除細動器の取り扱い

安全に除細動を行うには、どのようなことに注意すべきでしょうか？
この場面に潜む危険を巻末のKYTシートに記入してみよう！

場面 心肺蘇生を行っているAさん（70歳代、男性）に、これから除細動を行うところです。

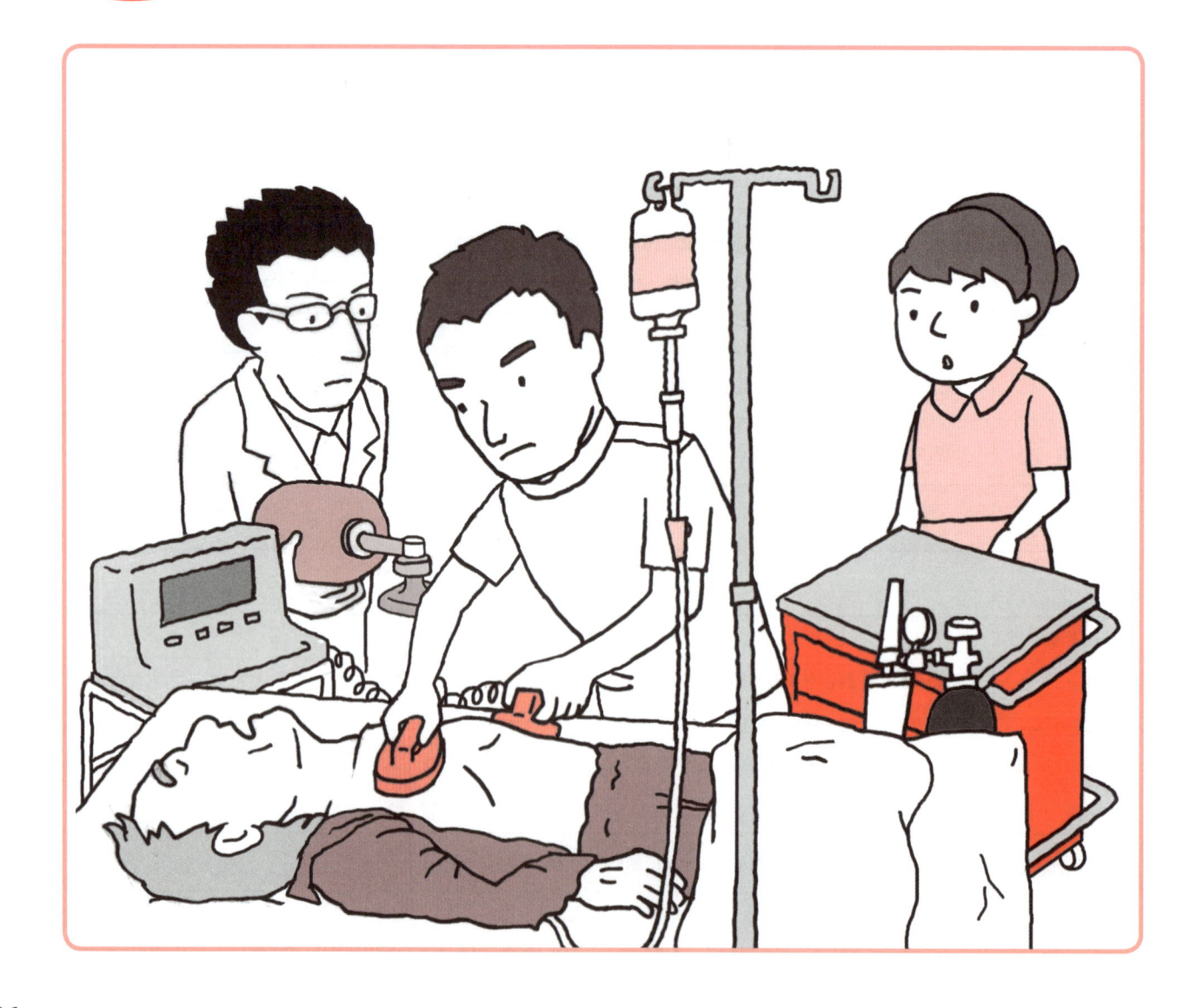

41 除細動器の取り扱い

◆ 手順からみるリスク

除細動を実施するときのステップと手順から、考えられるリスクを具体的に書いてみよう！

ステップ	手　順	起こりうるリスク
❶ 除細動器の確認	1. 駆動の確認	
	2. チャージ（蓄電）の状況	
	3. パドルの確認	
	4. 除細動用ペースト（ゲルエイド）の有無	
❷ 心肺蘇生の継続	1. 気道確保と換気	
	2. 胸骨圧迫	
❸ 除細動実施前の確認	1. 患者の確認 ・血液などの水分の付着はないか ・金属類は身につけていないか	
	2. 除細動のチャージ ・指示されたジュールでチャージ（蓄電）されているか ・除細動用ペーストは十分に塗られているか	
❹ 除細動の実施	1. 周囲の安全確認 ・周りの人が離れているか ・周りの物に接していないか	

197

危険予知！スキルアップのための Lesson

😊 心肺蘇生中に除細動を行う場面ですが、様々な手順がありましたね。急変時の対応はいつ必要になるかわかりませんから、心肺蘇生のために必要な物品や医療機器などは、日頃から点検しそろえておくことが必要ですね。手順のなかにはそのほかにも危険が潜んでいると思いますが、特に危険だと考えられるのはどこでしょう。

🙂 除細動を実施する場面だと思います。

😊 そうですね。除細動を実施する際には特に危険が伴いますね。どのような危険が考えられますか？

🙂 除細動の実施時には放電しますが、患者さん以外の人や物に感電することのないようにしなければいけません。

😊 そのとおりですね。安全に実施することを最優先にしつつ、患者さんの救命ができなければいけませんね。除細動器は心臓に大電流を短時間通電させることによって、心室細動、心室性頻拍および心房細動を除去する装置です。救急時に対応するため、交流電源だけでなくバッテリーによる駆動が可能です。そうすると、使用前には確認すべきことがありそうですね。

🙂 確認事項として、バッテリーが十分に蓄電されていること、外用パドルがコネクターと確実に接続されていることなどを点検します。また実際に駆動して、設定レベルまで蓄電できるかを点検します。

😊 蓄電されたエネルギーが十分かは画面に表示されるJ（ジュール）値で確認しますね。ほかに点検しておくことはないですか？

🙂 ペーストが十分に準備されているのか、モニターは正しく利用できるかなどです。

😊 そうですね。ここまでは実施前の日頃の点検ですから、慌てることはないと思います。緊急時はどうですか？　一斉に心肺蘇生処置が始まりますし、多くの人がかかわっていくので騒然となりますね。

🙂 はい。本来除細動を実施する人が、①実施者、②周りの人、③周りの物がベッドなど通電の可能性のあるものに触れていないことを確認してから放電します。このときは、医師が実施の前に声をかけてくれるのですが、聞きそびれてしまうような気がします。ほかの誰かが指さし確認をすると安心です。

😊 そうですね。ほかに確認事項はありませんか？

🙂 はい。植え込み式型ペースメーカーを使用している患者さんの場合は、実施時にはペースメーカーから3cm以上離すことや、患者さんが金属の装飾品や貼り薬などを身につけていないこと、血液や薬液などがベッドやストレッチャーなどの金属部分に触れていないこと、パドルの電極面以外には除細動用ペーストを塗らないなどの確認が必要です。

😊 そうですね。このような注意は、ほかの人や物に感電させないように、有効に電流を流して患者さんを救命するためですね。除細動用のペーストが不十分だと患者さんの皮膚に熱傷を起こす危険がありますし、電極面以外にペーストが付いていると、実施者が感電することがあります。また、SpO_2（血中酸素飽和度）のモニタリング時に注意しなければならないこともありますね。

🙂 熱傷でしょうか。

😊 そうです。パルスオキシメーターのプローブの装着部位は通常2～3℃温度が上昇するため、熱傷を生じることがあります。また、装着部位で圧迫壊死を生じることがあるので、循環状態の悪い患者さんに使用するときは注意が必要ですよ。

🙂 ほかにも、心肺蘇生中は正しく測定できないことがあります。

😊 そうですね。ほかにもまだまだ気になることが発見できると思うので、様々な場面の手順からリスクを抽出してみたらよいですね。

除細動器の取り扱い

「除細動器の取り扱い」のイラスト場面から、潜む危険について KYT 基礎 4 ラウンド法を用いて考えてみよう！

KYTシート（例）

実施	年　月　日	チーム名： リーダー：　　　　　書記： メンバー：

第1ラウンド ▶ どのような危険が潜んでいるか（思いつくまま、危険要因をあげてみよう）
第2ラウンド ▶ これが危険のポイントだ（危険発生確率と深刻さ：重要危険要因＝〇、特に危険＝◎）

番号	要因（〜なので）	行動（〜して）	現象（〜になる）
1 ◎	いつも医師が除細動を実施する際（放電時）に注意喚起の声かけをしてくれていたので	実施者の行動を把握しないまま、患者の処置を続行していて	患者に触れたまま感電する
2 〇	事前の確認時に予備のペーストを補充していなかったので	除細動器用のペーストが不十分なまま実施して	患者の皮膚が熱傷を起こす
3 〇	事前には、外用パドルのコネクターの接続などの確認をしていたが、実施の際に移動したので	コネクターの接続がゆるんだまま実施して	指示どおりの電流が流れず、蘇生処置が滞る
4			

第3ラウンド ▶ あなたならどうする（危険要因◎を解決するために、具体策を考えよう）
第4ラウンド ▶ 私たちはこうする（最も重要な実施項目※を絞り込み、それを実践するための"チーム行動目標"を設定）

◎No.	※印	具体策
1		実施者は必ず周囲へ声をかける
		実施者の行動を把握しておく
	※	実施者の声かけ確認のあと、もう1名が指さしで確認する

チーム行動目標	
〜するときは	除細動を実施するときは
〜して	実施者が声かけ確認をして
〜しよう	もう1名が指さし確認をしよう
ヨシ！	ヨシ！
指さし呼称	除細動実施時、実施者声出し確認、その後指さし確認、ヨシ！
実施後の評価	

KYTシート

実施	年　月　日	チーム名： リーダー：　　　　　　　書記： メンバー：

第1ラウンド　どのような危険が潜んでいるか（思いつくまま、危険要因をあげてみよう）
第2ラウンド　これが危険のポイントだ（危険発生確率と深刻さ：重要危険要因＝○、特に危険＝◎）

番号	要 因（～なので）	行 動（～して）	現 象（～になる）
1			
2			
3			
4			

第3ラウンド　あなたならどうする（危険要因◎を解決するために、具体策を考えよう）
第4ラウンド　私たちはこうする（最も重要な実施項目※を絞り込み、それを実践するための"チーム行動目標"を設定）

◎ No.	※印	具　体　策

チーム行動目標	
～するときは	
～して	
～しよう	
ヨシ！	

指さし呼称	

実施後の評価	

KYTシート

実施	年　月　日	チーム名： リーダー：　　　　　　書記： メンバー：

第1ラウンド どのような危険が潜んでいるか（思いつくまま、危険要因をあげてみよう）
第2ラウンド これが危険のポイントだ（危険発生確率と深刻さ：重要危険要因＝○、特に危険＝◎）

番号	要因（～なので）	行動（～して）	現象（～になる）
1			
2			
3			
4			

第3ラウンド あなたならどうする（危険要因◎を解決するために、具体策を考えよう）
第4ラウンド 私たちはこうする（最も重要な実施項目※を絞り込み、それを実践するための"チーム行動目標"を設定）

◎No.	※印	具　体　策

チーム行動目標	
～するときは	
～して	
～しよう	
ヨシ！	

指さし呼称	

実施後の評価	

●著者略歴

兵藤好美（ひょうどう よしみ）

兵庫教育大学大学院連合学校教育学研究科博士課程（学校教育学）修了。2000年、岡山大学医学部保健学科に着任し、現在に至る（岡山大学大学院保健学研究科 看護学分野 基礎看護学領域）。社会心理学の視点から医療事故防止や安全文化に関する研究に取り組んでいる。最近は医療安全教育の構築をテーマとしており、KYTやゲーミングシミュレーションの実施および効果測定を行っている。KYTについては共著者と尺度開発を行い、病院と連携した介入研究を行っている。

細川京子（ほそかわ きょうこ）

川崎医療技術短期大学第2看護学科卒業後、高度救命救急センター看護師として就職する。救急病棟、救急ICU、救急外来およびドクターヘリのフライトナースとしてクリティカル領域の実践を積んだ後、厚生労働省看護研修研究センターで看護教員養成課程を修了する。その後岡山大学大学院保健学研究科修士課程修了（看護学）。危険予知訓練の効果-評価尺度の開発を研究し、2011年、川崎医療福祉大学医療福祉学部保健看護学科に着任、現在に至る（救急看護学担当）。

医療安全に活かすKYT

2012年6月4日　第1版第1刷発行
2022年3月15日　第1版第11刷発行

定価（本体2,600円＋税）

著　者　兵藤好美・細川京子Ⓒ　　　　　　　　　　　　　　　　　＜検印省略＞

発行者　小倉啓史

発行所　株式会社 メヂカルフレンド社

〒102-0073　東京都千代田区九段北3丁目2番4号
麹町郵便局私書箱48号　電話(03)3264-6611　振替00100-0-114708
https://www.medical-friend.co.jp

Printed in Japan　落丁・乱丁本はお取り替えいたします
ISBN978-4-8392-1497-5　C3047

印刷／(株)広英社　製本／(有)井上製本所
DTP組版／(有)エイド出版　106092-107

本書の無断複写は、著作権法上での例外を除き、禁じられています。
本書の複写に関する許諾権は、㈱メヂカルフレンド社が保有していますので、複写される場合はそのつど事前に小社（編集部直通 TEL 03-3264-6615）の許諾を得てください。